段 毅等 主编

口腔科临床技能/
与疾病治疗/

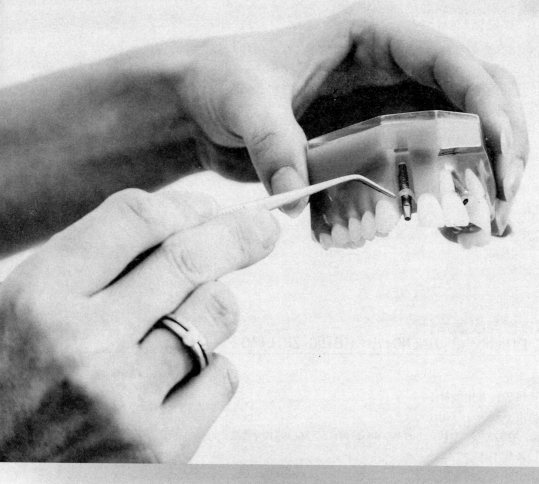

江西科学技术出版社

江西·南昌

图书在版编目（CIP）数据

口腔科临床技能与疾病治疗 / 段毅等主编 . -- 南昌：
江西科学技术出版社 , 2019.10（2024.1 重印）
ISBN 978-7-5390-6982-1

Ⅰ . ①口… Ⅱ . ①段… Ⅲ . ①口腔疾病 – 诊疗 Ⅳ .
① R78

中国版本图书馆 CIP 数据核字（2019）第 205433 号

选题序号：ZK2019215

责任编辑：宋　涛

口腔科临床技能与疾病治疗
KOUQIANGKE LINCHUANG JINENG YU JIBING ZHILIAO

段　毅等　主编

封面设计　卓弘文化

出　　版　江西科学技术出版社
社　　址　南昌市蓼洲街 2 号附 1 号
　　　　　　邮编：330009　　电话：（0791）86623491　　86639342（传真）
发　　行　全国新华书店
印　　刷　三河市华东印刷有限公司
开　　本　880mm×1230mm　　1/16
字　　数　340 千字
印　　张　10.5
版　　次　2019 年 10 月第 1 版　 2024 年 1 月第 1 版第 2 次印刷
书　　号　ISBN 978-7-5390-6982-1
定　　价　88.00 元

赣版权登字：-03-2019-291

编　委　会

主　编　段　毅　米宇菁　孔艳蕾　陈云亮
　　　　　罗淑影　郝建锁　武　辉　魏雪莹

副主编　赵　华　孔　耀　杜静冰　黄莹莹　李　玲
　　　　　林志华　王婉嘉　夏冬景　王　涛　曾　静

编　委　（按姓氏笔画排序）

王　涛	郑州人民医院
孔　耀	新乡市中心医院
孔艳蕾	山西医科大学第一医院
王婉嘉	郑州市第二人民医院
叶　涛	荆门市第二人民医院
冯　晔	包头医学院第二附属医院
米宇菁	山西医科大学第一医院
李　玲	云南省第三人民医院
杜静冰	新乡市中心医院
何华春	中部战区总医院汉口分院
杨彩华	十堰市人民医院（湖北医药学院附属人民医院）
陈云亮	深圳市龙华区人民医院
陈绍娟	十堰市太和医院（湖北医药学院附属医院）
林志华	东莞市人民医院
武　辉	石河子大学医学院第一附属医院
罗淑影	广州市番禺区中医院
赵　华	山西医科大学第二医院
郝建锁	广州市妇女儿童医疗中心
段　毅	北华大学附属医院
夏冬景	南阳医专第一附属医院
黄莹莹	南阳高等医学专科第一附属医院
曾　静	湖北省荆门市第二人民医院
魏雪莹	郑州市第二人民医院

获取临床医生的在线小助手

开拓医生视野
提升医学素养

微信扫码

临床科研	>	介绍医学科研经验，提供专业理论。
医学前沿	>	生物医学前沿知识，指明发展方向。
临床资讯	>	整合临床医学资讯，展示医学动态。
临床笔记	>	记录读者学习感悟，助力职业成长。
医学交流圈	>	在线交流读书心得，精进提升自我。

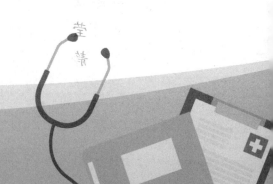

前 言

口腔医学作为医学的一个重要分支，是以维护、促进口腔健康以及防治口腔器官和口颌系统疾病为主要内容的一门专科医学。随着人民生活水平的逐步提高，口腔保健意识不断增强，对口腔医师的需求也越来越多。伴随科学技术的发展，医疗事业的不断进步，对口腔医师的专业要求也越来越高。因此，对于口腔医师而言，及时更新自己的专业知识，加强与同行业医师的经验交流，不仅可以巩固自身的基础理论知识，还可以提高自身的医疗水平。为帮助广大口腔医师掌握现代口腔医学发展动向，我们特组织一批经验丰富的口腔科医师共同编写了此书。

全书包含了口腔检查、口腔科常见症状的鉴别诊断、口腔卫生保健、龋病、牙龈疾病、口腔黏膜疾病、口腔颌面手术、乳牙列和混合牙列的早期正畸治疗、口腔正畸临床常用操作技术、成人正畸治疗等内容。针对各种常见疾病，从病因学、临床类型、诊断、治疗方法及预后等方面均有详细介绍。全书在结构上力图做到新、全、专、深、系统而实用，力求尽可能地吸收近年新出现的理论、观念、材料、工艺。本书适用于口腔科及其相关科室的医护人员，以及广大基层医疗机构，包括县级医院、乡镇医院以及社区医疗服务中心的医护人员，可作为其工作和学习的工具书及辅助参考资料。

本书由工作在临床一线的医师编写而成，他们既具备扎实的理论知识，也具备丰富的临床实践经验，在编写过程中参考了大量文献，力求做到内容新颖而准确，但由于参编人数较多，文笔不尽一致，书中难免存在疏漏或错误之处，望广大读者提出宝贵意见和建议，以便再版时修订。

编 者

2019 年 10 月

目　录

第一章

口腔检查

第一节　检查前准备

口腔疾病常常与全身疾病关系紧密，因此，在口腔检查中检查者不仅应关注牙体、牙周、口腔黏膜及颌面部情况，还应具有整体观念，对患者的全身状况给予关注，必要时须请相关科室人员会诊。

一、医师的准备

在口腔检查与治疗过程中，需要建立良好的医患关系。在对患者进行检查前，需要首先进行手部的消毒：剪短指甲，肥皂洗手，清水冲洗后佩戴一次性医用手套。

二、检查器械的准备

1. 椅位的检查和调节　口腔检查的第一步要进行椅位检查与调节。一般的，患者的头、颈和背应处于一条直线。检查上颌牙时，椅背应稍向后仰，使上颌牙列与地面呈 45°；检查下颌牙时，椅背应稍直立，使下颌牙平面与地面基本平行。牙椅的灯光要照射在患者口腔的拟检查部位，避免因强光照射引起患者眼不适。在检查过程中，医师要注意坐姿，无法直视的部位应尽量使用口镜，减少身体前屈、弯腰低头等动作，以减轻疲劳，预防颈椎、腰椎病的发生。

2. 口腔检查器械　口腔检查时需要特殊的口腔检查器械，如口镜、探针、镊子等。检查时，医师一般左手持口镜，右手持镊子或探针。根据检查目的的不同亦可辅以其他器械，如牙周探针等。所有器械须经严格消毒后方可使用。

（1）口镜：口镜分平面和凹面两种，后者有放大作用，应根据需要选用。口镜可用于牵拉颊部或推压舌体，以便于医师检查内部情况；通过镜像反射，医师可对上颌牙等难以直视的部位进行检查。口镜还可用于聚集光线，增加检查部位的亮度与可视度。

（2）镊子：镊子的主要作用为夹持，夹持各种敷料、异物及其他小器械；也可用于夹持牙以检查松动度；还可用镊子末端敲击牙以检查其叩痛情况。

（3）探针：探针的两头弯曲形态不同，一端呈半圆形，另一端呈三弯形，医师可通过探诊时的手感检查牙各面的点、隙、裂、沟及龋洞等情况，结合患者的主观感觉，寻找牙的表面敏感区域及敏感程度，亦可粗略探测牙周袋。专门的牙周探针不同于普通探针，其具有刻度，且尖端圆钝，能准确测量牙周袋深度，避免刺伤袋底。

第二节　检查内容

一、一般检查

1. 问诊　问诊是医师与患者通过交谈，以了解患者疾病的发生、发展和诊疗情况的过程。问诊内容一般包括主诉、现病史、既往史和系统回顾，对怀疑有遗传倾向疾病的患者还应询问家族史。

（1）主诉：主诉是患者感受最明显的症状，也是本次就诊的主要原因。主诉的记录应包含症状、部位和患病时间等要素，如"上颌后牙冷热激发痛1周"。

（2）现病史：现病史是病史的主体部分，是反映疾病发生、发展过程的重要依据。现病史的基本内容包括发病情况、患病时间、主要症状、可能诱因、症状加重或缓解的原因、病情发展及演变和诊治经过及效果等。在牙体牙髓病科，患者常见的症状为疼痛。疼痛性质对明确诊断意义重大，故应仔细询问。

（3）既往史：是患者过去的患病情况，包括外伤史、手术史及过敏史等。

（4）系统回顾：有些口腔疾病与全身情况有关，如一些患有血液病、内分泌疾病或维生素缺乏的患者可能因牙龈出血等症状到口腔科就诊，故应询问全身系统性疾病情况。

（5）家族史：当现有疾病可能有遗传倾向时，应对家族史进行询问并记录。

2. 视诊　视诊，是指医师用眼对患者全身和局部情况进行观察、以判断病情的方法，内容如下。

（1）全身情况：通过视诊可对患者的全身状况进行初步了解，如患者的精神状态、营养和发育状况等，一些疾病具有特殊的面容或表情特征，医师可通过视诊发现。

（2）颌面部：首先观察左、右面部是否对称，有无肿胀、肿物或畸形；患者是否具有急性疼痛面容；面部皮肤的颜色及光滑度如何，有无瘢痕或窦道；检查面神经功能时，观察鼻唇沟是否变浅或消失，做闭眼、吹口哨等动作时面部两侧的运动是否协调，有无口角歪斜等。

（3）牙体：重点检查主诉牙，兼顾其他牙。

①颜色和透明度：颜色和透明度的改变常能为诊断提供线索，如龋齿呈白垩或棕褐色，死髓牙呈暗灰色，四环素牙呈暗黄或灰棕色，氟牙症患牙呈白垩色或具有黄褐色斑纹等。

②形状：牙体的异常形状包括前磨牙的畸形中央尖、上颌切牙的畸形舌侧窝、畸形舌侧沟、融合牙、双生牙、结合牙和先天性梅毒牙等，这些情况均由于先天缺陷导致牙齿硬组织破坏，常引起牙髓炎等。另外，还须注意过大牙、过小牙和锥形牙等牙形态异常改变。

③排列和接触关系：牙列有无错位、倾斜、扭转、深覆盖／𬌗、开𬌗、反𬌗等情况。

④牙体缺损：可与探诊相结合。对于龋洞、楔状缺损和外伤性缺损等要注意其大小和深浅，特别要注意是否露髓。牙冠破坏1/2以上者称为残冠，牙冠全部或接近全部丧失者称为残根。原则上，有保留价值的残冠、残根应尽量保留。

（4）牙龈和牙周组织：正常牙龈呈现粉红色，表面可有点彩，发生炎症时牙龈局部肿胀、点彩消失，因充血或瘀血可呈现鲜红或暗红色，还可因血液病出现苍白、渗血、水肿、糜烂等；必要时应行血液检查以排查；牙间龈乳头有无肿胀、充血、萎缩、增生或坏死等；有无牙周袋，若有，累及范围及深度如何、袋内分泌情况如何等。

（5）口腔黏膜：指覆盖在唇、舌、腭、咽等部位的表层组织。检查中应注意以下变化。

①色泽：口腔黏膜处于炎症时出现充血、发红，扁平苔藓可有糜烂和白色网状纹，白斑时可有各种类型的白色斑片。

②溃疡：复发性口疮、口腔黏膜结核和癌症等均可表现为溃疡。除对溃疡的外形、分泌情况、有无局部刺激物等进行视诊外，还须结合问诊了解溃疡发生的持续时间和复发情况，结合触诊等了解溃疡质地是否坚硬，有无周围浸润等情况的发生。

③肿胀或肿物：须结合其他检查，确定有无牙源性损害，有无压痛，活动度如何，有无粘连，边界是否清楚等。

另外，还应注意舌背有无裂纹、舌乳头的分布和变化及舌体的运动情况等。

3. 探诊　探诊指利用探测器械（探针）进行检查的检查方法。

（1）牙体：主要用于对龋洞的检查，明确龋洞部位、范围、深浅、探痛情况等。对于活髓牙，龋洞较深时探诊动作一定要轻柔，以免触及穿髓点引起剧痛。勿遗漏邻面和龈下的探诊检查。探诊还应包括明确牙的敏感区域、敏感程度、充填体边缘的密合情况及有无继发龋等。

（2）牙周：探查牙龈表面质感是松软还是坚实，牙周袋的深浅，牙龈和牙的附着关系，了解牙周袋深度和附着情况。探诊时要注意以下几点。

①支点稳定：尽可能贴近牙面，以免器械失控而刺伤牙周组织。

②角度正确：探诊时探针应与牙体长轴方向一致。

③力量适中：掌握力度大小，在发现病变的同时不引起伤痛。

④面面俱到：按一定的顺序，如牙体近中、中、远中进行牙周探诊并做记录，避免漏诊。

（3）窦道：窦道口多见于牙龈，偶见于皮肤表面。窦道的存在提示有慢性根尖周炎的患牙存在，但患牙位置不一定与窦道口对应，可将圆头探针插入窦道并缓慢推进以明确来源。

4. 叩诊　叩诊是用口镜或镊子末端叩击牙，通过患者的反应和叩击声音检查患牙的方法。叩诊要注意以下几点。

（1）选择对照牙：健康的对侧同名牙或邻牙是最好的阴性对照。叩诊时，应从健康牙开始，逐渐过渡到可疑牙。牙对叩诊的反应一般分为5级：（-）、（±）、（+）、（++）、（+++），分别代表"无、可疑、轻度、中度、重度"叩痛。

（2）叩击方向：垂直叩诊主要用于检查根尖部的急性炎症情况，水平叩诊主要检查牙体周围组织的炎症情况。

（3）力度适中：以健康的同名牙或邻牙叩诊无痛的最大力度为上限，对于急性尖周炎的患牙，叩诊力度要小，以免增加患者的痛苦。

5. 触诊　触诊是用手指或器械在病变部位进行触摸或按压，依靠检查者和被检查者的感觉对病变的硬度、范围、形状、活动度等进行检查的方法。口内检查时应戴手套或指套。

（1）颌面部：医师用手指触压颌面部以明确病变范围、硬度、触压痛情况、波动感和动度等。

（2）淋巴结：与口腔疾病关系密切的有颌下、颏下、颈部淋巴结。检查时可嘱患者放松，头部略低下并偏向检查者，检查者一手固定患者头部，另一手触诊相关部位的淋巴结。触诊有助于检查发生病变的淋巴结，其在大小、数目、硬度、压痛和粘连情况等方面会有所变化。炎症发生时，相关区域淋巴结出现增大、压痛，但质地无甚变化；肿瘤转移时，相关淋巴结常增大、质硬、无触痛且多与周围组织粘连；结核性淋巴增大多见于颈部，淋巴结可成串、相互粘连且易破溃。

（3）颞下颌关节：检查者面对患者，以双手示指和中指腹面贴于患者的耳屏前，嘱其做开闭口动作，继而做侧方运动，观察双侧运动是否对称、协调；检查关节运动中有无轨迹异常，有无杂音；张口度的检查是颞下颌关节检查的重要内容，张口度大小以大张口时上、下中切牙切缘间能放入自己横指（通常是示指、中指和环指）的数目为参考（表1-1）。

表1-1　张口受限程度的检查记录方法和临床意义

能放进去的手指数	检查记录	临床意义
3	正常	无张口受限（张口度正常）
2	Ⅰ度受限	轻度张口受限
1	Ⅱ度受限	中度张口受限
1以下	Ⅲ度受限	重度张口受限

（4）牙周组织：检查者将手指尖置于牙颈与牙龈交界处，嘱患者做咬合动作，手感振动较大时提示存在创伤𬌗可能。

（5）根尖周组织：用手指尖或镊子夹一棉球轻压根尖部，根据压痛、波动感或脓性分泌物情况判断根尖周组织的炎症情况。

6. 嗅诊　嗅诊指通过气味的鉴别进行诊断的检查方法，一般在问诊过程中即已完成。凡口腔卫生不佳，或存在暴露的坏死牙髓，或坏死性龈口炎等可有明显的口臭甚至腐败性恶臭。

7. 松动度检查　用镊子夹持住牙冠或将镊尖并拢置于𬌗面中央进行摇动可检查牙的松动情况。依据松动幅度或松动方向，可将牙松动程度分为3级（表1-2）。

表1-2　牙松动度检查的依据和分级

分级依据	Ⅰ度	Ⅱ度	Ⅲ度
松动幅度	< 1mm	1~2mm	
松动方向	唇（颊）舌向	唇（颊）舌向近、中向	唇（颊）舌向近、中向、𬌗龈向

8. 咬诊　咬诊是检查牙有无咬合痛或有无早接触点的检查方法。可通过空咬或咬棉签、棉球等实物时的疼痛情况判断有无根尖周病、牙周病、牙隐裂或牙本质敏感等，亦可将咬合纸或蜡片置于牙𬌗面，嘱其做各种咬合动作，根据留在牙面上的色迹深浅或蜡片厚薄确定早接触点，还可通过特殊的咬诊工具对出现咬合痛的部位进行定位。

9. 冷热诊　冷热诊是通过观察牙齿对不同温度的反应对牙髓状态进行判断的方法。正常牙髓对温度有一定的耐受范围（20 ~ 50℃）。牙髓发生炎症时，疼痛阈值降低，造成感觉敏感；牙髓变性时，疼痛阈值提高，造成感觉迟钝；牙髓坏死时通常无感觉。

用于冷诊的刺激物须低于10℃，如冷水、无水乙醇、氯乙烷、冰条或冰棒等，用于热诊的刺激物须高于60℃，如加热的牙胶、金属等。

二、特殊检查

当经过一般检查后仍无法确诊时，可借助一些特殊器械、设备进行检查，称之为特殊检查，常见如下。

1. 牙髓电活力测试法　牙髓电活力测试法是通过观察牙对不同强度电流的耐受程度对牙髓状态进行判断的方法。电测仪经过不断改进，体积更小，重量更轻，使用时更加便捷。使用电测仪时需要将患牙隔湿，然后将检测头置于待测牙面，调整刻度以变换电流的刺激强度，同时观察患者的反应，当患者示意疼痛时离开牙面。判读牙髓电活力测试结果时需要注意假阳性和假阴性的排除，必要时结合其他感觉测试结果，综合分析，得出牙髓的状况。

有些电测仪在使用时有其他要求，如需佩戴口内挂钩、仪器检查头与牙面间间隔导电介质等，还应注意如安装有心脏起搏器、全冠修复牙等禁忌证，在使用前应仔细阅读说明书。

2. 激光龋齿探测仪　德国 KaVo 公司于 1998 年生产的激光龋齿探测仪，可利用激光激发荧光诊断龋齿，并通过客观数值反映龋损的程度。激光龋齿探测仪是新近出现的一种便携式诊断龋齿仪器，其具有的 A 型探头末端较尖，可对牙面的窝沟进行点探测并将龋损程度数值化，对早期𬌗面龋的探测更为精确，有助于诊断无洞型龋损。

3. 诊断性备洞　临床上有时难以对牙髓状况进行准确判定，这时可通过诊断性备洞进行检查。当患牙牙髓存有活力时，备洞至牙本质会有感觉，反之，则说明患牙牙髓坏死。

4. 局部麻醉法　局部麻醉法是通过麻醉方式确定疼痛部位的方法。如当牙髓炎患者无法分清疼痛牙位置时，可用局部麻醉药（2% 普鲁卡因或利多卡因等）将三叉神经中的某一支麻醉后再行检查。需要注意的是，局部麻醉法可较好地区分上、下颌牙的疼痛，但对于下颌同侧牙列效果不佳。

5. 穿刺检查　穿刺检查是用注射器刺入肿胀物抽出其中的液体等内容物进行检查的方法。穿刺检查一般在局部麻醉和常规消毒处理后进行，抽取物通常需要进行肉眼和显微镜检查。

（1）肉眼观察通过对抽取物颜色与性状的观察，初步确定是脓液、囊液还是血液等。

（2）显微镜检查在显微镜下，脓液主要为中性粒细胞，慢性炎症多为淋巴细胞，囊液可见胆固醇结晶和少量炎细胞，血液主要为红细胞。

第三节　X 线检查

X 线检查的应用愈发广泛，已成为牙科领域重要的辅助检查手段。正常的牙体组织在 X 线片上的表现为：牙釉质、牙本质为白色的 X 线阻射影，牙髓组织为黑色的 X 线透射影，根尖周膜为 X 线透射影，根尖周的牙槽骨为密度低于牙釉质、牙本质的 X 线阻射影。

一、分类

根据检查需要，涉及牙体牙髓病的 X 线检查通常分为根尖片、𬌗翼片、曲面体层片及锥形束 CT。

1. 根尖片　根尖片分为平行投照和分角线投照技术，可用于了解特定牙位的牙体、牙周、牙髓及根尖周组织情况，具有放射剂量小、空间分辨率高、操作简单等优点，是牙体牙髓病诊疗过程中最常用的 X 线检查技术。但需要指出，X 线影像是三维物体的平面投射结果，存在影像重叠、变形失真等问题。另外，根尖周的骨质破坏需要到一定程度才可能在根尖片上反映出来，因此必须结合临床检查方能得出准确的诊断。

2. 全口牙位曲面体层 X 线片　曲面体层摄影是利用体层摄影和狭缝摄影原理，仅需一次曝光即可获得上、下颌的牙列影像，进而了解多个牙位的病变情况，也可用于观察牙槽嵴的吸收状况、龋病及牙根形成等情况。拍摄全口牙位曲面体层 X 线片的放射剂量较全口根尖片显著减少，同时，曲面体层片还可了解颌骨内病变。但是，曲面体层片的清晰度不及根尖片，如需了解特定牙位的牙体或根尖周情况时，需要补充根尖片。

3. 锥形束 CT　锥形束 CT（CBCT）于 2000 年左右开始应用于口腔临床，其采用锥形 X 射线束和二维探测器，取代了传统的扇形束和一维探测器。扫描时，锥形 X 射线只需围绕患者 1 周，即可完成数据采集进行三维重建。锥形束 CT 的有效放射剂量与曲面体层摄影类似，远小于常规医用 CT。在牙体牙髓病的诊疗中，CBCT 可用于检查牙体、根管系统、根尖周等组织结构，由于其解决了常规 X 线片结构重叠与清晰度的问题，可作为进一步的检查手段。

二、应用

1. 诊断

（1）牙体牙髓病：龋齿，如邻面龋、龈下龋、隐匿性龋、充填物底壁或边缘的继发龋等，还可用于龋病的流行病学调查；牙体发育畸形，如畸形舌侧窝、畸形中央尖等；牙根发育情况，如牙根内吸收和外吸收、根折、牙根发育不全、牙骨质增生等；髓腔情况，如髓腔钙化、髓石大小及位置、根管的数目、弯曲、粗细和走行等。

（2）根尖周病：各种根尖周病，如根尖周肉芽肿、脓肿、囊肿及致密性骨炎等。

（3）牙周病：牙槽骨吸收、破坏的程度和类型。

（4）颌面外科疾病：阻生牙、埋伏牙、先天性缺牙、恒牙萌出状态等；颌骨炎症、囊肿、肿瘤等。

2. 治疗　治疗前可用于手术难度的预估，如患牙的根管钙化情况、骨粘连情况等；治疗中可用于判断根管充填质量、牙根残留情况等，用于疗效追踪时可检查根尖周破坏区域是否愈合等。

第四节　实验室检查

一、血常规检查

在牙体牙髓病的诊治过程中，有时需要进行血常规检查了解患者的健康状态，以初步排除血液系统疾病。例如，进行根尖外科手术前常需要进行血常规检查，若血小板计数偏低，则须暂缓手术。在急性根尖周炎并发间隙感染且患者全身症状明显时，有时也需要进行血常规检查以了解感染情况，进而指导全身用药。

二、细菌学检查

细菌学检查包括涂片、细菌培养、药敏实验等。必要时，细菌学检查有助于选择临床用药。例如，在治疗难治性根尖周炎时，可以根据感染根管的细菌学检查结果针对性选择抗菌药物，并可通过药敏实验提高治疗有效率。

三、细胞学检查

细胞学检查即脱落细胞学检查，是根据细胞形态学改变判断机体病理变化的方法。由于肿瘤细胞易脱落，在显微镜下观察脱落细胞的形态有利于肿瘤的早期诊断。与活检相比，细胞学检查操作简单、安全、无痛、经济，能在短时间内初步确定肿块性质，且可多次进行。但是，细胞学检查的取材范围局限，无法准确反映肿瘤类型、恶化程度、与邻近组织关系等，假阴性率较高，所以，细胞学检查不能完全取代活检。

1. 适应证　可用于检查缺乏症状、取材困难的颌面部上皮来源癌瘤，但针对非上皮来源的肿瘤如肉瘤等因细胞不脱落而不能应用。

2. 取材方法　从病变表面刮下少许组织，往复或转圈法涂片，干燥后用甲醇（乙醚甲醇比为 1∶1）固定，苏木精–伊红染色，显微镜观察有无形态异常的肿瘤细胞。

3. 活体组织检查　当对口腔及颌面部病变无法确诊时，可采用活体组织检查即活检。活检结果常常对治疗方案和手术范围产生重要影响。

（1）适应证：①判断口腔肿瘤性质及浸润情况；②判断口腔黏膜病是否为癌前病变，或有无恶变倾向；③确定是否为特殊感染，如梅毒、结核等；④有些肿块在术中切除后，还需要对其进行活检以明确诊断及制订下一步治疗方案。

（2）取材方法：术前准备、所用器械及术后处理同外科小手术。取材部位要有代表性，术中要减少出血，避免造成新的创伤。行活检时，病变小、有蒂或包膜完整的良性肿瘤应予全部切除；溃疡或疑为恶性肿瘤者在切除时应避开中央已坏死组织，切取边缘部；对于病变复杂者可多点取材。当活检结果与临床判断不符时，应综合多种因素，谨慎做出判断。

第五节　病历记录

病历是关于检查、诊断和治疗过程的客观记录，是分析、研究疾病规律的原始资料，还是重要的法律依据，应予认真、严肃对待。

一、一般资料

病历的一般资料记录于封面或首页上，包含项目与全身性疾病病历要求相同，包括姓名、性别、年龄、民族、药物过敏史等，身份证号码、联系方式等信息是疗效复查、资料保存和查询所需，应认真工整填写，不要漏填。

二、主诉

以患者角度，用一句话描述出本次就诊的主要原因。主诉通常是患者对所患疾病的症状、部位和时间的描述，避免使用专业术语。

三、现病史

现病史是与主诉有关的疾病历史。要客观详细地记录清楚疾病发展过程，疼痛性质、部位、变化、加重或缓解的原因等，作为诊断依据。

四、既往史

特别要注意记录药物过敏史、出血和止血等情况。

五、口腔检查

在全面检查的基础上，着重记录与主诉相关的体征。如对于以牙痛为主诉的检查，牙周、黏膜、牙列及颌面部阳性所见均应做简要记录。

六、诊断

以主诉相关疾病为第一诊断、其他诊断依据严重程度由高到低的顺序记录。

七、治疗计划

治疗计划与诊断顺序相对应，治疗计划的制定原则是按轻重缓急分步实施，优先解决主诉问题或疼痛问题，其次解决功能、美观等其他问题。

八、知情同意书

制订治疗计划后，需要对患者详细讲解所患疾病及可行治疗方案，并要求患者根据自身情况加以选择。患者被治疗前应签署知情同意书，以示同意医师对其所患疾病进行的治疗，同时，也是保障患者权益的保证。

九、治疗过程记录

　　涉及牙体的疾病应写明牙位、龋洞或缺损部位，处理过程中的关键步骤及所见，例如腐质去除后所见，达牙本质深度，有无露髓点，敏感程度如何，所行处理或所用充填材料。

　　涉及牙髓的疾病应记录开髓时情况，是否麻醉下进行，有无渗出，出血量及颜色，拔髓时牙髓外观，根管数目及通畅程度。根管治疗时，还应记录各根管的预备情况以及工作长度（以 mm 为单位），所封药物或根充材料，以及充填后 X 线片表现等。

　　复诊病历应记录上次治疗后至本次复诊期间的症状变化和术后反应，本次治疗前的检查情况，本次治疗内容以及下次就诊计划。

　　每次的治疗记录都可能成为日后的参考依据，因此，每次治疗完成后都应记录治疗日期、检查情况、治疗项目、治疗效果及医嘱等，并有记录者签名。

　　如若需要用药，则应详细记录药名、剂量、用法、效果及不良反应等；如若涉及化验，应当记录化验项目以及重要结果。

十、牙位记录

　　在口腔病历书写中常涉及牙的位置，即牙位。理想的牙位表示方法应简明易学、明确、无歧义、方便计算机输入等。

微信扫码
◆临床科研
◆医学前沿
◆临床资讯
◆临床笔记

第二章
口腔科常见症状的鉴别诊断

发生在牙-颌-口腔系统中的疾病有数百种之多，但它们有很多相似的症状和（或）临床表现。临床医师须从一些常见的主诉症状出发，进一步采集病史和做全面的口腔检查，多数病例可以做出明确的诊断。但也有一些病例需采取其他辅助检查手段，如化验、影像学（X线片、CT、B超等）、涂片、活体组织检查、脱落细胞学检查、微生物培养等特殊检查，以及全身系统性检查等，然后进行综合分析和鉴别诊断，最后取得明确的诊断。有的病例还需在治疗过程中才能确诊，如药物治疗性诊断、手术过程中探查及手术后标本的特殊检查等。总之，正确的诊断有赖于周密的病史采集、局部和全身的检查及全面的分析，然后根据循证医学的原则制订出正确的、符合患者意愿的治疗计划，这些是决定疗效的重要前提。

第一节 牙痛

牙痛是口腔科临床上最常见的症状，常是患者就医的主要原因。可由牙齿本身的疾病，牙周组织及颌骨的某些疾病，甚至神经疾患和某些全身疾病引起。对以牙痛为主诉的患者，必须先仔细询问病史，如疼痛起始时间及可能的原因、病程长短及变化情况、既往治疗史及疗效等。必要时还应询问工作性质、饮食习惯、有无不良习惯（如夜磨牙和咬硬物等）、全身健康状况及家族史等。关于牙痛本身，应询问牙痛的部位、性质、程度和发作时间。疼痛是尖锐剧烈的还是钝痛、酸痛；是自发痛还是激发痛、咬合时痛；自发痛是阵发的或是持续不断；有无夜间痛；疼痛部位是局限的或放散的，能否明确指出痛牙等。根据症状可得出一至数种初步印象，便于做进一步检查。应记住，疼痛是一种主观症状，由于不同个体对疼痛的敏感性和耐受性有所不同，而且有些其他部位的疾病也可表现为牵扯性牙痛。因此，对患者的主观症状应与客观检查所见、全身情况及实验室和放射学检查等结果结合起来分析，以做出正确的诊断。

一、引起牙痛的原因

1. 牙齿本身的疾病　如深龋，牙髓充血，各型急性牙髓炎、慢性牙髓炎，逆行性牙髓炎，由龋齿、外伤、化学药品等引起的急性根尖周炎、牙槽脓肿，微裂，牙根折裂，髓石，牙本质过敏，流电作用等。

2. 牙周组织的疾病　如牙周脓肿、急性龈乳头炎、冠周炎、坏死性溃疡性龈炎、干槽症等。

3. 牙齿附近组织的疾病所引起的牵扯痛　急性化脓性上颌窦炎和急性化脓性颌骨骨髓炎时，由于神经末梢受到炎症的侵犯，使该神经所支配的牙齿发生牵扯性痛。颌骨内或上颌窦内的肿物、埋伏牙等可压迫附近的牙根发生吸收，如有继发感染，可出现牙髓炎导致疼痛。急性化脓性中耳炎、咀嚼肌群的痉挛等均可出现牵扯性牙痛。

4. 神经系统疾病　如三叉神经痛患者常以牙痛为主诉。颞下窝肿物在早期可出现三叉神经第三支分布区的疼痛，翼腭窝肿物的早期由于压迫蝶腭神经节，可出现三叉神经第二支分布区的疼痛。

5. 全身疾患　全身疾患，如流感、癔症、神经衰弱，月经期和绝经期等可诉有牙痛。高空飞行时，牙髓内压力增高，可引起航空性牙痛。有的心绞痛患者可反射性地引起牙痛。

二、诊断步骤

（一）问清病史及症状特点

1. 尖锐自发痛　最常见的为急性牙髓炎（浆液性、化脓性、坏疽性）、急性根尖周炎（浆液性、化脓性）、其他，如急性牙周脓肿、髓石、冠周炎、急性龈乳头炎、三叉神经痛、急性上颌窦炎等。

2. 自发钝痛　慢性龈乳头炎，创伤性等。在机体抵抗力降低时，如疲劳、感冒、月经期等，可有轻度自发钝痛、胀痛。坏死性龈炎时牙齿可有撑离感和咬合痛。

3. 激发痛　牙本质过敏和Ⅱ°～Ⅲ°龋齿或楔状缺损等，牙髓尚未受侵犯或仅有牙髓充血时，无自发痛，仅在敏感处或病损处遇到物理、化学刺激时才发生疼痛，刺激除去后疼痛即消失。慢性牙髓炎一般无自发痛而主要表现为激发痛，但当刺激除去后疼痛仍持续一至数分钟。咬合创伤引起牙髓充血时也可有对冷热刺激敏感。

4. 咬合痛　微裂和牙根裂时，常表现为某一牙尖受力而产生水平分力时引起尖锐的疼痛。牙外伤、急性根尖周炎、急性牙周脓肿等均有明显的咬合痛和叩痛、牙齿挺出感。口腔内不同金属修复体之间产生的流电作用也可使患牙在轻咬时疼痛，或与金属器械相接触时发生短暂的电击样刺痛。以上疼痛除急性牙髓炎患者常不能自行明确定位外，一般都能明确指出痛牙。急性牙髓炎的疼痛常沿三叉神经向同侧对颌或同颌其他牙齿放射，但不会越过中线放射到对侧牙。

（二）根据问诊所得的初步印象，做进一步检查，以确定患牙

1. 牙体疾病　最常见为龋齿。应注意邻面龋、潜在龋、隐蔽部位的龋齿、充填物下方的继发龋等。此外，如微裂、牙根纵裂、畸形中央尖、楔状缺损、重度磨损、未垫底的深龋充填体、外伤露髓牙、牙冠变色或陈旧的牙冠折断等，均可为病源牙。

叩诊对识别患牙有一定帮助。急性根尖周炎和急性牙周脓肿时有明显叩痛，患牙松动。慢性牙髓炎、急性全部性牙髓炎和慢性根尖周炎、边缘性牙周膜炎、创伤性根周膜炎等，均可有轻至中度叩痛。在有多个可疑病源牙存在时，叩诊反应常能有助于确定患牙。

2. 牙周及附近组织疾病　急性龈乳头炎时可见牙间乳头红肿、触痛，多有食物嵌塞、异物刺激等局部因素。冠周炎多见于下颌第三磨牙阻生，远中及颊舌侧龈瓣红肿，可溢脓。牙周脓肿和逆行性牙髓炎时可探到深牙周袋，后者袋深接近根尖，牙齿大多松动。干槽症可见拔牙窝内有污秽坏死物，骨面暴露，腐臭，触之疼痛。反复急性发作的慢性根尖周炎可在牙龈或面部发现窦道。

急性牙槽脓肿、牙周脓肿、冠周炎等，炎症范围扩大时，牙龈及龈颊沟处肿胀变平，可有波动。面部可出现副性水肿，局部淋巴结肿大，压痛。若治疗不及时，可发展为蜂窝织炎、颌骨骨髓炎等。上颌窦炎引起的牙痛，常伴有前壁的压痛和脓性鼻涕、头痛等。上颌窦肿瘤局部多有膨隆，可有血性鼻涕、多个牙齿松动等。

（三）辅助检查

1. 牙髓活力测验　根据对冷、热温度的反应，以及刺激除去后疼痛持续的时间，可以帮助诊断和确定患牙。也可用电流强度测试来判断牙髓的活力和反应性。

2. X线检查　可帮助发现隐蔽部位的龋齿。髓石在没有揭开髓室顶之前，只能凭X线片发现。慢性根尖周炎可见根尖周围有不同类型和大小的透射区。颌骨内或上颌窦内肿物、埋伏牙、牙根裂等也需靠X线检查来确诊。

第二节　牙龈出血

牙龈出血是口腔中常见的症状，出血部位可以是全口牙龈或局限于部分牙齿。多数患者是在牙龈受到机械刺激（如刷牙、剔牙、食物嵌塞、进食硬物、吮吸等）时流血，一般能自行停止；另有一些情况，在无刺激时即自动流血，出血量多，且无自限性。

一、牙龈的慢性炎症和炎症性增生

这是牙龈出血的最常见原因，如慢性龈缘炎、牙周炎、牙间乳头炎和牙龈增生等。牙龈缘及龈乳头红

肿、松软，甚至增生。一般在受局部机械刺激时引起出血，量不多，能自行停止。将局部刺激物（如牙石、牙垢、嵌塞的食物、不良修复体等）除去后，炎症很快消退，出血亦即停止。

二、妊娠期龈炎和妊娠瘤

常开始于妊娠的第 3 ~ 4 个月。牙龈红肿、松软、极易出血。分娩后，妊娠期龈炎多能消退到妊娠前水平，而妊娠瘤常需手术切除。有的人在慢性牙龈炎的基础上，于月经前或月经期可有牙龈出血，可能与牙龈毛细血管受性激素影响而扩张、脆性改变等有关。长期口服激素性避孕药者，也容易有牙龈出血和慢性炎症。

三、坏死性溃疡性牙龈炎

为梭形杆菌、口腔螺旋体和中间普氏菌等的混合感染。主要特征为牙间乳头顶端的坏死性溃疡，腐臭，牙龈流血和疼痛，夜间睡眠时亦可有牙龈流血，就诊时亦可见牙间隙处或口角处有少量血迹。本病的发生常与口腔卫生不良、精神紧张或过度疲劳、吸烟等因素有关。

四、血液病

在遇到牙龈有广泛的自动出血，量多或不易止住时，应考虑有无全身因素，并及时作血液学检查和到内科诊治。较常见引起牙龈和口腔黏膜出血的血液病，如急性白血病、血友病、血小板减少性紫癜、再生障碍性贫血、粒细胞减少症等。

五、肿瘤

有些生长在牙龈上的肿瘤，如血管瘤、血管瘤型牙龈瘤、早期牙龈癌等也较易出血。其他较少见的，如发生在牙龈上的网织细胞肉瘤，早期常以牙龈出血为主诉，临床上很容易误诊为牙龈炎。有些转移瘤，如绒毛膜上皮癌等，也可引起牙龈大出血。

六、某些全身疾病

如肝硬化、脾功能亢进、肾炎后期、系统性红斑狼疮等，由于凝血功能低下或严重贫血，均可能出现牙龈出血症状。伤寒的前驱症状有时有鼻出血和牙龈出血。在应用某些抗凝血药物或非甾体类抗炎药，如水杨酸、肝素等治疗冠心病和血栓时，易有出血倾向。苯中毒时也可有牙龈被动出血或自动出血。

第三节　牙齿松动

正常情况下，牙齿只有极轻微的生理性动度。这种动度几乎不可觉察，且随不同牙位和一天内的不同时间而变动。一般在晨起时动度最大，这是因为夜间睡眠时，牙齿无𬌗接触，略从牙槽窝内挺出所致。醒后，由于咀嚼和吞咽时的𬌗接触将牙齿略压入牙槽窝内，致使牙齿的动度渐减小。这种 24 小时内动度的变化，在牙周健康的牙齿不甚明显，而在有𬌗习惯，如磨牙症、紧咬牙者较明显。妇女在月经期和妊娠期内牙齿的生理动度也增加。牙根吸收接近替牙期的乳牙也表现牙齿松动。

一、牙周炎

是使牙齿松动乃至脱落的最主要疾病。牙周袋的形成以及长期存在的慢性炎症，使牙槽骨吸收，结缔组织附着不断丧失，继而使牙齿逐渐松动、移位，终致脱落。

二、𬌗创伤

牙周炎导致支持组织的破坏和牙齿移位，形成继发性𬌗创伤，使牙齿更加松动。单纯的（原发性）𬌗创伤，也可引起牙槽嵴顶的垂直吸收和牙周膜增宽，临床上出现牙齿松动。这种松动在𬌗创伤除去后，可以恢复正常。正畸治疗过程中，受力的牙槽骨发生吸收和改建，此时牙齿松动度明显增大，并发生移位；停止加力后，牙齿即可恢复稳固。

三、牙外伤

最多见于前牙。根据撞击力的大小，使牙齿发生松动或折断。折断发生在牙冠时，牙齿一般不松动；根部折断时，常出现松动，折断部位越近牙颈部，则牙齿松动越重，预后也差。有的医师企图用橡皮圈不恰当地消除初萌的上颌恒中切牙之间的间隙，常使橡皮圈渐渐滑入龈缘以下，造成深牙周袋和牙槽骨吸收，牙齿极度松动和疼痛。患儿和家长常误以为橡皮圈已脱落，实际它已深陷入牙龈内，应仔细搜寻并取出橡皮圈。此种病例疗效一般均差，常导致拔牙。

四、根尖周炎

急性根尖周炎时，牙齿突然松动、有伸长感、不敢对𬌗、叩痛（++）~（+++），至牙槽脓肿阶段，根尖部和龈颊沟红肿、波动。这种主要由龋齿等引起的牙髓和根尖感染，在急性期过后，牙多能恢复稳固。

慢性根尖周炎，在根尖病变范围较小时，一般牙不太松动。当根尖病变较大或向根侧发展，破坏较多的牙周膜时，牙可出现松动。一般无明显自觉症状，仅有咬合不适感或反复肿胀史，有的根尖部可有瘘管。牙髓无活力。根尖病变的范围和性质可用 X 线检查来确诊。

五、颌骨骨髓炎

成人的颌骨骨髓炎多是继牙源性感染而发生，多见于下颌骨。急性期全身中毒症状明显，如高热、寒战、头痛，白细胞增至（10 ~ 20）× 10^3/L 等。局部表现为广泛的蜂窝织炎。患侧下唇麻木，多个牙齿迅速松动，且有叩痛。这是由于牙周膜及周围骨髓腔内的炎症浸润。一旦颌骨内的化脓病变经口腔黏膜或面部皮肤破溃，或经手术切开、拔牙而得到引流，则病程转入亚急性或慢性期。除病源牙必须拔除外，邻近的松动牙常能恢复稳固。

六、颌骨内肿物

颌骨内的良性肿物或囊肿由于缓慢生长，压迫牙齿移位或牙根吸收，致使牙齿逐渐松动。恶性肿瘤则使颌骨广泛破坏，在短时间内即可使多个牙齿松动、移位。较常见的，如上颌窦癌，多在早期出现上颌数个磨牙松动和疼痛。若此时轻易拔牙，则可见拔牙窝内有多量软组织，短期内肿瘤即由拔牙窝中长出，似菜花状。所以，在无牙周病且无明显炎症的情况下，若有一或数个牙齿异常松动者，应提高警惕，进行 X 线检查，以便早期发现颌骨中的肿物。

七、其他

有些牙龈疾病伴有轻度的边缘性牙周膜炎时，也可出现轻度的牙齿松动，如坏死性龈炎、维生素 C 缺乏、龈乳头炎等。但松动程度较轻，治愈后牙齿多能恢复稳固。发生于颌骨的组织细胞增生症 X，为原因不明的、累及单核 – 吞噬细胞系统的、以组织细胞增生为主要病理学表现的疾病。当发生于组织细胞增生 X 时，可沿牙槽突破坏骨质，牙龈呈不规则的肉芽样增生，牙齿松动并疼痛，拔牙后伤口往往愈合不良。X 线表现为溶骨性病变，牙槽骨破坏，病变区牙齿呈现"漂浮征"。本病多见于 10 岁以内的男童，好发于下颌骨。其他一些全身疾患，如 Down 综合征、Papillon-Lefevre 综合征等的患儿，常有严重的牙周炎症和破坏，造成牙齿松动、脱落。牙周手术后的短期内，术区牙齿也会松动，数周内会恢复原来动度。

第四节　口臭

口臭是指口腔呼出气体中的令人不快的气味，是某些口腔、鼻咽部和全身性疾病的一个较常见症状，可以由多方面因素引起。

一、生理因素

晨起时常出现短时的口臭，刷牙后即可消除。可由某些食物（蒜、洋葱等）和饮料（酒精性）经过代谢后产生一些臭味物质经肺从口腔呼出所引起。某些全身应用的药物也可引起口臭，如亚硝酸戊脂、硝酸异山梨酯等。

二、病理因素

（一）口腔疾病

口腔呼出气体中的挥发性硫化物（volatile sulfur compounds，VSCS。）可导致口臭，其中90%的成分为甲基硫醇（CH_3SH）和硫化氢（H_2S）。临床上最常见的口臭原因是舌苔和牙周病变处的主要致病菌，如牙龈卟啉单胞菌、齿垢密螺旋体、福赛坦菌和中间普氏菌等的代谢产物。此外，牙周袋内的脓液和坏死组织、舌苔内潴留的食物残屑、脱落上皮细胞等也可引起口臭。在没有牙周炎的患者，舌苔则是口臭的主要来源，尤其与舌背的后1/3处舌苔的厚度和面积有关。用牙刷刷舌背或用刮舌板清除舌苔可显著减轻或消除口臭。

软垢、嵌塞于牙间隙和龋洞内的食物发酵腐败，也会引起口臭。有些坏死性病变，如坏死性溃疡性龈（口）炎、嗜伊红肉芽肿、恶性肉芽肿和癌瘤等，拔牙创的感染（干槽症）等，都有极显著的腐败性臭味。

如果经过治疗彻底消除了口腔局部因素，口臭仍不消失，则应寻找其他部位的疾病。

（二）鼻咽部疾病

慢性咽（喉）炎、化脓性上颌窦炎、萎缩性鼻炎、小儿鼻内异物、滤泡性扁桃体炎等均能发出臭味。

（三）消化道、呼吸道及其他全身性疾病

如消化不良、肝硬化、支气管扩张继发肺部感染、肺脓肿、先天性气管食管瘘等。糖尿病患者口中可有烂苹果气味，严重肾衰竭者口中可有氨味或尿味。此外，某些金属（如铅、汞）和有机物中毒时，可有异常气味。

（四）神经和精神异常

有些患者自觉口臭而实际并没有口臭，是存在心理性疾患，如口臭恐惧症等，或者由于某些神经疾患导致嗅觉或味觉障碍而产生。

用鼻闻法、仪器测量法（气相色谱仪、Halimeter、Diamond Probe 等）可直接检测口臭程度和挥发性硫化物的水平。

第五节　面部疼痛

面部疼痛是口腔科常见的症状，不少患者因此而就诊。有的诊断及治疗都较容易，有的相当困难。不论是何种疼痛，都必须查清引起的原因。由牙齿引起的疼痛，查出病因是较为容易的，已见前述；但牵扯性痛（referred pain）和投射性痛（projected pain）的原因，却很难发现。颞下颌关节紊乱病引起的疼痛也常引致诊断进入迷途，因为他们很类似一些其他问题引起的疼痛。

诊断困难的另一因素，是患者对疼痛的叙述。这种叙述常是不准确的，但又与诊断有关联。患者对疼痛的反应决定于两种因素，一是患者的痛阈；一是患者对疼痛的敏感性。两者在每一患者都不相同，例如后者就会因患者的全身健康状态的变化及其他暂时性因素而时时改变。

所谓的投射性痛，是指疼痛传导途径的某一部位受到刺激，疼痛可能在此神经的周缘分布区发生。颅内肿瘤引起的面部疼痛即是一例。这类病变可能压迫三叉神经传导的中枢部分而引起其周缘支分布区的疼痛。

投射性痛必须与牵扯性痛鉴别。所谓的牵扯性痛是疼痛发生部位与致痛部位远离的疼痛。在口腔科领域内，牵扯性痛最常见的例子可能是下牙病变引起的上牙疼痛。疼痛的冲动发生于有病变的牙齿，如果用局部麻醉方法阻断其传导，牵扯性痛即不发生。即是说，阻断三叉神经的下颌支，可以解除三叉神经上颌支分布区的疼痛。这也是诊断疑有牵扯性痛的一种有效方法。

投射性痛的发生机制是很清楚的，但牵扯性痛却仍不十分清楚。提出过从有病部位传导的冲动有"传导交叉"而引起中枢"误解"的看法，但争议仍大。

面部和口腔组织的感觉神经为三叉神经、舌咽神经和颈丛的分支。三叉神经的各分支分布明确，少有重叠现象。但三叉神经和颈丛皮肤支之间，常有重叠分布。三叉、面和舌咽神经，以及由自主神经系统而来的分支，特别是与血管有关的交感神经之间，有复杂的彼此交通。交感神经对传送深部的冲动有一定作

用，并已证明刺激上颈交感神经节可以引起这一类疼痛。面深部结构的疼痛冲动也可由面神经的本体感受纤维传导。但对这些传导途径在临床上的意义，争论颇大。

与口腔有关的结构非常复杂，其神经之间的联系也颇为复杂。口腔组织及其深部，绝大多数为三叉神经分布。虽然其表面分布相当明确而少重叠，但对其深部的情况了解甚少。故诊断错误是难免的。

可以把面部疼痛大致分为 4 种类型。

1. 由口腔、面部及紧密有关部分的可查出病变引起的疼痛　例如：牙痛、上颌窦炎引起的疼痛，颞下颌关节紊乱病引起的疼痛等。

2. 原因不明的面部疼痛　包括三叉神经痛，所谓的非典型性面痛等。

3. 由于感觉传导途径中的病变投射到面部的疼痛，即投射痛　例如：肿瘤压迫三叉神经而引起的继发性神经痛是一例子，尽管罕见。偏头痛也可列为此类，因其为颅内血管变化引起。

4. 由身体其他部引起的面部疼痛，即牵扯性痛　例如：心绞痛可引起左下颌部的疼痛。

这种分类法仅是为诊断方便而作的，实际上，严格区分有时是很困难的。

对疼痛的客观诊断是极为困难的，因为疼痛本身不能产生可查出的体征，需依靠患者的描述。而患者的描述又受患者的个人因素影响，如患者对疼痛的经验、敏感性，文化程度等。疼痛的程度无法用客观的方法检测，故对疼痛的反应是"正常的"或"异常的"，也无法区别。

对疼痛的诊断应分两步进行。首先应除外由于牙齿及其支持组织，以及与其紧密相关组织的病变所引起的疼痛，例如：由上颌窦或颞下颌关节紊乱病所引起的。如果全面而仔细地检查不能发现异常，才能考虑其他的可能性。

诊断时，应注意仔细询问病史，包括起病快慢、发作持续时间、有无间歇期、疼痛部位、疼痛性质、疼痛发作时间、疼痛程度、伴随症状，诱发、加重及缓解因素，家族史等。应进行全面、仔细的体格检查及神经系统检查，并根据需要作实验室检查。

一、神经痛

可以将神经痛看作是局限于一个感觉神经分布区的疼痛，其性质是阵发性的和严重的。神经痛有不少分类，但最重要的是应将其分为原发性的和继发性的。原发性神经痛指的是有疼痛而查不到引起原因者，但并不意味没有病理性改变，也许是直到目前还未发现而已。这种神经痛中最常见的是三叉神经痛，舌咽神经痛也不少见。

（一）三叉神经痛

由于其疼痛的特殊性，三叉神经痛的研究已有多年历史，但至今对其本质仍不明了。虽然疼痛通常是一症状而非疾病，但由于缺乏其他有关症状及对病因的基础知识，现只能认为疼痛是疾病本身。

三叉神经痛多发生于中老年，女性较多。疼痛几乎都发生于一侧，限于三叉神经之一支，以后可能扩展至二支或全部三支。疼痛剧烈，刀刺样，开始持续时间很短，几秒钟即消失，以后逐渐增加，延续数分钟甚至数十分钟。有"扳机点"存在是此病的特点之一。在两次发作之间，可以无痛或仅有钝痛感觉。可有自然缓解期，数周或数月不等，然永久缓解极罕见。

在疾病的初发期，疼痛的特点不明显，此时患者常认为是牙痛，而所指出有疼痛的牙却为健康牙；有时常误诊而拔除该牙。拔除后疼痛依然存在，患者又指疼痛来源于邻牙而要求拔除。对此情况应加以注意，进行全面检查并考虑三叉神经痛的可能性。

相反，其他问题，如未萌出的牙等，可以引起类似三叉神经痛的症状。检查如发现这一类可能性，应加以处理。

此病多发生于 40 岁以后，如为 40 岁以下者，应做仔细的神经学检查，以除外其他的可能性，如多发性硬化等。

有人主张，卡马西平（痛痉宁，Tegretol，carbamazepine）本身不是止痛药，但对三叉神经痛有特异性疗效，可以用对此药的疗效反应作为诊断的方法之一。

（二）舌咽神经痛

舌咽神经痛的情况与三叉神经痛颇相似，但远较其少见。疼痛的性质相似，单侧，发生于口咽部，有时可放射至耳部。吞咽可引起疼痛发作。也可有"扳机点"存在。用表面麻醉喷于此区能解除疼痛发生。

卡马西平亦可用以辅助诊断。

二、继发性神经痛

面部和头部疼痛可以是很多颅内和颅外病变的症状之一。面部疼痛可由于肿瘤压迫或浸润三叉神经节或其周缘支而产生。原发性或继发性颅内肿瘤、鼻咽部肿瘤、动脉瘤、脑上皮样囊肿等，是文献报道中最常引起面部疼痛的病变；颅脑损伤后所遗留的病变也是引起面部疼痛的原因之一：疼痛多不是仅有的症状，但可能最早发生。如有侵犯其他脑神经症状，以及有麻木或感觉异常的存在，应立即想到继发性神经痛的可能性。

畸形性骨炎（佩吉特病，Paget 病）如累及颅底，可使卵圆孔狭窄而压迫三叉神经，产生疼痛症状；疼痛也可由于整个颅骨的畸形，使三叉神经感觉根在越过岩部时受压而产生。疼痛常似三叉神经痛，但多有其他症状，如听神经受压而发生的耳聋、颈椎改变而引起的颈丛感觉神经分布区的疼痛等。

上颌或颧骨骨折遗留的眶下孔周围的创伤后纤维化，也可压迫神经而发生疼痛。

继发性神经痛在与原发性者鉴别时，关键在于可以查出引起的原因，故仔细而全面的检查是必需的。

三、带状疱疹后神经痛

面部带状疱疹发生前、中或后，均可有疼痛。开始时，可能为发病部位严重的烧灼样痛，以后出现水疱。带状疱疹的疼痛相当剧烈。病后，受累神经可出现瘢痕，引起神经痛样疼痛，持续时间长，严重，对治疗反应差。老年人患带状疱疹者特别易出现疱疹后神经痛，并有感觉过敏或感觉异常症状。

四、偏头痛

偏头痛或偏头痛样神经痛（丛集性头痛）有时也就诊于口腔门诊。偏头痛基本上发生于头部，但有时也影响面部，通常是上颌部，故在鉴别诊断时应注意其可能性。

典型的偏头痛在发作前（先兆期或颅内动脉收缩期）可有幻觉（如见闪光或某种颜色），或眩晕、心烦意乱、感觉异常、颜面变色等，症状与脑缺血有关，历时 10 ~ 30 分钟或几小时。随即出现疼痛发作，由于动脉扩张引起搏动性头痛，常伴有恶心、呕吐、面色苍白、畏光等自主神经症状。疼痛持续 2 ~ 3 小时，患者入睡，醒后疼痛消失。故睡眠能缓解偏头痛。麦角胺能缓解发作。

还有一种类似偏头痛的所谓急性偏头痛性神经痛，其病因似偏头痛，患者多为更年期的男性。疼痛为阵发性，通常持续 30 分钟，发作之间间歇时间不等。疼痛多位于眼后，扩延至上颌及颞部。患侧有流泪、结膜充血、鼻黏膜充血及流涕。常在夜间发作（三叉神经痛则少有在夜间发作者）。疼痛的发作为一连串的密集丛痛发作，往往集中于一周内，随后有间歇期，达数周至数年，故又名丛集性头痛。

少见的梅 – 罗（Melkersson-Rosenthal）综合征也可有偏头痛样疼痛。患者有唇部肿胀，有时伴有一过性或复发性面神经衰弱现象和颞部疼痛。有的患者舌有深裂，颊黏膜有肉芽肿样病变，似克罗恩（Crohn）病。以上诸病均对治疗偏头痛的药物反应良好。

五、非典型性面痛

非典型性面痛一词用以描述一种少见的疼痛情况，疼痛的分布无解剖规律可循，疼痛的性质不清，找不到与病理改变有关的证据。疼痛多为双侧，分布广泛，患者可描述疼痛从面部的某一部分放射至身体他部。疼痛多被描述为严重的连续性钝痛。

有的患者有明显的精神性因素，对治疗的反应差，有的甚至越治情况越坏。

本病有多种类型，Mumford 将其分为三类。第一类为由于诊断技术问题而未完全了解的情况；第二类为将情况扩大的患者，这些患者对其面部和口腔有超过通常应有的特别注意。这些患者显得有些特殊并易被激惹，但仍属正常范围。他们常从一个医师转到另一个，以试图得到一个满意的诊断；第三类患者的症状，从生理学上或解剖学上都不能解释，但很易被认为有精神方面的因素。这类患者的疼痛部位常广泛，疼痛的主诉稀奇古怪。对这一类疾病，首先应作仔细而全面的检查，以除外可能引起疼痛的病变。

六、由肌肉紊乱而引起的疼痛

疼痛由肌肉的病理性改变或功能紊乱引起，包括一组疾病，在文献中相当紊乱，但至少有六种：①肌炎；②肌痉挛；③肌筋膜疼痛综合征；④纤维肌痛；⑤肌挛缩；⑥由结缔组织病引起的肌痛。

肌痉挛是肌肉突然的不随意的收缩，伴随疼痛及运动障碍。疼痛常持续数分钟至数日，运动逐渐恢复，疼痛亦渐轻。引起的原因常为过去较弱的肌肉发生过度伸张或收缩，或正常肌肉的急性过度使用。由于姿势关系而产生的肌疲劳或衰弱、肌筋膜疼痛综合征、保护有关的创伤、慢性（长期）使用等，均是发病的诱因。当肌肉随意收缩时，如举重、进食、拔第三磨牙、打呵欠等，肌痉挛皆可发生。如成为慢性，可能产生纤维化或瘢痕，引起肌挛缩。

肌炎是整个肌肉的急性炎症，症状为疼痛、对压痛极敏感、肿胀、运动障碍并疼痛。如未治疗，可使肌肉产生骨化。血沉加快。表面皮肤可肿胀及充血。引起肌炎的原因为局部感染、创伤、蜂窝织炎、对肌肉本身或其邻近的激惹等。肌肉持续过度负荷也是引起原因之一。

肌痉挛时，以低浓度（0.5%）普鲁卡因注射于局部可以缓解；但在肌炎时，任何注射皆不能耐受，且无益，应注意。

纤维肌痛罕见，为一综合征，又名肌筋膜炎或肌纤维炎，特征与肌筋膜疼痛综合征基本相同。但本病可发生于身体各负重肌肉，而后者发生于局部，如颌骨、颈部或下腰部。故本病的压痛点在身体各部均有。

结缔组织病，如红斑狼疮、硬皮病、舍格伦（Sjogren）综合征、动脉炎、类风湿关节炎等，也可累及肌肉而产生疼痛。特征为肌肉或关节滑膜有慢性炎症、压痛及疼痛。通过临床及实验室检查，诊断应不困难。

肌筋膜疼痛综合征（myofascia pain syndrome，MPS），又名肌筋膜痛、肌筋膜疼痛功能紊乱综合征等，是最常见的慢性肌痛，其诊断标准有以下几点。

（1）骨骼肌、肌腱或韧带有呈硬条状的压痛区，即扳机点。

（2）疼痛自扳机点牵涉至他处，发生牵扯痛的部位相当恒定，见表2-1。

表 2-1　肌筋膜扳机点及面部疼痛部位

疼痛部位	扳机点位置	疼痛部位	扳机点位置
颞下颌关节	咬肌深部	颊部	胸锁乳突肌
	颞肌中部	牙龈	咬肌浅部
	颞肌深部		翼内肌
	颞肌外侧部	上切牙	颞肌前部
	翼内肌	上尖牙	颞肌中部
	二腹肌	上前磨牙	颞肌中部
耳部	咬肌深部	上磨牙	咬肌浅部
	翼外肌	下磨牙	颞肌后部
	胸锁乳突肌		斜方肌
颌骨部	咬肌浅部	下切牙	胸锁乳突肌
	斜方肌		咬肌浅部
	二腹肌		二腹肌前部
	翼内肌	口腔、舌、硬腭	翼内肌
颊部	胸锁乳突肌		二腹肌
	咬肌浅部	上颌窦	翼外肌

（3）刺激活动的扳机点所产生的牵扯性痛可反复引出。所谓活动的扳机点是指该区对触诊高度敏感并引起牵扯性痛，潜在性扳机点一词则用以指该区亦敏感，但刺激时不产生牵扯性痛。

对MPS的争论甚多，上述可作为在鉴别诊断时的参考。

七、炎症性疼痛

炎症性疼痛包括窦腔炎症，牙髓炎，根尖炎，各种间隙感染等。其中上颌窦炎疼痛部位主要在上颌部。

因分泌物于夜间积滞，故疼痛在晨起时较重。起床后分泌物排出，疼痛缓解。弯腰低头时由于压力改变，可加重疼痛；抬头时好转。上颌窦前壁处有压痛，有流涕、鼻塞等症状，上颌窦穿刺可吸出脓液。

八、颈椎病

颈椎病可以直接引起头及面部疼痛，但更常见的是引起肌肉的紊乱而产生直接的疼痛或牵扯性痛。

颈椎病包括椎间盘、椎体骨关节及韧带等的疾患。常可产生头痛，有时为其唯一表现。头痛多在枕颈部，有时扩散至额部及颞部，或影响两侧，或在一侧。多为钝痛。疲劳、紧张、看书、颈部活动等使之加重。肩臂部疼痛、麻木、活动受限、X线片所见等有助于诊断。

九、颌骨疼痛

骨膜有丰富的感觉神经，对压力、张力等机械性刺激敏感，可产生相当剧烈的疼痛。颌骨疼痛与面部疼痛甚易混淆，在鉴别诊断时应注意。

引起颌骨疼痛的原因很多，炎症，如急性化脓性骨髓炎、骨膜炎等。

颌骨的一些骨病在临床上亦有骨痛表现，其较常见者有甲状旁腺功能亢进、老年性骨质疏松、骨质软化、畸形性骨炎、骨髓瘤等。其他的骨病及骨肿瘤在压迫或浸润神经，或侵及骨膜时，也可引起疼痛。

十、灼性神经痛

头颈部的灼性神经痛少见，引起烧灼样痛并有感觉过敏。病因为创伤，包括手术创伤，可能成为非典型性面部疼痛的原因之一。曾有文献报道发生于多种面部创伤之后，包括拔除阻生第三磨牙、枪弹伤及头部创伤。临床特征为烧灼样疼痛，部位弥散而不局限；该部皮肤在压迫或轻触时发生疼痛（感觉过敏），或有感觉异常；冷、热、运动及情绪激动可使疼痛产生或加剧；皮肤可有局部发热、红肿或发冷、发绀等表现，为血管舒缩障碍引起。活动、咀嚼、咬合关系失调、打呵欠等引起及加剧疼痛；松弛可缓解疼痛。

在诊断上，以局部麻醉药封闭星状神经节如能解除疼痛，则诊断可以成立。

十一、癌性疼痛

癌症疼痛的全面流行病学调查尚少报道。Foley 等（1979 年）报道不同部位癌痛发生率，口腔癌占80%，居全身癌痛发生率第二位。北京大学口腔医院调查了 208 例延误诊治的口腔癌患者，因忽视疼痛的占 27%，仅次于因溃疡延误的。其原理是癌浸润增长可压迫或累及面部的血管、淋巴管和神经，造成局部缺血、缺氧，物质代谢产物积蓄，相应组织内致痛物质增加，刺激感觉神经末梢而致疼痛，尤其舌根癌常常会牵涉到半侧头部剧烈疼痛。

第六节　腮腺区肿大

引起腮腺区肿大的原因很多，可以是腮腺本身的疾病，也可以是全身性疾病的局部体征，也可以是非腮腺组织（如咬肌）的疾病。腮腺区肿大相当常见，应对其做出准确诊断。

从病因上，可以将腮腺区肿大分为 5 种。

（1）炎症性腮腺肿大又可分为感染性及非感染性二类。

（2）腮腺区肿瘤及类肿瘤病变。

（3）症状性腮腺肿大。

（4）自身免疫病引起的腮腺肿大。

（5）其他原因引起的腮腺肿大。

诊断时，应根据完整的病史与临床特点，结合患者的具体情况进行各种检查，例如腮腺造影、唾液流量检查、唾液化学分析、放射性核素扫描、活组织检查、实验室检查、超声波检查等。

腮腺区肿大最常见的原因是腮腺的肿大，故首先应确定是否腮腺肿大。在正常情况下，腮腺区稍呈凹陷，因腮腺所处位置较深，在扪诊时不能触到腺体。腮腺肿大的早期表现，是腮腺区下颌升支后缘后方的凹陷变浅或消失，如再进一步肿大，则耳垂附近区向外隆起，位于咬肌浅层部的腮腺浅叶亦肿大。颜面水肿的患者在侧卧后，下垂位的面颊部肿胀，腮腺区亦肿起，应加以鉴别。此种患者在改变体位后，肿胀即发生改变或消失。

一、流行性腮腺炎

为病毒性感染，常流行于春季，4月及5月为高峰。以6～10岁儿童为主，2岁以前少见，有时亦发生于成人。病后终身免疫。患者有发热、乏力等全身症状。腮腺肿大先表现于一侧，4～5日后可累及对侧，约2/3患者有双侧腮腺肿大。有的患者可发生下颌下腺及舌下腺肿大。腮腺区饱满隆起，表面皮肤紧张发亮，但不潮红，有压痛。腮腺导管开口处稍有水肿及发红，挤压腮腺可见清亮的分泌液。血常规白细胞计数正常或偏低，病程约1周。

二、急性化脓性腮腺炎

常为金黄色葡萄球菌引起，常发生于腹部较大外科手术后；也可为伤寒、斑疹伤寒、猩红热等的并发症；也见于未得控制的糖尿病、脑血管意外、尿毒症等。

主要诱因为机体抵抗力低下、口腔卫生不良、摄入过少而致涎液分泌不足等，细菌经导管口逆行感染腮腺。主要症状为患侧耳前下突然发生剧烈疼痛，后即出现肿胀，局部皮肤发热、发红，并呈硬结性浸润，触痛明显。腮腺导管口显著红肿，早期无唾液或分泌物，当腮腺内有脓肿形成时，在管口有脓栓。患者有高热、白细胞计数升高。腮腺内脓肿有时可穿透腮腺筋膜，向外耳道、颌后凹等处破溃。

三、慢性化脓性腮腺炎

早期无明显症状，多因急性发作或反复发作肿胀而就诊。发作时腮腺肿胀并有轻微肿痛、触痛，导管口轻微红肿，压迫腺体有"雪花状"唾液流出，有时为脓性分泌物。造影表现为导管系统部分扩张、部分狭窄而似腊肠状；梢部分张呈葡萄状。

四、腮腺区淋巴结炎

又称假性腮腺炎，是腮腺包膜下或腺实质内淋巴结的炎症。发病慢，病情轻，开始为局限性肿块，以后渐肿大，压痛。腮腺无分泌障碍，导管口无脓。

五、腮腺结核

一般为腮腺内淋巴结发生结核性感染，肿大破溃后累及腺实质。常见部位是耳屏前及耳垂后下，以肿块形式出现，多有清楚界限，活动。有的有时大时小的炎症发作史，有的肿块中心变软并有波动。如病变局限于淋巴结，腮腺造影表现为导管移位及占位性改变；如已累及腺实质，可见导管中断，出现碘油池，似恶性肿瘤。术前诊断有时困难，常需依赖活组织检查。

六、腮腺区放线菌病

常罹患部位为下颌角及升支部软组织以及附近颈部。肿块，极硬，与周围组织无清晰界限，无痛。晚期皮肤发红或暗紫色，脓肿形成后破溃，形成窦道，并此起彼伏，形成多个窦道。脓液中可发现"硫磺颗粒"。如咬肌受侵则有开口困难。根据症状及活组织检查（有时需作多次）可确诊。

七、过敏性腮腺炎

有腮腺反复肿胀史。发作突然，消失亦快。血常规检查有嗜酸性粒细胞增多。用抗过敏药或激素可缓解症状。患者常有其他过敏史。由于与一般炎症不同，也被称为过敏性腮腺肿大。

药物（如含碘造影剂）可引起本病，多在造影侧发生。含汞药物，如胍乙啶、保泰松、长春新碱等，也可引起。腮腺及其他唾液腺可同时出现急性肿胀、疼痛与压痛。

八、腮腺区良性肿瘤

以腮腺多形性腺瘤最常见。多为生长多年的结节性中等硬度的肿块。造影表现为导管被推移位。此外，血管畸形（海绵状血管瘤）、神经纤维瘤、腺淋巴瘤等亦可见到。

九、腮腺区囊肿

腮腺本身的囊肿罕见。有时可见到第一鳃裂囊肿和第二鳃裂囊肿。前者位于腮腺区上部，与外耳道相接连；后者常位于腮腺区下部，下颌角和胸锁乳突肌之间。此等囊肿易破裂而形成窦道。

十、腮腺恶性肿瘤

腮腺本身的恶性肿瘤不少见，各有其特点，如遇生长较快的肿块，与皮肤及周围组织粘连，有局部神经症状，如疼痛、胀痛，或有面神经部分受侵症状；造影显示导管系统中断和缺损，或出现碘油池。均应考虑恶性肿瘤。

全身性恶性肿瘤，如白血病、霍奇金病等，亦可引起腮腺肿大，但罕见。

十一、嗜酸性粒细胞增多性淋巴肉芽肿

为良性慢性腮腺区肿块，可时大时小。肿区皮肤瘙痒而粗糙，末期血象嗜酸性粒细胞增多，有时可伴有全身浅层淋巴结肿大。

十二、症状性腮腺肿大

多见于慢性消耗性疾病，如营养不良、肝硬化、慢性酒精中毒、糖尿病等，有时见于妊娠期及哺乳期。腮腺呈弥散性均匀肿大，质软，左右对称，一般无症状，唾液分泌正常。随全身情况的好转，肿大的腮腺可恢复正常。

十三、单纯性腮腺肿大

多发生在青春期男性，亦称青春期腮腺肿大。多为身体健康、营养良好者。可能为生长发育期间某种营养成分或内分泌的需要量增大造成营养相对缺乏，而引起腮腺代偿性肿大。肿大多为暂时的，少数则因肿大时间过久而不能消退。

另外，肥胖者或肥胖病者因脂肪堆积，亦可形成腮腺肿大。

十四、舍格伦（Sjogren）综合征

舍格伦综合征主要有三大症状，即口干、眼干及结缔组织病（最常为类风湿关节炎）。如无结缔组织病存在，则被称为干燥综合征。约有 1/3 的患者有腮腺肿大，或表现为弥散性肿大，或呈肿块样肿大。根据临床表现、腮腺流量检查、唇腺活检、腮腺造影、放射性核素扫描、实验室检查等的发现，诊断应无困难。

十五、咬肌良性肥大

可发生于单侧或双侧，原因不明。单侧咬肌肥大可能与偏侧咀嚼有关。无明显症状，患者主诉颜面不对称。检查时可发现整个咬肌增大，下颌角及升支（咬肌附着处）亦增大。患者咬紧牙齿时，咬肌明显可见，其下方部分突出，似一软组织肿块。

十六、咬肌下间隙感染

典型的咬肌下间隙感染常以下颌角稍上为肿胀中心，患者多有牙痛史，特别是阻生第三磨牙冠周炎史。有咬肌区的炎性浸润，严重的开口困难等。

十七、黑福特（Heerfordr）综合征

或称眼色素层炎，是以眼色素层炎、腮腺肿胀、发热、脑神经（特别是面神经）麻痹为特点的一组症状。一般认为是结节病的一个类型。结节病是一种慢性肉芽肿型疾病，如急性发作，并同时在眼和腮腺发生，称之为黑福特综合征，其发生率占结节病的 3%～5%。

多见于年轻人，约 65% 在 30 岁以下。眼部症状，如虹膜炎或眼色素层炎，常发生于腮腺肿大之前，

单眼或双眼先后或同时发生并反复发作,久之可致失明。患者可有长期低热。有单侧或双侧腮腺肿大,较硬,结节状,无痛。肿胀病变从不形成化脓灶,可消散,亦可持续数年。可有严重口干。面神经麻痹多在眼病及腮腺症状后数日至6个月出现。其他神经,如喉返神经、舌咽神经、展神经等的麻痹症状,亦偶有发现。

微信扫码
- ◆临床科研
- ◆医学前沿
- ◆临床资讯
- ◆临床笔记

第三章

口腔卫生保健

口腔不仅是300多种微生物的贮藏库、集散地，而且是许多慢性疾病危险因素的进入渠道，还是许多传染病，如乙型肝炎、艾滋病等感染性疾病的传播途径。古人警言的"病从口入"概念，如今有了更多的包含与更新。口腔疾病引起的病理改变，口腔的不健康、不卫生状况对人类整个健康造成的危害与影响很大，耗费资源可观，拖累社会经济发展已成为国际共识。

第一节　口腔卫生

口腔卫生的重点在于控制菌斑、消除软垢和食物残渣，增强生理刺激，以使口腔和牙颌系统有一个清洁健康的良好环境，从而达到发挥其生理功能，增进口腔健康的目的。

一、漱口

漱口能清除食物碎片、部分软垢及口内易被含漱力冲落的污物。故漱口应着重在饭后进行。漱口的效果与漱口水量的多少、含漱力量的大小及漱口次数的多少有关。漱口时，一般用清洁水即可，为了预防口腔疾病的发生，也可根据不同目的，选用不同药物的漱口水漱口。

（一）氟水

使用含氟漱口液（fluoride mouth rinse）是一种局部用氟防龋的方法。实践证明，氟水漱口是一种使用方便、容易掌握、价格低廉、实际可行、适合于低氟区及适氟区，预防学校儿童龋病的口腔科公共卫生措施之一。每天或每周使用氟化钠溶液漱口可使患龋率降低20%～50%。氟水漱口适用于中等或高发龋地区，对龋活跃性较高或易感患者、牙矫治期间戴固定器的患者，以及不能实行口腔自我健康护理的残疾患者，均可推荐使用氟水漱口方法。

氟水漱口一般推荐使用中性或酸性氟化钠配方，0.2% NaF（900mgF$^-$/kg）溶液每周使用一次，0.05% NaF（230mgF$^-$/kg）溶液每周使用一次。除此之外，还有含氟化亚锡、氟化铵，氟化铵的漱口液其浓度范围在100～250mgF$^-$/kg，试验发现有类似的效果。

口腔医师必须知道氟水漱口使用的剂量和正确含漱的方法，根据推荐的方法正确开出处方，5～6岁儿童每次用5ml，6岁以上每次用10ml。含漱1分钟后吐出；半小时不进食或漱口。尽管氟水漱口安全，每次用后口内滞留或吞咽量很少，约15%，但5岁以下儿童的吞咽功能尚未健全，不应推荐。

（二）氯己定

氯己定（hibitane）又称洗必泰，化学名称为双氯苯双胍己烷，系二价阳离子表面活性剂，常以葡萄糖洗必泰（chlorhexidine gluconate）的形式使用。

氯己定抗菌斑的作用机制是：①减少了唾液中能吸附到牙面上的细菌数：氯己定吸附到细菌表面，与细菌细胞壁的阴离子作用，增加了细胞壁的通透性，从而使氯己定容易进入细胞内，使胞质沉淀而杀灭细菌，因此，吸附到牙面上的细菌数减少；②氯己定与唾液酸性糖蛋白的酸性基团结合，从而封闭唾液糖蛋白的酸性基团，使唾液糖蛋白对牙面的吸附能力减弱，抑制获得性膜和菌斑的形成；③氯己定与牙面釉质结合，覆盖牙面，因而阻滞了唾液细菌对牙面的吸附；④氯己定与Ca^{2+}竞争，取代Ca^{2+}与唾液中凝集细菌的酸性凝集因子作用，使之沉淀，从而改变菌斑细菌的内聚力，抑制细菌的聚积和对牙面的吸附。

氯己定主要用于含漱和冲洗。它能较好地抑制龈上菌斑形成和控制龈炎。使用 0.12% 或 0.2% 氯己定液含漱，每天 2 次，每次 10ml，每次 1 分钟，药物约有 30% 被口腔上皮和牙面所吸附，而于 8 ~ 12 小时内缓慢释放。

氯己定的不良反应表现在：①使牙、修复体或舌背上染色，特别是树脂类修复体的周围和牙面龈 1/3 处，易染成棕黄色，沉积在牙表面，不透入牙内，可通过打磨、刷牙或其他机械方法去除；②氯己定味苦，必须在其中加入调味剂；③对口腔黏膜有轻度刺激，但用于口腔局部是安全的。

（三）甲硝唑

甲硝唑（metronidazole）又称灭滴灵，属抗厌氧菌感染药，对牙周病致病菌有明显的抑制和杀灭作用。它是一种有效控制菌斑的药物，当甲硝唑含漱液在口腔中浓度达 0.025mg% 时，即能抑制牙周常见厌氧菌，当达到 3.125mg% 时，放线菌也被抑制。每日含漱甲硝唑 2 ~ 3 次，对防治龈炎、牙龈出血、口臭、牙周炎均有良好效果，还对口腔滴虫阿米巴原虫感染有抑制作用，且对口腔黏膜无刺激反应。

二、刷牙

刷牙是应用最广泛的保持口腔清洁的方法，它能清除口腔内食物碎渣、软垢和部分牙面上的菌斑，还能按摩牙龈，从而减少口腔环境中的致病因素，增强组织的抗病能力，减少各种口腔疾病的发生。

（一）牙刷

牙刷是刷牙必不可缺的工具。其设计因年龄和口腔具体情况的不同而有所差别。如儿童和成年人的牙刷，大小应有不同；牙周组织健康状况不同，牙刷的软硬程度也有所差别。1975 年我国卫生部、轻工业部、商业部在北京召开牙刷定型推广会议，并定名为"保健牙刷"（表 3-1）。1978 年又开会确定了"保健牙刷暂行规格卫生标准修改意见"，所定标准见表 3-1。

表 3-1　我国各型保健牙刷的设计标准

	幼儿	7~12 岁	13~18 岁	成人
牙刷全长（mm）	120~130	140~150	155~160	160~180
刷头长度（mm）	16~18	20~24	25~30	30~35
刷头宽度（mm）	7~8	9~10	10~11	11~12
毛束高度（mm）	8.5~9	9.5~10	10.5~11	11~12
毛束排数（排）	2~3	3	3	3~4
刷毛直径（mm）	不超过 0.18	不超过 0.18	不超过 0.2	不超过 0.2
刷毛尖端（根）	圆钝形	圆钝形	圆钝形	圆钝形

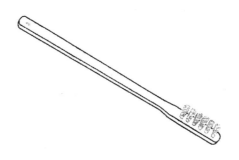

图 3-1　标准保健牙刷

我国推广使用的保健牙刷，优点较多，其刷头较小，适于分区刷洗且旋转灵活；毛束之间有适当距离，牙刷本身容易洗涤而保持清洁；刷毛高度适当，便于洗刷；毛束成柱状，可防止刺伤或擦伤牙龈。

近年来，国内外还设计生产了一些具有特殊功能的牙刷，如喷头式牙刷、喷雾牙刷、弯毛牙刷、半导体牙刷及电动牙刷等，各有其优点，但都成本较高，价格昂贵。目前我国仍应以使用保健牙刷为主。

（二）洁牙剂

洁牙剂是刷牙的辅助用品，可加强刷牙的摩擦洁净作用。目前使用最广的是牙膏；牙粉、洁牙水等已较少应用。

牙膏的成分主要为摩擦剂、洁净剂、润湿剂、胶黏剂、防腐剂、芳香剂及水（表3-2）。此外，有的还在牙膏内加入氟化物或某种药物，以达到防治口腔常见病，特别是龋病和牙周病的目的。牙膏中所加药物必须与膏体有很好的相容性，使用安全而无其他不良反应。加入牙膏内的氟化物有氟化钠、氟化钾、氟化亚锡和单氟磷酸钠等。含氟牙膏主要用来防龋。其他药物牙膏品种繁多，常见者有氯己定牙膏、叶绿素牙膏、含酶牙膏、中药牙膏等。选择牙膏时，应根据个人爱好、价格、香型及某些特殊需要来定。

表3-2 普通牙膏的基本成分和作用

组成	成分	百分比（%）	作用
摩擦剂	碳酸钙、磷酸二氢钙、不溶性磷酸钠、焦磷酸钙等	20~60	除去菌斑、色素、食物残屑，磨光，使牙面光洁
洁净剂（表面活化剂）	十二烷基硫酸钠	1~2	降低表面张力，增进洁净效果，浸松牙面附着物，使残屑乳化和悬浮，发泡利于除去食物残屑
润湿剂	甘油、山梨醇、丙二醇	20~40	维持一定湿度使呈膏状，防止空气中脱水，延迟变干
胶黏剂	藻酸盐、兽成纤维素衍生物	2~3	稳定膏体，避免水分同固相成分分层
芳香剂	薄荷、薄荷油等	2~3	味道清新、爽口、减轻口臭
防腐剂	酒精、苯甲酸盐、甲醛、二氯酚	3	防止膏体变质、膏体硬化
水	蒸馏水	20~40	作为溶媒

（三）刷牙方法

刷牙是保持口腔卫生的有效方法，但如刷牙方法不当，常会对牙体或牙周组织造成损伤。如人们习惯采用的横刷法就弊病较多，常导致牙龈萎缩使牙颈暴露，或在牙颈部形成楔状缺损，应予纠正。

竖刷法是一种比较方便合理的刷牙方法。刷牙时先将牙刷头斜向牙龈，刷毛贴附在牙龈上，稍加压力，沿牙间隙刷向冠方。刷上牙时，从上往下刷；刷下牙时，从下往上刷，牙齿的唇、颊面及舌、腭面要分别刷到。在刷上、下颌前牙时，可将牙刷竖起；上前牙由上向下拉动，下前牙由下向上提拉。刷上、下颌后牙𬌗面时，牙刷可压在𬌗面来回刷动（图3-2）。

横颤竖向移动刷牙法是在竖刷法的基础上加上短距离的水平向颤动，即进行竖刷法时，牙刷不单纯顺牙间隙刷动，同时还做短距离的水平方向颤动。这样既起到按摩牙龈的作用，又不损伤牙体硬组织，还能剔除牙间隙中的食物残渣。此法虽较竖刷法复杂些，但经过练习并不难掌握。

（四）刷牙次数与时间

最好在餐后和睡前各刷牙一次。如做不到每餐后刷牙，则至少要做到早、晚各刷牙一次，饭后应漱口。特别强调晚间睡前刷牙，因睡后口内唾液分泌少，口内自洁作用差，如有食物残渣滞留，口内微生物更易滋生繁殖。故睡前必须刷牙，保持较长时间的口腔清洁。同时要注意刷牙质量，刷牙时间不宜过短，因时间不够不足以清除菌斑，故刷牙时间每次以3分钟为宜，且一定要三个牙面（唇颊、腭舌及𬌗面）都刷到。

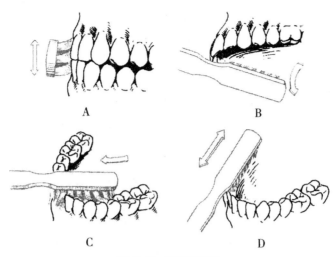

图 3-2　竖行刷牙法

A. 刷上牙唇（颊）面时的牙刷动作；B. 刷上牙腭面时的牙刷动作；C. 刷下牙舌面时的牙刷动作；
D. 刷下牙殆面时的牙刷动作

三、洁牙间隙

牙间隙是藏污纳垢、牙菌斑极易形成的场所。该区牙刷常难以刷到，特别在牙列不齐者，情况更为严重，故必须采用其他方法来清洁牙间隙，目前最常用的莫过于牙签和牙线。

（一）牙签

在牙龈乳头退缩或牙周治疗后牙间隙增大时，可用牙签来清洁邻面和根分叉区。常用的有木质牙签和塑料牙签。木质牙签要有足够的硬度和韧性，避免折断；表面要光滑，没有毛刺，以免刺伤牙龈；横断面以扁圆形或三角形为佳。塑料牙签则根据牙间隙和龈乳头的解剖形态，设计成匕首形，尖端和刀口网钝且薄，易于进入牙间隙。

使用方法：将牙签以 45° 角进入牙间隙，牙签尖端指向殆面，侧面紧贴邻面牙颈部，向殆方剔起或做颊舌向穿刺动作，清除邻面菌斑和嵌塞的食物，并磨光牙面，然后漱口。

注意事项：①勿将牙签压入健康的牙龈乳头区，以免形成人为的牙间隙；②使用牙签时动作要轻，以防损伤龈乳头或刺伤龈沟底，破坏上皮附着。

（二）牙线

牙线可用棉、麻、丝、尼龙或涤纶制成，不宜过粗或太细。有含蜡或不含蜡牙线，也有含香料或含氟牙线。含蜡牙线一般用来去除牙间隙的食物残渣和软垢，但不易去净菌斑。不含蜡牙线上有细小纤维与牙面接触，有利于去除牙菌斑。牙线的使用方法是：

（1）取一段长 20 ~ 25cm 的牙线，将线的两端合拢打结形成一个线圈。或取一段 30 ~ 40cm 长的牙线，将其两端各绕在左右手的中指上。

（2）清洁右上后牙时，用右手拇指及左手示指掌面绷紧牙线，然后将牙线通过接触点，拇指在牙的颊侧并协助将面颊牵开。

（3）清洁左上后牙时转为左手拇指及右手示指执线，方法同上。

（4）清洁所有下牙时可由两手示指执线，将牙线轻轻通过接触点。

（5）两指间牙线长度为 1 ~ 1.5cm。

（6）牙线通过接触点时，手指轻轻加力，使牙线到达接触点以下的牙面并进入龈沟底以清洁龈沟区。应注意不要用力过大以免损伤牙周组织。如果接触点较紧不易通过，可牵动牙线在接触点以上做水平向拉锯式动作，以逐渐通过接触点。

（7）将牙线紧贴牙颈部牙面并包绕牙面使牙线与牙面接触面积较大，然后上下牵动，刮除邻面菌斑及软垢。每一个牙面要上下剔刮 4 ~ 6 次，直至牙面清洁为止。

（8）再以上述同样的方法进行另一牙面的清洁。

（9）将牙线从殆面方向取出，再次依上法进入相邻牙间隙逐个将全口牙的邻面菌斑彻底刮除。

注意：勿遗漏最后一个牙的远中面，且每处理完一个区段的牙后，以清水漱口，漱去被刮下的菌斑。如果手指执线不便，可用持线柄（floss holder）固定牙线后，通过接触点，清洁邻面（图3-3）。

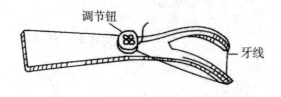

调节钮

牙线

图3-3 持线器

四、牙龈按摩

适当地按摩牙龈，可使上皮增厚，角化增强，还能加强牙龈组织的血液循环，改善营养及氧的供给，有利于组织的代谢和恢复，增进牙龈组织的健康。按摩可用手指或专门的牙间按摩器或清洁器进行。刷牙或漱口后，用拇、示指分别置于牙齿的唇（颊）、舌（腭）侧牙龈上，稍用力按摩，并徐徐由牙根方向移向牙冠，再沿牙龈水平方向前后按摩约5分钟。对牙龈乳头及根分叉部牙龈，可用锥状牙间按摩器按摩。该按摩器用橡皮或塑料制成，用时将橡皮尖以45°角放入牙间隙，尖端指向殆面，顺应牙龈乳头的正常外形，做旋转运动反复按摩数次。对未做牙周洁治术的龈炎和牙周炎的患者，暂不宜做牙龈按摩。

五、龈上洁治术

龈上洁治术属于由专业人员进行操作的非手术治疗范围。由专业人员用机械方法帮助去除菌斑、软垢、牙石等局部刺激因素，恢复牙周组织健康。

龈上洁治术是使用龈上洁治器械去除龈上牙石和菌斑，并磨光牙面，防止菌斑和牙石再沉积，防治牙周病的措施。

根据所用的器械不同，龈上洁治术分为手用器械洁治法和超声波洁牙机洁治法。

（一）手用器械洁治法

全口洁治时，应有计划地分区进行，一般可先用镰形洁治器以上颌或下颌某一侧最后一个牙的远中面开始，按顺序逐牙进行洁治，直到对侧最后一个牙。然后再调整椅位和头靠，进行下颌或上颌牙的洁治。术者体位最好是做完一组牙的某一侧后再进行调整。

洁治时以改良握笔法持洁治器，以被洁治牙附近的牙面作为支点，将洁牙器的刃口放在牙石的下方，以有力的动作向殆面方向将牙石整块从牙面刮除。

（二）超声波洁牙机洁治法

超声波洁牙机洁治法是利用超声波洁牙机高效去除牙石的一种方法，尤其对去除龈上大块牙石有省时省力的优点。

使用超声波洁牙机时，将工作头以15°角轻轻与牙石接触，利用工作头顶端的超声振动波击碎牙石。对厚而硬的牙石，使用大功率可达到快速碎石的目的；对于牙面残留的细小牙石或烟斑，使用中小功率以短垂直来回或短水平来回移动的手法消除之。

超声洁治不宜用于放置心脏起搏器的患者，亦不宜用于肝炎、肺结核、艾滋病等传染性疾病患者。

对龈炎患者，每6～12个月做一次洁治，可有效地维护牙周健康。

第二节　口腔保健

口腔保健是整体健康保健的组成部分。1965年，WHO指出："牙健康是牙、牙周组织、口腔邻近部位及颌面部均无组织结构与功能性异常。"1981年WHO制定的口腔健康标准是"牙清洁、无龋洞、无疼痛感，牙龈颜色正常、无出血现象。"对口腔健康所下的定义虽然各不相同，但以下三个方面的内容是不能缺少的，这就是应具有良好的口腔卫生，健全的口腔功能以及没有口腔疾病。为了达到这一目的，人们必须有预防为主的思想，创造有利于口腔预防保健的条件，纠正有碍口腔卫生的不良习惯，清除一切可能致病的因素，从而加强口腔防御能力，提高口腔健康水平。在疾病发生之前，或发现有发病趋势时，立即给予适当防护，以预防和控制口腔疾病的发生。

一、普通人群的口腔保健

（一）定期口腔健康检查

定期保健检查，了解受检查者口腔卫生状况及口腔常见病流行情况，达到"有病早治，无病预防"的目的。检查时限可根据需要及客观条件决定。

对于口腔癌，定期检查是为了早期发现并提高早期治疗率，一般有较长的存活期和较好的生命质量。如果癌瘤直径在2cm，同时无转移，就大大增加5年生存率，如果癌瘤在2cm或以下，5年生存率可提高2倍；1cm或以下，可提高3倍。故早发现、早治疗对降低口腔癌的死亡率是十分有意义的。

对40岁以上长期吸烟、吸烟量在20支/日以上者，既吸烟又有饮酒习惯者，因烟酒刺激口腔已有白斑的患者，以及长期嚼槟榔者，除请医师定期进行口腔保健外，也要学会自我检查方法。

自我检查的方法与步骤如下：在足够的照明下，患者面对镜子。

（1）对头颈部进行对称性观察，注意皮肤颜色的变化。

（2）双手示指触摸面部，面部如有颜色变化、触痛或有肿块、疣痣增大，应及时就医检查。

（3）触摸颈部，从耳后触摸至锁骨，注意触摸疼痛与肿块，检查左右两侧颈部。

（4）下唇翻开下唇，观察唇红部与唇内侧黏膜，用示指与拇指从内向外，从左向右触摸下唇，对上唇行同样的检查，触摸是否有肿块，观察是否有创伤。

（5）牙龈与颊部用示指拉开颊部，观察牙龈，并用示指与拇指夹住颊部触摸。

（6）舌与口底伸出舌，观察舌的颜色与质地，用消毒纱布包住舌尖部，然后把舌拉向左或右，观察舌的边缘部位。用示指与拇指触摸舌体，注意是否有异常肿块。检查口底需用舌舔上腭部，以观察颜色与形态的变化，然后用示指触摸口底。

（7）腭部对腭部检查有时需用牙刷柄压住舌，头略后仰，观察软腭与硬腭的颜色与形态。

提高公众对口腔癌警告标志的认识，以便加以警惕，及早就医。口腔癌的警告标志如下：

（1）口腔内的溃疡，2周以上尚未愈合。

（2）口腔黏膜有白色、红色或发暗的斑。

（3）口腔与颈部有不正常的肿胀和淋巴结肿大。

（4）口腔反复出血，出血原因不明。

（5）面部、口腔、咽部和颈部有不明原因的麻木与疼痛。

（二）纠正不良习惯

口腔不良习惯，亦为影响口腔健康的重要因素之一，其种类很多，影响各异。主要是影响牙齿的正常排列和颌骨的正常发育，以及丧失生理性刺激。生理状态是舌向外推，唇与颊向内收，三者形成均势，牙齿与颌骨在这种均势条件下正常发育。如某种不良习惯破坏了这种均势，牙颌系统的发育就会出现异常。下列一些不良习惯危害较大，必须及早予以纠正。

（1）适当喂奶法：长期偏一侧喂奶，可造成婴儿颌骨发育不均衡。

（2）单侧咀嚼：长期只用一侧牙齿咀嚼食物，由于两侧的生理刺激不均衡，可造成非咀嚼侧组织衰退，发育不良，且缺乏自洁作用，易堆积牙石，导致牙周疾病的发生。

（3）口呼吸：长期用口呼吸会造成上牙弓狭窄，上腭高拱，上前牙前突，唇肌松弛，上、下唇不能闭合，形成开唇露齿，导致口腔黏膜干燥和牙龈增生。

（4）吮唇、咬舌、咬颊：常吮下唇可形成前牙深覆𬌗；吮上唇可形成反𬌗。咬舌可形成开𬌗。咬颊可影响后牙牙位及上、下颌的颌间距离。所有这些都可导致错𬌗畸形。

（5）咬笔杆、咬筷子、吮指这些不良习惯，可使上前牙向唇侧移位，下前牙移向舌侧，造成牙位不正，也是错𬌗畸形的病因。

（6）其他：如长期一侧性睡眠、硬物作枕，小孩睡前吃糖果、饼干等都可造成不良后果，应及早纠正。

（三）消除影响口腔卫生的不利因素

牙面的窝沟、点隙，为龋病的好发部位，应及时涂布窝沟封闭剂，预防龋病发生。多生牙（又称额外牙）、阻生牙及错位牙等，可造成口腔错殆畸形及其他病变，应根据情况予以拔除或矫治。乳牙过早缺失所遗留的空隙，应及时制作空隙维持器，保持其近、远中距离，以免引起邻牙移位及相对牙过度伸长，造成恒牙错位萌出或阻生。缺失牙应及时修复；口内残根残冠应及时拔除，以免形成慢性不良刺激。

（四）合理营养

从保证口腔健康，预防口腔疾病的角度要求，应注意下列几点。

1. 加强牙颌系统生长发育期的营养　在胎儿期、婴幼儿期、少儿期要特别注意钙、磷、维生素及微量元素氟的供应。

2. 注意食品的物理性质　应多吃一些较粗糙和有一定硬度的食品，以增加口腔白洁作用和对牙龈的按摩作用；同时强化通过咀嚼所产生的生理性刺激，以增强牙周组织的抗病能力。

3. 适当控制吃糖和精制的碳水化合物　两者都是龋病发生必不可少的底物，多吃对防龋不利。教育儿童在两餐之间应少吃或不吃糖果、糕点，特别在睡前应禁吃甜食。

（五）改善劳动环境

对接触酸雾、铅、汞等有害物质的工人，必须为之改善劳动环境，如增添密封设备，定向通风，穿防毒隔离衣、戴防护面罩和手套等，以隔绝或减少有害物质与人体的接触，维护口腔及全身的健康。

二、特定人群的口腔保健

每个人都是一个"特定"的人，有不同的全身与口腔健康方面的问题，有不同的个人需要。从社会人群的流行病学状况考虑，不同的人群口腔患病情况各有特点，对口腔保健的需求也各不相同。例如妊娠期妇女易患龈炎，残疾人由于缺乏生活自理能力而不能正常使用口腔卫生用品；幼儿虽然模仿力很强，但动手能力很差，刷牙需要家长教育、指导、监督；学龄前儿童、小学生易患龋，青少年、中学生牙周健康问题较普遍。因此，口腔保健必须适合每个特定人群的需求，针对他们的特点和特殊问题进行预防保健和康复保健，才能使制订的口腔预防保健计划项目获得成功。

（一）妊娠期妇女的口腔保健

（1）妊娠期妇女口腔保健的目的与重要性：妊娠期妇女的口腔保健有两个方面的问题：一是妊娠、分娩这样的特殊状态，应针对母亲的生理变化，进行口腔保健；二是母体内不断发育的胎儿，应保证胎儿的营养，促使其口腔正常生长发育。

（2）定期口腔健康检查，早期发现口腔疾病并适时处理，重点做好妊娠期龈炎的防治，促进孕妇口腔健康。

怀孕后应尽早做口腔检查，有病及时治疗。妊娠期前 3 个月为易发生流产的时期，口腔医疗一般仅限于处理急症，要注意避免 X 线照射；妊娠 4～6 个月是治疗口腔疾病的适宜时期，口腔科治疗最好在此阶段完成，但也应注意在保护措施下使用 X 线，不要照射盆腔和腹部；妊娠期后 3 个月则应避免全身麻醉，需急症处理时仅选择局麻。

（3）孕妇营养与胎儿口腔健康：营养是人体身心健康的物质基础，孕妇的营养状况直接关系到胎儿的生长发育，孕妇营养缺乏将导致胎儿营养不良，影响其体格、大脑和智力的发育，也使口腔组织发生改变。

根据胎儿的生长发育，正常妊娠约 40 周，一般划分为 3 个阶段，每个阶段 3 个月：

①妊娠初期（1～3 个月）：合理营养、平衡膳食对孕妇的健康和胎儿的生长发育非常重要。这个时期，乳牙牙胚正处于形成阶段，即胚胎 35 天后乳牙胚基质形成。因此，妊娠 1～2 个月时应当摄取优质蛋白质，足够的钙、磷和维生素 A 等，否则可能会影响乳牙今后的抗龋力。另外，应防止风疹之类的病毒感染，不使用安眠、镇静剂药物，这些刺激不仅可能会影响牙胚的发育，还有可能造成唇裂或腭裂等畸形的发生。

②妊娠中期（4～6 个月）：加强对无机盐、维生素 A、维生素 D 的摄取指导。这个时期，大部分乳牙正处于矿化过程中，因而钙、磷无机物和与钙代谢有关的维生素 A、维生素 D 的摄取必须充分保证。

③妊娠后期（8～9 个月）：这个时期包括围生期（孕期 28 周至出生后 1 周）在内，胎儿的乳牙形成，也有部分恒牙胚形成，一些药物可给胎儿造成影响。

（二）婴幼儿的口腔保健

（1）婴幼儿期：婴幼儿口腔健康的目标是无龋以及完全保持牙龈健康。父母亲应懂得婴儿口腔健康的重要性以及在生命早期如何建立良好的行为习惯能影响到未来的健康。在婴儿出生后头 6 个月，应帮助父母亲了解婴幼儿有患龋病与口腔黏膜感染的可能。婴儿出生后每天应提供适量的氟化物促进牙与骨的矿化。6 个月内第一颗牙萌出，应在 6～12 个月内安排婴儿做第一次口腔检查，目的是发现、中止和改变任何由父母亲提供的可能不利于婴儿口腔健康的做法，开始采用积极的预防措施，如氟化物、喂养方法与菌斑去除。

（2）幼儿补氟以氟滴为宜，并在其出生后 6 个月开始补充。为了达到全身和局部双重效果，将氟滴小心地滴在儿童口内后，应嘱幼儿用舌头在口内搅拌，使氟滴达到各个牙面。也可每天将氟滴加到幼儿的食物中或将氟片溶于饮水中补充。

婴儿第一次口腔检查后，每半年定期进行一次。注意观察牙的萌出情况、牙列和咬合情况、龋患与软组织状况。

（三）学龄前儿童的口腔保健

从牙颌系统生长发育状况来看，婴幼儿经历了乳牙萌出前期、乳牙萌出期、乳牙列完成期。各期口腔保健有其不同侧重。随着儿童成长，则应注意萌出乳牙的保健，特别注意预防龋病，做好口腔清洁指导；乳牙列完成以后，应强调预防龋病，维护乳牙列的完整性；学龄前后期恒牙开始萌出，乳牙患龋率增高，此时应对儿童定期检查，有龋病早期治疗。

1. 家庭口腔保健　由于儿童年纪小，注意力集中的时间短，口腔医师应指导父母教会和帮助儿童刷牙。可帮助选用软毛小头的尼龙牙刷，易于清洁牙和按摩牙龈。2 岁以后的儿童趋向于要自己刷牙，但这时儿童手的灵活性较差，需要父母时常帮助和指导。

3～6 岁儿童预防项目主要是培养儿童建立口腔卫生习惯，掌握刷牙方法，刷牙可应用少量含氟牙膏去除牙菌斑，有效地刷牙。

6 岁左右儿童的乳牙开始脱落，恒牙逐渐萌出，此时可能发生疼痛、牙龈水肿、不舒服等症状，应及时找医师检查处理。父母应继续帮助儿童维持早期建立的口腔卫生习惯，保护好新萌出的恒牙。

2. 氟化物的应用　氟是人体正常代谢和促进牙与骨正常生长发育所必需的微量元素。适量补充氟是儿童时期非常重要的预防措施。大量研究证实了釉质形成和矿化时期补氟有良好的防龋效果。由于人乳或牛奶中仅含极微量的氟，因此，住在低氟地区和龋病高发区的儿童从出生后 6 个月起就应补充氟。

3～6 岁儿童补充氟的较好方法是使用氟片，此时应注意食物中的摄取量，特别是在低氟地区。局部用氟在此年龄组起着重要作用，方法有含低浓氟的牙膏、含氟涂料与漱口液。氟滴、氟片的补充剂量应由口腔专科医师开处方或在幼儿园集体使用，并且要接受口腔预防保健专业人员的指导与监督，以确保其安全性。

（四）中小学生口腔保健

中小学生口腔保健又称学校口腔卫生保健。

1. 中小学生口腔保健的具体内容

（1）监测学生健康状况：包括定期口腔健康检查与监测。

（2）对学生进行健康教育：包括口腔健康教育。

（3）培养学生良好的卫生习惯：包括刷牙与饮食卫生习惯。

（4）常见病的预防：包括口腔疾病的预防与治疗。

（5）身体意外事故的预防：包括前牙外伤与颌骨骨折。

2. 口腔健康教育　学校口腔健康教育课程应循序渐进，其内容应包括以下几个方面：

（1）口腔的生理卫生知识，牙的形态与功能，乳牙与恒牙的萌出与构造。

（2）口腔常见疾病、龋病、牙周病、错𬌗畸形、前牙外伤。

（3）口腔疾病的预防与治疗，牙菌斑与牙结石、牙刷、牙膏、刷牙方法，食物、饮食习惯与口腔健康，氟化物与窝沟封闭，其他口腔卫生用品。

（4）口腔卫生保健设施，口腔医师，学校口腔卫生服务，社区口腔卫生服务。通过教育使学生理解窝沟封闭与氟化物可以最大限度地控制龋病的发生；预防牙周病要在一生中不断地彻底清除牙菌斑；定期

微信扫码
◆临床科研
◆医学前沿
◆临床资讯
◆临床笔记

口腔检查与保健是保持口腔健康所必须做到的；吸烟饮酒是口腔癌、牙周炎的主要危险因素。

促进学校口腔卫生保健工作是开辟未来口腔健康的主要途径之一，是提高全民族口腔健康水平的基础。

（五）残疾人的口腔保健

残疾人的口腔卫生问题主要还是龋病与牙周疾病，以及有残疾儿童的先天性缺陷，错𬌗畸形，颌面外伤等。残疾人的口腔卫生差具有普遍性；主要原因是完全或部分丧失我口腔保健能力，缺少必要的预防保健措施与适当治疗。因此，根据我国具体情况，残疾人的口腔保健应从以下几个方面进行：

1. 早期口腔卫生指导　患儿肢体运动障碍的程度有轻有重，程度轻者完全无精神方面的障碍，如同正常儿一样能行口腔清洁。重症患儿因不能理，必须借助于监护者的帮助。为了使患儿能较好地维护口腔健康和今后参加社会性活动，早期开始功能训练和教育是十分重要的。

2. 口腔保健用品选择　残疾儿所必需的口腔卫生用品，基本上同正常儿差不多。主要根据残疾的程度和患儿的能力，选择清洁口腔的适宜方法，如菌斑显示液、牙刷、牙线、牙线夹持器、牙签、开口器等。若有电动牙刷和水冲洗装置也可以应用。

（1）改良牙刷：为将市售牙刷经过改进后，易于残疾患儿使用的特殊形状的一种牙刷。其刷柄制成球形或安装橡皮把手等，使之握持容易；植毛部作成两排。这种改良牙刷，也适应于用普通牙刷刷洗不到的某些牙列部位，或从幼儿时期就没有形成刷牙习惯，在进入少年期才开始接受刷牙指导和握持牙刷困难者，牙刷的改良要根据对患儿的口腔健康管理，结合患儿的运动能力和接受程度来设计。

（2）电动牙刷：使用一般牙刷维护口腔卫生有困难的残疾儿童，可推荐使用电动牙刷。它可以帮助达到清洁口腔和按摩牙龈的作用，减轻残疾儿童刷牙的疲劳。

（3）对于使用牙刷有困难者，有几种方法可以帮助各种残疾人握好牙刷：①牙刷柄上可以带一条较宽的弹力或尼龙带，或刷柄可用海绵、泡沫塑料或橡皮加厚，使患者容易握住，不易滑脱；②为限制患者的肩膀活动，可用一根木条或塑料条加长刷柄；③如果患者能站着或靠着，但手和肩均有残疾，则电动牙刷可以夹在矮桌上或椅背后。

3. 残疾患者的特殊口腔护理去除牙菌斑　对于缺乏生活自理能力的残疾人，至少应帮助其每天彻底刷牙或用牙线洁牙1次，有效地去除牙菌斑，必要时使用电动牙刷。

4. 氟化物的适当使用　在可能的条件下，最好选用一种全身用氟方法，尤其对于残疾儿童，如饮用氟化自来水，氟化食盐；或口服氟片，或每天喝一定量氟化牛奶，并配合一种局部用氟方法：如每天使用含氟牙膏，或用氟水含漱，或者由专业人员使用氟凝胶等，将会有明显的防龋作用。

5. 定期口腔健康检查　残疾人口腔保健的另一个方面是由口腔专业人员定期为残疾人提供检查、洁治、局部用氟、健康教育与适当治疗服务。至少每半年到1年检查1次，发现问题一定要及时处理。

第四章

龋 病

第一节 概述

龋病是一种以细菌为主要病原，多因素作用下的，发生在牙齿硬组织的慢性、进行性、破坏性疾病。龋的疾病过程涉及多种因素，现代研究已经证明牙菌斑中的致龋细菌是龋病的主要病原。致龋细菌在牙菌斑中代谢从饮食中获得的糖或碳水化合物生成以乳酸为主的有机酸，导致牙齿中的磷灰石结构脱矿溶解。在蛋白酶进一步的作用下，结构中的有机物支架遭到破坏，临床上表现为牙齿上出现不能为自体修复的龋洞。如果龋洞得不到及时的人工修复，病变进一步向深层发展，可以感染牙齿内部的牙髓组织，甚至进入根尖周组织，引起更为严重的机体的炎症性病变。

根据近代对龋病病因学的研究成果，一般将龋病定义为一种与饮食有关的细菌感染性疾病。这一定义强调了细菌和糖在龋病发病中的独特地位。然而，从发病机制和机体的反应过程来看，龋病又不完全等同于发生在身体内部的其他类型感染性疾病。

早期的龋损，仅表现为一定程度的矿物溶解，可以没有牙外形上的缺损，更没有临床症状，甚至在一般临床检查时也不易发现。只有当脱矿严重或形成窝洞时，才可能引起注意。若龋发生在牙的咬合面或唇颊面，常规临床检查时可以见到局部脱矿的表现，如牙表面粗糙、呈白垩状色泽改变。若病变发生在牙的邻面，则较难通过肉眼观察发现。临床上要借助探针或其他辅助设备，如 X 线照相，才可能发现发生在牙邻面的龋。龋的早期常无自觉症状，及至出现症状或发现龋洞的时候，往往病变已接近牙髓或已有牙髓病变。

一、流行病学特点

1. 与地域有关的流行特点 龋是一种古老的疾病，我国最早关于龋病的记载可以追溯到三千年前的殷墟甲骨文中。但近代龋病的流行并引起专业内外人士的广泛注意，主要是在欧美国家。20 世纪初，随着食品的精化，一些西方国家的龋病患病率达到了人口的 90% 以上，严重影响人民的身体健康和社会经济生活。那时，由于高发病地区几乎全部集中在发达国家和发达地区，有西方学者甚至将龋病称为"现代文明病"。用现在的知识回顾分析当时的情况，可以知道，这些地区那时候之所以有那么高的龋发病率，是与当时的高糖饮食有关的。过多的摄入精制碳水化合物和不良的口腔卫生习惯是龋病高发的原因。到了近代，西方国家投入了大量资金和人力对龋齿进行研究。在逐步认识到了龋病的发病原因和发病特点的基础上，这些国家逐步建立了有效的口腔保健体系、采取了有效的口腔保健措施，从而使龋病的流行基本得到了控制。目前，在一些口腔保健体系健全的发达国家和地区，无龋儿童的比例超过了 70%。然而，经济和教育状况越来越影响口腔保健和口腔健康的程度。在欠发达的地区和国家，由于经济和教育水平低，口腔保健知识普及率低，口腔保健措施得不到保障，龋病的发病率仍保持在较高的水平，并有继续上升的趋势。目前，世界范围内，龋病发病正在向低收入、低教育人群和地区转移。现在没有人再会认为龋病是"现代文明病"了。

2. 与年龄有关的流行特点 流行病学的研究表明，人类龋病的发病经历几个与年龄有关的发病高峰。这些与年龄有关的发病高峰，主要与牙齿的萌出和牙齿周围环境的变化有关。乳牙由于矿化程度和解剖上的特殊性（如窝沟多而深）更容易患龋；初萌的牙由于矿化尚未成熟更容易患龋，窝沟龋也多在萌出后的早期阶段发生。这样形成了一个 6～12 岁的少年儿童龋病的发病高峰。龋的危害在这个阶段表现得最为突出。由于这一特点，有学者甚至认为，龋病主要是一种儿童病。然而，龋病的发生实际是贯穿人的一生的。尤其到了中年以后，由于生理和病理的原因，牙根面暴露的机会增加，牙菌斑在根面聚集的机会增加，如果得不到有效的清洁，患龋的机会就会增加，因此形成了中老年根龋的发病峰期。这种与年龄有关的发病高峰可以通过大规模的流行病学调查发现，主要与牙齿的发育、萌出、根面暴露和口腔环境随年龄的改变有关。

3. 与饮食有关的流行特点　人的饮食习惯因民族和地区而异。然而，随着食品加工业的发展，不分地区和种族，人类越来越多地接触经过精细加I的食品。西方人较早接触精制碳水化合物，饮食中摄入蔗糖的量和频率普遍较高。在以往缺少口腔保健的情况下，他们的龋患病率然很高。而我国的西藏和内蒙古自治区，食物中的纤维成分多，蔗糖摄入少，人的咀嚼功能强，自洁力强，龋的患病率就低。人类饮食的结构并不是一成不变的。近代的西方国家由于认识到龋与饮食中碳水化合物尤其是蔗糖的关系，开始调整饮食结构和进食方法，已经收到了十分显著的防龋效果。然而在大量发展中国家，随着经济的发展，文化和饮食的精化和西化，人对糖的消耗量增加，如果缺乏良好的口腔卫生教育，缺乏有效的口腔卫生保健措施和保健体系，龋齿的发病率则会显著增加。

4. 与教育和经济状况有关的流行特点　经过百年的研究，人们对龋病的发病过程已经有了较为清晰的认识，具备了一系列有效的预防和控制手段。但这些知识的普及与人们受教育的程度和可以接受口腔保健措施的经济状况密切相关。在发达国家，多数人口已经享受到了有效的口腔医学保健所带来的益处，所以整个人口的患龋率降低，龋病的危害减少。但即使在这样的国家仍有部分低收入人群和少数民族获益较少。世界范围内，患龋者正在向低收入和受教育程度低的人群转移，这已经成为比较突出的社会问题。对于发展中国家来说，经济开放发展的同时，必须注意相应健康知识的普及和保健预防体系的建立。

二、龋对人类的危害

龋齿的危害不仅局限在受损牙齿本身，治疗不及时或不恰当还可导致一系列继发病症。由龋齿所引发的一系列口腔和全身问题，以及由此对人类社会和经济生活的长远影响是无论如何都不应该忽略的。

患了龋病，最初为患者本人所注意的常是有症状或可见牙齿上明显的缺损。轻微的症状包括食物嵌塞或遇冷遇热时的敏感症状。当主要症状是持续的疼痛感觉时，感染多已波及牙髓。多数患者是在牙齿发生炎症，疼痛难忍，才不得不求医的。这时候已经不是单纯的龋病了，而可能是发生了牙髓或根尖周围组织的继发病变。在口腔科临床工作中，由龋病导致牙髓炎和根尖周炎而就诊的患者占了很大的比例，有人统计可占综合口腔科的 50% 以上，也有人报告这些患者可占因牙痛就诊的口腔急诊患者人数的 70% 以上。急性牙髓炎和根尖周炎可以给患者机体造成很大痛苦，除了常说的牙疼或牙敏感症状外，严重的根尖周组织感染若得不到及时控制，还可继发颌面部的严重感染，甚至危及生命。慢性的根尖周组织的感染实际上是一种存在于牙槽骨中的感染病灶，也可以成为全身感染的病灶。龋齿得不到治疗，最终的结果必然是牙齿的丧失。要恢复功能则必须进行义齿或种植体的修复。如果对早期丧失的牙齿不及时修复还会形成剩余牙齿的排列不齐或咬合的问题。严重时影响美观和功能，不得不通过正畸的方法予以矫正。另一方面，不适当的口腔治疗可能造成新的龋病危险因素。在龋齿有关的后续一系列治疗中（如义齿修复、正畸治疗），口腔环境可能发生一些更加有利于龋齿发生的改变，如不恰当的修复装置可能破坏正常的口腔微生态环境，进一步增加患者患龋病和牙周病的危险性。

龋及其有关疾病对身体健康的影响是显而易见的，但对人类社会生活和经济生活的长远影响却往往被忽略。由于龋的慢性发病特征，早期常不被注意。一旦发生症状，则需要较复杂的治疗过程和较多的治疗费用。人有 28～32 颗牙齿，相关治疗的费用在任何时候、任何地点都是很大的。如果将社会和个人花在龋齿及其继发病症的治疗和预防的费用总量与任何一种单一全身疾病的费用相比较，人们就会发现，龋病不仅是一个严重影响人类健康的卫生问题，还可能是一个重要的经济问题，甚至引起严重的社会问题。或许这就是世界卫生组织曾将龋病列在肿瘤和心血管疾病之后，作为影响人类健康的第三大疾病的理由之一。

第二节　龋的病因

牙齿硬组织包括牙釉质、牙本质、牙骨质，是高度矿化的组织。牙齿硬组织离开人体是最不易被微生物所破坏的组织，但在体内则恰恰相反，是最容易被破坏且不能再生的组织。关于龋病的病因，尽管迄今尚不能宣布龋病的病原已经完全清楚，也没有十分完整和肯定的病因学理论，但已有的科学证据和临床实践越来越支持化学细菌致龋的理论。化学细菌致龋理论是目前应用最广的病因学理论。

一、化学细菌致龋理论

很早就有人提出："酸致牙齿脱矿与龋形成有关。"但在相当一段时间并没有实验依据证明这种推测。直至100多年前，W.D.Miller通过一系列微生物学实验，证明了细菌代谢碳水化合物（或糖）产酸，酸使矿物溶解，并形成类似临床上早期釉质龋的白垩样变，提出了著名的"化学细菌学理论"，又称"化学寄生学说"。Miller提出上述学说主要依据的是体外的脱矿实验，包括以下几点。

（1）将牙齿放在混有糖或面包和唾液的培养基中孵育，观察到牙齿脱矿。
（2）将牙齿放在混有脂肪和唾液，不含糖的培养基中孵育，未见牙齿脱矿。
（3）将牙齿放在混有糖或面包和唾液中的培养基中，煮沸后再孵育，未见牙齿脱矿。

与此同时，Miller从唾液和龋损部位中分离出多种产酸菌。Miller认为，龋可分为两个阶段，第一阶段是细菌代谢糖产酸，酸使牙齿硬组织溶解，第二阶段是细菌产生的蛋白酶溶解牙齿中的有机物。目前，已有多种方法可以在体内或体外形成类似早期龋脱矿的龋样病损（caneslike lesion or carious lesion）。但是迄今为止，由于釉质中有机物含量极低，还没有足够的证据能够说明釉质在龋损过程有蛋白溶解的过程。

Miller的学说基本主导了过去100年来的龋病病因和预防研究。甚至可以说，近代龋病病因学的发展均没有超出这一学说所涉及的范围。近代龋病学的主要发展即对致龋微生物的认定，确定了龋是一种细菌感染性疾病。这一认识形成于20世纪50年代。1955年Orland等学者的经典无菌和定菌动物实验，一方面证实了龋只有在微生物存在的情况下才能发生，同时也证明了一些特定的微生物具有致龋的特征。在随后的研究中，研究者进一步证明了只有那些易于在牙面集聚生长并具有产酸和耐酸特性的细菌才可称为致龋菌。进而，一系列研究表明变形链球菌是非常重要的致龋菌。一部分学者乐观地认为，龋是由特异性细菌引起的细菌感染性疾病。由此引发了针对主要致龋菌变形链球菌的防龋疫苗研究。但是近代的研究表明，龋病形成的微生态环境十分复杂，很难用单一菌种解释龋发生的过程。更为重要的是，人们已经发现，所有的已知致龋菌总体来讲又都是口腔或牙面上的常驻菌群，在产酸致龋的同时，还可能担负维持口腔生态平衡的任务。

从病原学的角度来看，将龋病定义为细菌感染性疾病是正确的，但龋病的感染过程和由此激发的机体反应并不完全等同于身体其他部位的细菌感染性疾病。首先，细菌的致龋过程是通过代谢糖产生的有机酸实现的，而不是由细菌本身直接作用于机体或机体的防御体制。其次，龋病发生时或发生后并没有足够的证据表明机体的免疫防御系统有相应的抗病原反应。因此，通过抗感染的方法治疗或预防龋齿还有许多未知的领域和障碍。

另外，在龋病研究中有一个重要的生态现象不容忽视，即细菌的致龋作用不是孤立发生的，而必须是通过附着在牙表面的牙菌斑的微生态环境才能实现。甚至可以说，没有牙菌斑，就不会得龋齿。

二、其他病因学说

除了化学细菌学说之外还有众多其他致龋理论，可见于各类教科书尤其是早期的教科书。感兴趣的读者可以查阅相关的龋病学专著。比较重要的有蛋白溶解学说和蛋白溶解－螯合学说。

蛋白溶解学说起源于对病损过程的组织学观察。光学显微镜下观察发现，牙釉质中存在釉鞘、釉板等含有较多有机物的结构。有学者认为，龋发生的过程中，先有这些有机物的破坏，然后才是无机物的溶解。在获得一些组织学证据之后，Cottlieb和Frisbie等学者在20世纪40年代提出了蛋白溶解学说。但今天看来，这一学说很难成立。首先，釉质中的有机物含量极低，即使在牙本质这样含有较多有机物的组织中，有机物也是作为矿化的核心被高度矿化的矿物晶体包绕，外来的蛋白酶如果溶解组织中的有机物必须先有矿物的溶解，才可能接触到内层的胶原蛋白。其次，电子显微镜的研究已经基本上否认了釉鞘、釉柱的实质性存在。研究表明，光学显微镜下看到的釉柱或柱间质只是晶体排列方向的变化，而无化学构成的不同。

蛋白溶解－螯合学说是 1955 年由 Schatz 和 Martin 提出的，他们提出："龋的发生是细菌生成的蛋白酶溶解有机物后，通过进一步的螯合作用造成牙齿硬组织溶解形成龋。"然而，这一学说只有理论，没有实验或临床数据支持，近代已很少有人提及。

三、龋病病因的现代理论

现代主要的龋病病因理论有三联因素或四联因素理论，后者是前者的补充，两者都可以认为是化学细菌致龋理论的继续和发展。

（一）三联因素论

1960 年，Keyes 作为一个微生物学家首先提出了龋病的三联因素论，又称"三环学说"。三联因素指致龋细菌、适宜的底物（糖）和易感宿主（牙齿和唾液）。三环因素论的核心是三联因素是龋病的必需因素，缺少任何一方都不足以致龋。其他因素都是次要因素，或者通过对必要因素的影响发挥致龋作用（图4-1）。

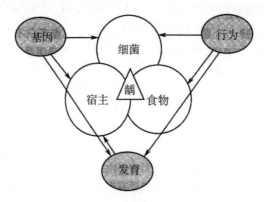

图 4-1　龋是多因素相关的疾病

1. 致龋细菌　黏附在牙面上，参与牙菌斑的形成并具有产生有机酸和其他致龋物质的能力，同时又具有能够在较低pH条件下生存和继续产酸的能力（耐酸）。细菌的代谢产物是造成牙齿硬组织破坏的因素，所以可以认为细菌是病原因素。目前对已知的致龋菌研究最多的是变形链球菌族，因为它能够合成多聚糖（主要是葡聚糖）。葡聚糖作为菌斑的基质，在牙菌斑的形成中起重要作用。而牙菌斑是细菌在牙面上赖以生存的生态环境，没有这样的环境，龋同样是不能发生的。研究较多的致龋细菌还有乳酸杆菌和放线菌。前者具有强的产酸和耐酸能力，在龋坏的组织中检出较多，一般认为在龋的发展中起重要作用；后者则参与根面菌斑的形成，与牙根龋的发生关系密切。

关于致龋菌的研究经历了一个多世纪。19 世纪末 Miller 的研究证明了细菌发酵产酸并提出了著名的化学细菌致龋学说。早期由于在龋坏部位发现较多的乳酸杆菌，乳酸杆菌作为致龋菌受到较多关注。及至20 世纪 50 年代，通过动物实验证明了只有在细菌存在的情况下才能够发生龋，单一的细菌可以致龋。利用定菌鼠的方法，确定了一些细菌的致龋性。从 20 世纪 60 年代开始，由于发现了变链家族在利用蔗糖合成多聚糖中的作用，龋病病原学的研究更多地聚焦在变形链球菌和绒毛链球菌上。这一阶段的成果，极大地增加了人们对菌斑形成过程的了解。相当一段时间，口腔变异链球菌作为主要的致龋菌受到了广泛的重视和深入研究。许多学者乐观地希望通过防龋疫苗消灭龋齿。然而经过多年的努力，防龋疫苗的工作进展缓慢。主要的不是技术方面的问题，而是病原学上的问题，即目前的病原学研究尽管有大量的证据表明变异链球菌是口腔中最主要的致龋菌，但还不能够确定地认为它就是龋病发病中的特异致龋菌。既然龋尚不能肯定为是一种特异菌造成的疾病，这就无法估计针对某种特异细菌的疫苗所能产生的防龋效果的大小。由于防龋疫苗的使用是一项涉及面广，需要有相当投入的工作，如果事先对其预期效果和安全性没有科学的评估和预测，很难进入临床实验阶段。而没有临床实验的验证，防龋疫苗根本不可能进入临床应用。

近年的研究表明，除了前述的变链、乳杆和放线菌外，一组非变链类口腔链球菌在龋病的进展过程中起作用。可以认为非变链类链球菌有致龋能力，并可能在龋病的初始期起作用。

2. 适宜的底物（糖） 口腔中有许多细菌具有代谢糖产酸的功能。由于牙菌斑糖代谢生成的主要有机酸是乳酸，这些细菌又可称为产乳酸菌。产乳酸菌在生物界具有许多有益功能，如分解发酵乳类制品，有利于人类消化。口腔中产乳酸菌生成的乳酸，一方面在维持口腔生态平衡中可能存在有益的一面，另一方面如果得不到及时清除，在菌斑中滞留，则导致牙齿持续的脱矿，显然是不利的。一些口腔细菌具有利用糖合成多聚糖的功能，包括细胞内多糖和细胞外多糖。前者可以为细菌本身贮存能量，后者则作为菌斑的基质。在所有的糖类物质中，蔗糖最有利于细菌产酸和形成多糖，因此，蔗糖被认为具有最强的致龋性。糖的致龋性是通过局部作用产生的，不经口腔摄入不会致龋。但是，具有甜味作用的糖代用品，如木糖醇，经过细菌代谢时不产酸也不合成多糖，所以是不致龋的。

3. 易感宿主（牙齿和唾液） 牙齿自身的结构、矿化和在牙列中的排列，牙齿表面物理化学特性，唾液的质和量等多种因素代表了机体的抗龋力。窝沟处聚集的菌斑不易清除，窝沟本身常可能有矿化缺陷，因而更易患龋。排列不齐或邻近有不良修复体的牙齿由于不易清洁，菌斑易聚集，更易患龋。牙齿表面矿化不良或粗糙，增加了表面聚集菌斑的可能，也增加患龋的机会。牙齿自身的抗龋能力，包括矿化程度、化学构成和形态完善性，主要在牙的发育阶段获得。牙齿萌出后可以通过局部使用氟化物增加表层的矿化程度，也可以通过窝沟封闭剂封闭不易清洁的解剖缺陷。

机体抗龋的另一个重要的因素是唾液。唾液的正常分泌和有效的功能有助于及时清除或缓冲菌斑中的酸。唾液分泌不正常，如分泌过少或无法到达菌斑产酸的部位，都会增加患龋的机会。

与龋病发病的有关因素很多，但大量的临床和实验研究表明，所有其他因素都是与上述三联因素有关或通过上述因素起作用。不良的口腔卫生增加菌斑的聚集、增加有机酸在局部的滞留，是通过影响微生物的环节起作用的；而低收入低教育水准，意味着口腔保健知识和保健条件的缺少，影响对致龋微生物和致龋食物的控制，从而导致龋在这个人群中多发。

（二）龋的四联因素论

又称四环学说。20世纪70年代，同样是微生物学家的Newbrun在三联因素的基础上加上了时间的因素，提出了著名的四联因素论。四联因素的基本点是：①龋的发生必须具备致龋菌和致病的牙菌斑环境；②必须具备细菌代谢的底物（糖）；③必须是在局部的酸或致龋物质聚积到一定浓度并维持足够的时间；④必须是发生在易感的牙面和牙齿上。应该说，四联因素论较全面地概括了龋发病的本质，对于指导进一步研究和预防工作起了很大的作用。但严格讲，无论是三联因素论还是四联因素论作为发病机制学说似乎更为合适，而不适合作为病因论。因为除了微生物之外，食物和牙齿无论如何不应归于病原因素中。

四、其他与龋有关的因素

如前节所述，致龋细菌、适宜的底物（糖）和易感宿主是三个最关键的致龋因素。然而，与龋有关的因素还有很多，龋是一种多因素的疾病。但是所有其他因素都是通过对关键因素的影响而发生作用的。

1. 微生物 致龋细菌具有促进菌斑生成、产酸和耐酸的能力，是主要的病原物质。除此之外，其他的微生物也可以对龋的发生和发展起作用。正常情况下口腔微生物处于一个生态平衡的状态。一些细菌可能本身不致龋，但却可以通过影响致龋菌对龋的过程产生作用。譬如：口腔中的血链球菌，本身致龋性很弱。血链球菌在牙面的优先定植，有可能减少变异链球菌在牙面的黏附和生长，进而减少龋的发生。另外一些非变链类链球菌产酸性不高，但对于维持牙菌斑的生存有作用，有助于龋的形成；或对产生的有机酸有缓冲作用，有助于龋的抑制。

2. 口腔保健 口腔保健包括有效的刷牙，去除菌斑和定期看医师。有效的口腔保健措施和有效的实施是减少龋齿的重要因素。

3. 饮食 食物中的碳水化合物是有机酸生成反应底物，尤其是蔗糖，被认为是致龋因素，甚至认为是病因之一。根据细菌代谢食物的产酸能力，将食物可简单地分为致龋性食物和非致龋性食物。致龋性食物主要是含碳水化合物的食物和含糖的食物。根据糖的产酸性排列，依次是蔗糖、葡萄糖、麦芽糖、乳糖、果糖等。食物的致龋性还与食物的物理形态有关。黏性、易附着在牙面的，更有助于糖的作用。除了这些对致龋有作用的食物之外，剩下的多数应该是非致龋性的。关于抗龋性的食物，由于很难从实践中予以证实或检验，很少这样说。非致龋性食物多为含蛋白质、脂肪和纤维素的食物，如肉食、蔬菜等。一些食品甜味剂不具备碳水化合物与细菌代谢产酸的结构，不具备产酸性，因此不致龋，如木糖醇和山梨醇。

由于糖与龋的密切关系，预防龋齿必须控制糖的摄入。然而还应该认识到人类的生存需要充足的营养和能量。糖尤其是蔗糖是人类快速获取能量的重要来源。从营养学的角度，不可能将糖或碳水化合物从食谱中取消。唯一能做的是减少进食的频率、减少糖在口腔中存留的时间。

4. 唾液因素　唾液作为宿主的一部分，归于与龋有关的关键宿主因素。唾液的流量、流速和缓冲能力决定了对酸的清除能力，与龋关系密切。影响唾液流量的因素除了唾液腺损伤和功能障碍之外，还与精神因素等有关。

5. 矿物元素　牙齿的基本矿物组成是羟磷灰石，是磷酸钙盐的一种，主要成分为钙和磷。环境中的钙、磷成分有助于维护矿物的饱和度，有助于减少牙齿硬组织的溶解，还有助于再矿化发生。氟是与牙齿健康关系最密切的元素。人摄入了过量的氟可能导致氟牙症，严重的时候还会导致骨的畸形，成为氟骨症。但环境中微量的氟，如牙膏中的氟、口腔菌斑中的氟，则有利于抑制脱矿和增加再矿化的作用，达到预防龋的效果。其他和龋有关的元素多是与牙矿物溶解有关的元素，如锶、钼、镧元素，有抑制脱矿的作用，而镁、碳、硒元素有促进脱矿的作用。

6. 全身健康与发育　牙齿发育期的全身健康状况可以影响牙的发育和矿化，进而对牙齿对龋的易感性产生影响。

7. 家族与遗传　双生子的研究结果表明，人对龋的易感性极少与遗传有关，主要的是由环境因素决定的。但是遗传对龋相关的其他因素有明显的作用，如牙的形态包括窝沟形态，受遗传因素影响较大。而人的饮食习惯与家庭生活环境有关。

8. 种族　种族间龋患的差异主要来源于饮食习惯、卫生保健方式、社会文化教育方面的差异，与种族本身的差异不大。

9. 社会经济及受教育的程度　经济状态的差异决定了人接受教育、口腔保健知识和获得口腔保健措施的程度，因此与龋有关。

第三节　龋的发病过程和发病机制

龋齿的发病过程要经过牙菌斑形成、致龋菌在牙菌斑环境内代谢糖产酸形成多聚糖、酸使牙齿硬组织溶解成洞几个重要环节（图4-2）。

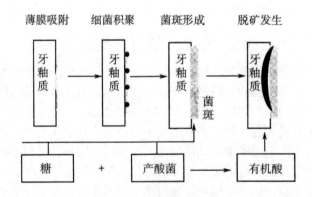

图4-2　龋的发病过程

一、牙菌斑形成

牙菌斑指附着在牙表面的膜样物质，即牙表面生物膜，含有微生物（菌斑容量的60%～70%）、基质和水。细菌是牙菌斑微生物中的主体，基质主要由细菌分泌的多糖组成。其他成分包括细菌代谢生成的有机酸、来自唾液或龈沟液的成分等。

牙菌斑的形成开始于获得性膜的形成。获得性膜是牙面上沉积的唾液薄膜，其沉积机制类似静电吸附的作用，与牙表面的能量分布和唾液成分的结构有关。获得性膜的主要蛋白成分有糖蛋白、唾液蛋白、粘蛋白等。纯粹的唾液薄膜在光学显微镜下观察，是一种无细胞的均质结构。获得性膜可以在清洁后的牙面迅速形成并在数小时的时间内达到稳定的状态，且不易为一般的清洁措施清除。获得性膜的形成在很大程度上决定了牙面对细菌的吸引力。

几乎在获得性膜形成的同时，细菌就可以借其在牙面上黏附，并在其中生长、发育形成稳定的细菌菌落。细菌向获得性膜的黏附靠的是膜表面电荷间的吸引。最早借助获得性膜定居在牙面上的是球菌，而后才有其他菌类的黏附和生长。

黏附到牙面的细菌要经过生长、繁殖，同时吸聚其他细菌，才可能成为成熟的菌斑。细菌间的集聚可以借助各自膜表面的结构特征，相互吸引结合，更主要的是通过合成细胞外多糖尤其是不溶于水的多糖来完成。细菌利用蔗糖合成葡聚糖成为菌斑的基质，而一些细菌表面结合的葡糖基转移酶（GTF）对葡聚糖有很强的亲和力，从而形成了细菌集聚的基础。葡聚糖在细菌与牙面、细菌与细菌之间起桥梁作用，促进细菌对牙面获得性膜的黏附和细菌间的集聚，是菌斑成熟的关键成分。

早期形成的菌斑质地疏松，随着时间的延长，菌斑内部的细菌数量增多、密度增加、渗透性降低、有毒产物增加。一般认为3天后的菌斑中细菌种类、成分和密度基本恒定，是为成熟菌斑。成熟菌斑深处接近牙面的部分常呈厌氧状态或兼性厌氧状态。

成熟的菌斑结构致密，渗透性减弱，成为相对独立的微生态环境，有利于细菌产酸，不利于酸的扩散和清除。菌斑中的液态环境称牙菌斑液，是牙齿硬组织溶解的液态环境。现代研究证明，龋齿只有在菌斑聚集的部位才可以发生，甚至可以说，没有菌斑，就不会得龋。

二、牙菌斑中的糖代谢

人进食时摄入的糖尤其是小分子的蔗糖、葡萄糖、果糖，可直接进入菌斑，为致龋细菌代谢利用。细菌在菌斑内的糖代谢包括分解代谢和合成代谢，还包括代谢生成的物质在菌斑内外的贮运。

1. 分解代谢 对于龋病有意义的是菌斑的无氧酵解过程。由于菌斑深层缺氧，细菌糖代谢主要通过无氧酵解过程，生成有机酸。菌斑和菌斑液中可以检测到甲酸、乙酸、乳酸、丙酸、琥珀酸、丙酮酸和丁酸等多种短链有机酸，但若干临床漱糖实验表明，糖代谢后增加最明显的是乳酸。菌斑中存在的其他有机酸很可能是乳酸进一步代谢的中间产物。乳酸的生成可以改变菌斑的pH值，增加菌斑液的脱矿能力。静止的状态下，菌斑中的pH在6左右，进食糖后可以在极短的时间内到达5.0以下。牙齿脱矿的临界pH为5.5，是根据唾液中的平均钙磷水平确定的，即在此水平时，菌斑液保持过饱和状态的pH。在正常情况下，漱糖后菌斑的pH在3分钟即可达到临界pH以下的最低点，然后逐渐提高，并可以在30分钟左右恢复正常。但在特殊情况下，如唾液不能够及时进入菌斑，或唾液量整体减少时，漱糖后的菌斑pH可以较长时间保持在较低水平，如临界pH以下。

2. 合成代谢 包括细菌利用糖合成细胞内和细胞外两类多糖。细胞内多糖的合成是将细胞外的糖转化为细胞内多糖储存的过程。在外源性糖源缺乏时，细胞内多糖可以作为细菌生存和获取能量的来源。细胞外多糖的合成是细菌通过糖基转移酶的作用合成多聚糖的过程。形成的多聚糖有葡聚糖、果聚糖和杂聚糖，是菌斑基质的主要成分。

细菌合成多糖的能力靠其内在的酶系统，与致龋能力密切相关。

三、牙齿硬组织的脱矿机制

牙齿硬组织在口腔环境中的脱矿实际上是固态物质在不饱和的液态介质中的溶解过程。牙菌斑中的液态环境即牙菌斑液，是决定牙齿硬组织溶解的介质。在菌斑的饥饿情况下，菌斑液对牙齿矿物来说，基本是过饱和的。而在糖代谢后，菌斑液可以呈现对牙齿硬组织高度不饱和的状态。这种状态是牙齿溶解脱矿、形成龋的基础。

（一）基本化学条件

无论是在体内还是在体外，矿物溶解或沉积的基本物理化学条件是环境溶液中对于该种矿物的饱和状态。牙釉质、牙本质和牙骨质中的主要无机矿物成分为羟磷灰石，其基本分子成分是$Ca_{10}(PO_4)_6(OH)_2$，在局部的环境溶液中必须满足下列条件：$(Ca^{2+})^{10}(PO_4^{3-})^6(OH^-)^2 < Ksp$，即溶液中的总活度积小于羟磷灰石的溶度积才可能发生矿物晶体的溶解；反之，则可能出现沉淀。上式左侧表示溶液中组成羟磷灰石成分各种离子的总活度积，Ksp是羟磷灰石的溶度积常数，即在达到化学平衡条件下的溶液中各种离子

的总活度积。根据实验的结果，牙釉质的溶度积常数大约在 10^{-55} 左右。在牙齿硬组织发育矿化时，基质蛋白除作为晶体成核的中心或模板外，还起着调节局部环境化学成分的作用，使之有利于晶体的沉积或溶解。

（二）脱矿和再矿化

龋齿在形成过程中，要经过牙菌斑形成，细菌聚集，利用底物产酸，酸使牙齿脱矿等过程。在这一系列过程中，最重要最具实际意义的步骤是牙齿矿物成分的脱矿或溶解。由于口腔菌斑环境的不断变化，牙齿早期龋的过程不是一个连续的脱矿过程，而是一个动态的脱矿与再矿化交替出现的过程。

1. 从物理化学机制方面认识牙齿的脱矿与再矿化过程　我们可以将牙齿看作简单的由羟磷灰石 [化学式为 $Ca_{10}(PO_4)_6(OH)_2$] 组成的固态物质。作为固体的牙齿，在正常的口腔环境下是不会发生溶解或脱矿的。这一方面是由于组成牙齿的矿物在化学上是十分稳定的，另一方面是由于牙齿周围的液态环境（唾液）含有足够量的与牙齿矿物有关的钙、磷成分，对于牙齿矿物是过饱和的。

然而在龋的情况下，牙面上首先必须存在足够量的菌斑。牙菌斑由于其独特的结构和成分，其液体环境（菌斑液）是相对独立的，在唾液无法达到的区域尤其明显。牙菌斑含致龋细菌，在糖代谢时可以产生大量有机酸，改变菌斑液中钙、磷的活度（有效离子浓度）的比例，使牙齿处于一种极度不饱和的液态环境中。这样，由于与牙表面接触的液态环境发生变化，即由正常的对矿物过饱和的唾液变成了对矿物不饱和的菌斑液，牙齿矿物溶解开始。这一过程的决定因素，或者说诱发这一过程的动力是菌斑液对牙齿矿物的饱和度降低，即由饱和状态变为不饱和状态。

关于菌斑液中对牙釉质矿物饱和度（DS）的概念，为简单起见，可以用下式表示：

$$DS=(Ca^{2+})^5(PO_4^{3-})^3(OH)/Ksp$$

Ksp 代表牙釉质中磷灰石的溶度积常数。DS=1，意味着固 - 液处于一种平衡状态，既不会有脱矿也不会有再矿化。DS <1，表明液体环境中对牙齿矿物是不饱和的，可能诱发脱矿。DS >1，表明液体环境中对牙齿矿物是过饱和的，可能促进再矿化。无论是唾液还是牙菌斑液，在没有接触任何糖类物质并产酸时，都处于一种过饱和的状态。

2. 从化学动力学的角度看　无论脱矿还是再矿化过程都可以是简单的热动力学现象，涉及晶体表面反应和物质转运两个过程。

（1）控制晶体表面反应速率的因素是矿物饱和度：对于脱矿过程来说，饱和度越低，则脱矿速率越大。但对于再矿化来说，则比较复杂。首先，再矿化形成羟磷灰石所需要的饱和度范围很窄。过度的饱和状态常常会诱发自发性沉淀，形成其他类型的不定型的非晶体状态的磷酸钙盐。有机物在脱矿晶体表面的附着也会限制矿物的再沉积。另外，唾液中一些固有的蛋白成分也有抑制晶体形成的作用。

（2）反应物质在牙齿组织中的转运又称为扩散过程，扩散的动力来于界面两侧的浓度梯度。脱矿时，一方面氢离子或其他酸性物质需扩散进入牙齿内部的晶体表面，另一方面溶解的物质需要从牙齿内部晶体表面的反应部位扩散出来。这样，扩散的速率在一定程度上控制着脱矿速率。而再矿化时，反应物质扩散进入脱矿组织之后，常先在接近表面的组织中沉积，从而限制了反应物质向深部组织的扩散。因此，再矿化很难是一个完全的脱矿过程的逆反应过程。

第四节　龋的病理表现

龋的病理过程起源于细菌代谢糖产生的酸在牙表面集聚滞留。由于浓度梯度差，菌斑中的酸可以沿牙齿组织中结构薄弱、孔隙较多的部位扩散，在牙齿组织内部的微环境形成对矿物不饱和的状态，使无机矿物盐溶解。牙齿内部溶解的矿物盐，如钙和磷，依浓度梯度向牙外扩散，到达表层时可有矿物盐的再沉积，形成表层下脱矿的早期病理现象。之后，随着脱矿的加重，细菌或细菌产生的蛋白溶解酶可以侵入脱矿的组织中，导致牙齿组织中的有机支架破坏，组织崩解，形成龋洞。

龋是一个缓慢的过程，在这个过程中，口腔微环境经历脱矿（局部矿物不饱和的情况下产生，如吃糖产酸时）和再矿化（局部矿物过饱和时，如使用氟化物）的多个动力学循环，形成脱矿 - 再矿化的动态平衡过程，从而形成龋的特殊组织病理学特征。

一、釉质龋

1. 平滑面龋　龋到了成洞的阶段，由于组织完全溶解，局部空洞，组织学上所能观察到的东西很少。临床上利用离体牙，通过组织病理学手段所能观察到的实际上是早期釉质龋的情况。所谓早期釉质龋，临床表现为白垩斑，肉眼见釉质表面是完整的，呈白垩色，无光泽，略粗糙，较正常组织略软，但未形成实际意义上的龋洞或缺损。这种情况，如果得到有效控制，如去除了病原，并给以再矿化的条件，病变可能逆转变硬，而无须手术治疗。

临床上很难确定活动性的或再矿化了的早期龋。用于组织病理学观察的临床白垩斑，多数实际上是已经再矿化了的早期龋。利用病理学的手段观察釉质早期龋，要将离体龋坏的牙齿制作成均匀厚度的磨片，观察的厚度要小于 $80\mu m$。投射光下，用普通光学显微镜下观察，可见龋损区色暗，吸光度明显增加，如果用硝酸银染色可见龋坏组织有还原银沉淀。由于牙釉质具有各向异性的双折射特征，观察早期釉质龋的病理结构需借助偏光显微镜。在偏振光下，交替在空气介质、水介质和喹啉介质中观察，牙的外表面向内可将病损分为四层。

（1）表层：将发生在牙平滑面釉质上的白垩斑纵向制成的牙磨片平铺在载玻片上，浸水观察，可以清楚地分辨出发生病损的部位，呈外大内小的倒锥形。位于最表面可见一层 $10\sim30\mu m$ 的窄带，矿化程度高于其下的部分，形成表层下脱矿重于表层的龋病脱矿的独特现象，称为表层下脱矿。表层的存在，一方面可能是这一部分的釉质溶解度比较低，另一方面可能与深层溶解物质在此处的再沉积有关。一些学者习惯于说："早期龋的时候釉质表层是完好的。"这是不准确的。近代的矿物学研究表明，表层本身是有矿物丧失的。即使从临床上看，早期龋的表面也有很多实质性的改变，如较正常组织粗糙、色泽暗淡。在自然龋过程中所观察到的表层，矿物丧失量一般都大于 5%。所以，对早期龋表面的描述，用表面大体完整似乎较接近实际。

（2）病损体部：这是釉质早期脱矿的主体，矿物丧失量可多达 50%。由于大量矿物的丧失，釉质的内在折射率发生变化，从而形成临床上可见的白垩状改变。

若用显微放射照相法观察早期龋病变，只能区别上述两层。

（3）暗层：这一层是只有在偏光显微镜才可能观察到的一种病理现象。将磨片浸在喹啉中，由于喹啉折射率接近釉质，其分子大于暗层的微隙而不能进入，从而使此层的折射率有区别于釉质和浸透喹啉的损伤体部，得以显示和区别。暗层的宽窄不一，并且不是所有的病损都能够观察到暗层。

（4）透明层：之所以这样称呼，是因为这一区域在光镜下观察，其透光性甚至高于正常的釉质组织。但实际上，这一部分组织也是有矿物丧失的，可以看作是脱矿的最前沿。

对釉质早期龋的分层，是英国著名口腔病理学家 Darling 于 20 世纪 50 年代提出的。基于光学显微镜主要是偏振光显微镜的观察结果，但是至今对各层形成的机制还没有完整的解释，而且利用偏振光显微镜对病损各层的矿物或孔积率进行定量是很粗糙的。因为偏振光定量研究需要利用不同折光指数的介质，其基本前提是所观察材料的晶体方向必须是垂直或平行光源。这种情况在釉质和牙本质都是难以达到的，因此使用偏振光显微镜的结果作量化解释时，要慎重。偏振光下观察到的色泽改变，受牙齿晶体排列方向和偏振光的方向的影响，是变化的，不宜作为描述矿物含量的指标。

2. 点隙窝沟龋　有人将窝沟龋的病理学变化等同于两个侧壁的平滑面龋。但实际上，窝沟的两壁无论从组织学上还是局部环境上都无法等同于两个平滑面。尤其在疾病的发展模式上，窝沟龋有其独特性。窝沟龋的进展常在侧壁尚未破坏的情况下，早期即可到达釉牙本质界，沿釉牙本质界潜行发展，形成临床上难以早期发现的隐匿龋。

临床上在诊断窝沟龋的时候要充分了解窝沟龋的这一特征。

二、牙本质龋

牙本质的矿物含量与组织结构均有别于牙釉质，因此，牙本质龋的临床病理过程和病理表现也有别于牙釉质龋。首先，牙本质中的有机质含量达 20%，无机矿物是围绕或是包绕有机基质而沉积的。龋损过程中首先必须有无机矿物的溶解，然后可以有细菌侵入到脱矿的牙本质中，分解蛋白溶解酶，使胶原酶解。仅有矿物的破坏而无胶原酶解，常常还可恢复。另外，牙本质存在小管样结构和小管液，有利于有机酸和细菌毒素的渗透，有时在病变早期，当病变的前沿离牙髓还有相当距离的时候就已经对牙髓产生了刺激。病理学上所观察到的龋损牙本质存在四个区域，反映了牙本质的龋损过程。

1. 坏死崩解层 位于窝洞底部病损的最外层。此处的牙本质结构完全崩解，镜下可见残留的组织和细菌等。质地松软，品红染色阳性，用一般的手用器械即可去除。

2. 细菌侵入层 牙本质重度脱矿，细菌侵入牙本质小管并在其中繁殖。牙本质小管表现为扩张，胶原纤维变性、酶解、形成大的坏死灶。临床上这一层质地软、色泽暗、品红染色阳性，容易辨认。多数可以通过手用器械去除。

3. 脱矿层 小管结构完整，但有明显的脱矿表现，无细菌侵入、色泽较正常牙本质暗、品红染色阴性，一些学者认为此层应予保留。但临床医师主要根据对硬度的感觉和色泽的观察，判断去腐的标准，很难准确掌握这一层的去留。若有意保留这一层，常常造成去腐不足，无法阻止龋的进展，易造成日后的继发龋。

4. 透明层 又称硬化层，多见于龋损发展比较缓慢时，为牙本质最深层的改变。光镜下观察，此层呈均质透明状，小管结构稍显模糊，是为矿物沉积所致。对于慢性龋损，这层的硬度有时较正常牙本质硬，故又称之为硬化层或小管硬化。形成硬化牙本质是机体的重要防御功能。这一层有时可以着色，临床上可根据其硬度的情况决定去留。如果较正常组织软，一般应去除。如果较正常组织硬，并且表面有光泽，则可予保留。

龋损可以诱发相应髓腔一侧形成修复性牙本质，又称三期牙本质或反应性牙本质，是机体的一种防御性反应。修复性牙本质一般小管结构较少、结构致密，有利于抵御病原因素对牙髓的直接侵害。

三、牙骨质龋

见于根面龋。牙骨质龋脱矿模式也具有表层下脱矿的特征。镜下可见早期的牙骨质龋出现矿化较高的表层。但由于牙骨质很薄，临床上常见的牙骨质龋表现多为表面破损、凹陷，聚集较多细菌。病变会很快到达牙本质，形成位于根面的牙本质龋。

牙釉质、牙本质和牙骨质龋的共同特征是先有无机物的溶解，后有有机基质的破坏（酶解）。临床龋病过程是脱矿与再矿化的动态学发展过程。在有机基质破坏之前，去除病原，人为加强再矿化措施，有可能使脱矿病损修复。但一旦有机基质崩解破坏，则只能靠手术的办法予以修复。

四、牙髓对龋的病理反应

可以引起牙髓反应的外界刺激包括物理和化学的两个方面。所有刺激必须通过牙髓，牙本质复合体传至牙髓组织。首先引起反应的细胞是牙髓细胞。早期的釉质龋引起的牙髓反应可以不明显。随着病变的深入，如病变接近或到达釉牙本质界的部位，细菌毒素或细菌的代谢产物有可能接触并刺激进入釉质的牙本质纤维或通过渗透作用直接刺激牙本质小管。这种刺激经小管液的流动、神经纤维传导或其他途径，引起牙髓的防御性反应。牙髓防御性反应的直接结果是在相应龋病变的牙髓腔一侧形成修复性牙本质。当龋的病变进入牙本质层时，细菌代谢产物和外界刺激（温度刺激和压力刺激）会直接通过牙本质小管，进入牙髓组织。当龋的病变进入牙本质深层时，细菌本身也可能进入牙髓组织，引起牙髓的不可逆性病变。除了细菌及其代谢产物对牙髓的刺激外，原本发育矿化过程中埋在牙本质中的一些细胞因子，如多种多肽，由于牙本质矿物的溶解，也可能释放进入牙髓，产生刺激。牙髓应对各种抗原刺激最早期的反应是牙髓中的树突样细胞在病变部位牙髓腔一侧的聚集。随着修复性牙本质的不断形成，树突样细胞聚集程度会降低，说明了修复性牙本质对于外界抗原的阻击作用。然而，当龋的病变已经到达修复性牙本质层时，牙髓中的树突样细胞会再度在牙髓腔病变一侧聚集。这种现象说明，牙髓对龋的反应程度并不完全反映病变的深度，而主要与病变部位牙本质的渗透性和龋进展的速度有关。一般慢性龋时，有较多的修复性牙本质形成，而急性龋时，则缺少修复性牙本质的形成。龋病部位细菌的代谢产物尤其是病原菌直接进入牙髓组织，则可能很快导致牙髓组织的不可逆性病变。

第五节　龋的临床表现和诊断技术

一、临床表现

本节龋齿的概念作为疾病的诊断名词，指牙齿硬组织因龋出现缺损，病变局限在牙齿硬组织，没有引起牙髓的炎症或变性反应。临床检查中，如温度诊和活力测试，牙髓反应均为正常。

龋的临床表现可以概括为患者牙齿色、形、质的变化和患者感觉的变化。正常的牙釉质呈半透明状，牙本质的颜色为淡黄色。正常牙齿的颜色主要是透过牙釉质显现出来的牙本质色。牙釉质表面应该光滑、无色素沉着。牙釉质的硬度高于牙本质和牙骨质，但任何正常的牙齿硬组织都不可能通过手用器械去除，如挖匙。

1. 颜色的改变　牙齿表面色泽改变是临床上最早可以注意到的龋的变化。当龋发生在牙的平滑面时，擦去表面的菌斑或软垢，吹干后可见病变部位表面粗糙、光泽消失，早期呈白垩色，进一步着色还可以呈棕黄色或黑褐色。当龋发生在窝沟的部位，清洗吹干后可见沟口呈白垩色，进一步发展可见墨浸样的改变，提示龋已经位于牙本质深层。这是由于其下的牙本质严重脱矿着色并透过正常的半透明的釉质反映出的特有颜色。发现窝沟墨浸样变，一般病变范围已经在牙本质层，病变的范围甚至超过色泽改变的范围。

2. 外形缺损　龋最显著的临床特征是形成了不可为自体修复的牙体组织的实质性缺损。临床上可以看到、探到或检查到龋洞。

临床上所看到的龋洞大小不一定反映病变的大小。如发生在窝沟的龋，有时即使沟内脱矿严重，甚至病变到达了牙本质的深层，临床所见的龋洞也不是很大。遇到这种情况，可以通过墨浸样颜色的改变判断龋洞的大小。位于牙邻面、根面的龋洞常无法通过肉眼见到，要使用探针仔细探查。龋洞如果发生在光滑面或邻面，临床上可以看到或用牙用探针探到。探诊时，要从正常牙面开始，遇到龋洞时会感到牙面的连续性消失，探针可以被洞壁卡住。有时候，有必要通过照 X 线片，如咬合翼片，可以发现病变部位的密度较周围正常组织明显降低。

3. 质地的改变　龋造成的牙体组织的实质性缺损，称为龋洞。龋洞中充满感染脱矿的牙体组织和食物碎屑，质地松软，容易与正常组织区别。对于发生在窝沟的小龋洞，当用探针探入洞底时，会感到洞底较正常牙组织软。

4. 患者感觉的变化　波及牙釉质浅层的早期龋损，患者可以完全没有临床症状。一般是当龋损发展到牙本质层并出现龋洞时，患者才有冷热刺激或食物嵌塞时的敏感症状，但都是一过性的，刺激消失，症状随之消失。当龋发展至牙本质深层时，症状会明显一些。患者一般也是在这个时候就诊。

二、好发部位和好发牙齿

了解龋的好发部位和好发牙齿，有助于早期发现、诊断和及时治疗。

1. 好发部位　龋的好发部位与菌斑聚集部位和发育薄弱部位有关，如牙的沟裂部位、两牙相邻不易清洁的部位。常见的不易清洁的部位，如牙列不齐时，修复体和正畸装置边缘，都是龋的好发部位。

好发部位还与患者的年龄有关。3 岁以前的幼儿多为前牙的邻面龋，这与饮食有关；3～5 岁则多见乳磨牙的窝沟龋，与牙齿初萌有关；而到了 8 岁左右，乳磨牙的邻面龋开始多起来，与颌骨生长后牙间隙增大有关。青少年多发恒牙窝沟龋和上前牙的邻面龋，而中老年人则多见根面龋。

2. 好发牙齿　上前牙邻面、磨牙窝沟、义齿基牙、排列不齐的牙齿，都是常见的易患龋的牙齿。乳磨牙和第一恒磨牙是窝沟龋的好发牙齿，这是因为乳磨牙和第一恒磨牙一般在出生前开始发育并有部分矿化，出生后继续发育和矿化。由于经历新生儿环境的变化，这些牙更容易出现发育和矿化上的缺陷，因此患龋率较其他牙高。下颌前牙由于接近唾液导管口，表面光滑、易于自洁，因而很少发生龋。如果龋波及下颌前牙，该患者一般可被认作龋病高危个体。

临床检查龋齿时，要注意对好发部位和好发牙齿的检查，同时要加强对患者的防龋指导。

三、龋的诊断技术

1. 问诊　问诊是诊病的基础。即便对于已发现的明显龋洞或患者没有明确的主诉，也要认真询问患者对患牙的感觉，以免判断片面或错误。龋洞由于直观，往往容易让人忽略问诊。其实问诊在所有疾病中都是重要的。龋病诊断过程中的询问，除了对患者患牙自觉症状的询问外，还应该针对与龋有关的因素，对患者的整体口腔保健情况有了解。这样的基本了解有助于接下来制定有效的针对个案的治疗计划。

2. 视诊　首先应该对待查患牙进行必要的清洁，牙齿表面应无软垢。然后，用气枪吹干表面。观察牙表面色泽的变化，应该在光线良好的条件下进行。如白垩色变、墨浸样变等都是由于牙体组织晶体破坏形成的特有光学现象。视诊重点观察边缘嵴、邻面、窝沟、牙颈部的变化。注意利用口镜和调整光照的角度。观察邻面龋的时候，要调整外部光源的角度，让光垂直透过观察区，在舌侧用口镜仔细观察。

3. 探诊　使用不同型号和大小的牙科探针，可以发现早期的窝沟龋和发生在邻面的龋。探查邻面时，要从正常牙面开始，注意感觉牙面的连续性。探查邻面牙颈部时，要注意感觉冠部牙釉质向根面牙骨质的过渡。探诊的同时还要感受牙齿硬度的变化。牙齿表面连续性发生变化或牙组织变软，都提示龋的可能性。探诊还有助于判断病变的深度和牙髓的反应。深龋时对探诊一般反应敏感，而死髓牙则对探诊完全无反应。探诊还有助于发现有否露髓。若已经见到暴露的牙髓部分，应避免对暴露部分的进一步探查，以免引起探诊患者的剧疼感觉。总之，探诊时，动作要轻柔，用力要恰当。

4. X线照相检查　对于视诊和探诊不能确定的龋损或需要进一步确定龋损范围，应照患牙的X线片。需确定邻面龋时，理想的牙X线片应是咬合翼片。龋损部位的密度一般显示较周围正常组织低，但是X线片所显示的病变范围一般都小于临床上实际的脱矿范围。

5. 温度诊　温度诊对于确定牙髓的状态很有帮助。正常牙齿表面所能容忍的温度范围一般在$10 \sim 60℃$。临床在进行热温度诊时，一般用超过$60℃$的牙胶棒，冷测试可用自制的小冰棒（直径同牙胶棒）。测试时应放在唇颊或舌面的中部测试，以正常的对侧同名牙或邻牙作为对照。温度诊所测试的是牙髓的状态，受牙组织的厚度影响，因此要遵循上述原则所规定的测试部位。有些情况下，如老年患者，常规的测试部位无法测试牙髓的反应时，则可以根据情况，将温度测试的牙胶棒或小冰棒直接放在牙颈部、咬合面或窝洞内进行测试。

6. 光学检查　通过投射光直接检查或荧光反射获取局部图像。可用于发现早期邻面龋。优点是不需照X线片，缺点是灵敏度目前还达不到临床的要求。但此类技术有很好的应用前景。随着投射光源的改进，光学检查有可能部分或全部取代X线照相术用于对龋进行早期诊断。

7. 电导检测　根据龋坏组织电导值与正常组织的差别，区别不同深度的龋损。但影响因素多，灵敏度和可靠度均有待改进。

8. 龋损组织化学染色　碱性品红可以使变性的胶原组织和细菌着色，从而有助于区别正常的牙本质组织。根据这种原理有商品化的龋蚀检知液，用于临床指导去腐过程，对于初学者有一定帮助。

9. 其他相关技术　目前有许多商品化的测试菌斑产酸性和检测致龋菌的方法，有些已被用于测试个体对龋的危险程度。但由于龋的多因素致病特征，这些方法离临床实用尚有相当距离。

第六节　龋的临床分类与鉴别诊断

一、临床分类

（一）按病变侵入深度的分类

根据龋坏的深度分类，是最常用的临床分类方法，简单、可操作性强，有利于临床治疗方法的选择。这里，龋作为诊断名词，特指已经形成龋洞但又无牙髓临床病变的状况。临床上分为浅龋、中龋、深龋。但是，浅中深三级之间临床上并没有一个十分清楚的界限。

1. 浅龋　发生在牙冠部牙釉质或根面牙骨质。可以发生在牙的各个牙面，发生在牙冠部，龋的范围局限在牙釉质层，无明显临床症状。龋发生在邻面时，一般可用探针在探诊时发现，或在拍X线片时发现。发生在咬合面窝沟的浅龋，多在探诊时发现。洞口可有明显的脱矿或着色，洞底位于釉质层，用探针探查可以探到洞底，卡探针，质软。发生在牙根面的浅龋，多见于中老年人牙根暴露的情况。表面可呈棕色，质软，探查时可以感觉表面粗糙。浅龋时，一般患者很少有自觉症状，多数是在常规检查时发现。

2. 中龋 病变的前沿位于牙本质的浅层。临床检查时可以看到或探到明显的龋洞，或在 X 线照相时发现。由于牙本质具有小管样的结构，小管内有小管液，受到刺激后可以向牙髓传导，或直接通过埋在牙本质中的成牙本质细胞胞浆突传至牙髓，引起相应的牙髓反应，如形成修复牙本质。

中龋时，患者多有自觉症状。主要表现为冷或热的食品进入窝洞，刺激窝洞引起的一过性敏感症状。有一部分患者，龋损发展缓慢，由于修复性牙本质的形成，可无明显临床症状。临床温度诊和牙髓活力测试时，患牙的反应应该是与正常的对照牙类似。

中龋的诊断要结合患者的牙龄，考虑牙本质的厚度和致密度，处理时应有所区别。刚萌出的牙齿，牙本质小管粗大、渗透性强，病变发展快，修复性牙本质量少，病变距正常牙髓的距离短，即使观察到的病变位于釉牙本质界的下方，其临床症状也会比较明显，处理时仍应特别注意护髓。而发生在中老年人的中龋，常有较多的修复牙本质形成，牙本质小管矿物密度高、渗透性弱，对刺激的反应也较弱。

3. 深龋 病变进展到牙本质深层，临床上可观察到明显的龋洞，患者有明显遇冷热酸甜的敏感症状，也可有食物嵌塞时的短暂疼痛症状，但没有自发性疼痛。探诊时敏感，去净腐质后不露髓。常规温度诊检查时反应正常。

急性龋发生在点隙沟裂处的深龋，有时临床上仅可见窝沟口的小洞，但墨浸样改变的范围较大，提示牙本质的病变范围很大。拍咬合翼 X 线片可显示病变范围，但较实际病变范围要小。有时病变沿着釉牙本质界发展，内部病变范围很大，但外部表现很轻。

以上按病变侵入深度的分类方法，有利于临床诊断治疗时使用。但确定治疗方案时，还应同时考虑病变进展的速度，患牙的牙龄等因素。

临床检查记录时，有时也可采取流行病学调查时的记录方法，即五度分类法。其中Ⅰ、Ⅱ、Ⅲ度相应为浅、中、深龋，Ⅳ度龋则相应为已出现发痛症状或牙髓病变，发生在牙本质深层的龋，Ⅴ度龋则指患牙已为残冠或残根。

浅、中、深龋的分类方法多数是为了临床治疗的方便，如浅龋多数使用简单的充填治疗即可；中龋在保护牙髓的前提下也可进行充填治疗；而对于深龋则需要谨慎处理。除了要仔细鉴别牙髓状况之外，还要特别注意在治疗过程中保护牙髓。

在浅龋成洞之前，病变区仅表现为颜色的改变，而无牙体组织的明显缺损。常可见于牙的平滑面，擦去菌斑软垢之后，牙釉质表面可以是白垩色，也可以为棕色或褐色改变，但牙表面连续性正常。由于受累牙齿仅有部分脱矿和色泽改变，而没有成洞，此时一般不需手术干预。有人也将这种情况称为早期釉质龋，认为可以通过去除病因和再矿化治疗停止病变发展。对于不易判断的窝沟早期龋或可疑龋，应随访，定期检查，一旦发展成洞，则必须进行手术干预。

（二）按病变速度的分类

这种分类方法有利于对患者的整体情况综合考虑，有利于及时采取措施。

1. 急性龋 龋的发展速度可以很快，从发现到出现牙髓病变的时间可以短至数周。病变如发生在窝沟，可在窝沟底部沿釉牙本质界向两侧和牙本质深部发展，则形成临床上不易发现的隐匿性龋。病变部的牙本质质地较湿软，范围较广，容易以手用器械去除。由于进展速度快，可早期侵犯牙髓，就诊时可能已有牙髓病变。检查和诊断时要特别注意。由于发展速度快，病理上很难见到在牙髓腔一侧的修复性牙本质形成。

急性龋多发生在儿童和易感个体。儿童新萌出的牙结构比较疏松，尤其是牙本质中小管数目多，矿物成分少，有利于酸和细菌代谢物质的扩散。而另一方面，儿童期食糖不容易得到控制，口腔卫生的良好习惯没有养成，使局部的致龋力增强。窝沟发育的缺陷，如矿化不全、沟陡深、牙釉质缺如，都使病变发展迅速。成年人中当患有唾液分泌方面的问题，如分泌量过少时，则影响唾液的清洁缓冲功能，使局部菌斑的 pH 较长时间保持在一个低水平，致龋力相对加大，也可出现急性龋的情况。

2. 猛性龋（猖獗龋） 特殊类型的急性龋。表现为口腔在短期内（6～12 个月）有多个牙齿、牙面，尤其在一般不发生龋的下颌前牙甚至是切端的部位发生龋。可见于儿童初萌牙列，多与牙齿的发育和钙化不良有关，也可见于患者唾液腺功能被破坏或障碍时，如头颈部放疗后出现的龋损增加或患口干症时。有学者将由于头颈部放疗导致的猛性龋称为放射性龋。

3. 慢性龋　一般情况下龋呈现慢性过程、病变组织着色深、病变部位质地稍硬、不易用手用器械去除。多数情况下成年人发生的龋是这样。由于病程缓慢，在牙髓腔一侧可有较多的修复性牙本质形成。

4. 静止龋　由于致龋因素消失，已有的病变停止进展并再矿化。可见于发生在邻面的早期龋，如果相邻的患牙已拔除，患龋部位可以在口腔咀嚼时达到洁，病变脱矿部位由于唾液的作用而再矿化。也见于磨牙患急性龋潜行发展时，使釉质失去支持，在咀嚼力的作用下破坏、崩溃、脱落，暴露的牙本质呈浅碟状，菌斑不能聚集，病变牙本质在唾液和氟化物的作用下再矿化，病变静止。临床检查时病变部位可以有轻度着色，但质地坚硬同正常组织或更硬，表面光亮。

（三）按病变发生的组织和部位分类

1. 釉质龋　发生在牙釉质的龋。由于牙釉质的主要成分是无机矿物磷灰石，脱矿是釉质龋的主要病理表现。正常釉质是半透明的，早期脱矿可以使釉质内部的结晶体光学性质发生变化，也可以使矿物含量降低，微孔增多，使早期釉质龋的光折射率发生变化，病变区呈白垩样色泽变化或呈位于釉质的浅洞。

2. 牙本质龋　病变发展到牙本质的龋。由于牙本质成分中含有较多的有机质，因而致龋过程不同于牙釉质，既有矿物的溶解，还应有胶原蛋白的溶解。有时候，牙本质的脱矿现象可以很严重，但只要胶原蛋白的基本结构存在，一旦致龋因素和受细菌感染的牙本质去除后，仅为少量脱矿的部分仍可修复或再矿化。再矿化的牙本质有时可能较正常组织矿化程度要高，如在静止龋时的牙本质。

3. 牙骨质龋　发生在牙骨质的龋，多见于中老年患者因牙周病暴露的牙骨质表面。由于牙骨质是一种类骨的组织，对于牙骨质在龋的状态的破坏机制，至今没有明确的答案。但可以肯定的是，矿物溶解总应是先于有机质的破坏的。

4. 根龋　发生在暴露的牙根表面的龋。多见于中老年人，一部分是由于患者患牙周病而导致牙根较早暴露，另一部分是由于牙周组织的生理性退缩。临床上常可见到有一部分患者，牙冠的部分很少有龋，但到了老年牙根暴露则多龋，提示根面龋的发病机制有可能不同于冠部的釉质龋。

5. 窝沟龋　发生在牙的点隙沟裂处的龋。这种情况多与该处的发育和解剖有关，常见于牙齿初萌的头几年。

6. 平滑面龋　发生在颊舌平滑面的龋。常见于唇颊牙颈部，由于菌斑聚集并得不到及时清洁而致。

7. 邻面龋　发生在牙的近远中面的龋。两个相邻的部位是最不易清洁的位置，因而更易患龋。

（四）按发病特点的分类

1. 继发龋　在已有修复体边缘或底部发生的龋。临床可见修复体边缘牙组织着色变软，拍 X 线片显示修复体周围牙组织密度降低。

2. 再发龋　已对原发龋病灶修复后在同一牙齿其他部位发生的龋损。用以与继发龋区别。

另外，在临床上有根据致病因素命名龋的，如放射治疗龋、喂养龋、奶瓶龋、青少年龋，不一一列举。

二、鉴别诊断

1. 与牙齿发育和矿化不良的鉴别　局部或全身的疾病可导致牙齿的发育和矿化不良，表现为牙表面有实质性的缺损和色泽变化，如釉质发育不全时牙表面可出现陷窝状的缺陷，应与龋齿鉴别。一般这种缺陷呈不规则型、表面有光泽、质地坚硬。发生在咬合面常累及牙尖，而龋则主要累及窝沟。发育不全的缺陷还常发生在前牙的唇面和切缘，容易与龋鉴别。但是，釉质的这种缺陷也可能继发龋，表现为缺陷部位菌斑聚集，牙体组织脱矿变软。导致牙齿发育和矿化不良的非龋疾病还有氟牙症、四环素牙等多种疾病，多有矿化不良和色泽改变。多数情况下，牙表面组织有光泽、质地硬，容易与龋鉴别。有表面发育缺陷的牙，菌斑不易被清除，也可能成为龋的好发部位。

2. 与其他非龋疾患的鉴别　楔状缺损是发生在牙颈部的牙体组织缺损，病变部位质地同正常组织，表面有光泽、无菌斑积累。酸蚀症和其他非龋性牙体组织缺损致牙本质暴露可出现牙本质敏感症，表现为对过冷和过热的敏感，但用暂封性材料覆盖敏感部位后，敏感症状消失。楔状缺损的部位有时也是菌斑易积聚的部位，有时可同时发生龋。

3. 深龋与可逆性牙髓炎的鉴别　龋深达牙本质深层，去腐干净后也未露髓，但进行常规温度诊检查时，出现较正常对照牙敏感的反应，如刺激时的一过性敏感症状。询问病史中从未出现自发痛症状，应考虑牙髓充血的可能，可诊断为可逆性牙髓炎。治疗应为间接盖髓观察，暂时充填，待充血症状消失后，再行永久充填。部分可逆性牙髓炎也可能进展为不可逆的牙髓炎。

4. 深龋与死髓牙的鉴别　有些情况下，尤其是在急性龋的时候，深龋时的毒素可以在龋还没有到达牙髓的情况下感染牙髓，致牙髓坏死，而患者可以没有临床症状。应通过温度诊、探诊和电活力测试予以鉴别。有时龋的过程缓慢，形成修复牙本质层后，可能降低牙对温度的反应性。遇到这种情况可以将温度测的部位放在窝洞内进行测试。必要时应拍 X 线片，观察根尖周组织的情况。

5. 深龋与慢性牙髓炎的鉴别　龋可以到达牙本质深层但未露髓，但龋坏过程产生的毒素可以穿过部分脱矿的牙本质刺激牙髓引起牙髓的慢性炎症。慢性牙髓炎一般会有相应的发痛症状，但也因人而异。对于临床症状不明显的病例，可通过仔细询问病史、温度诊和电活力测试仔细鉴别。如临床有自发痛的经历，温度诊时较正常牙敏感或有延迟性疼痛，则应诊断为慢性牙髓炎。拍 X 线片有助于诊断。深龋时根尖周膜应该是正常的，而慢性牙髓炎时，有时可见根周膜的轻度增宽。

对于诊断不清或无法确定的病例，可先行间接盖髓治疗，随访观察，确诊后再行永久充填。

第七节　龋齿治疗方案

龋病的临床特点决定了确定其治疗方案时的特殊性。首先，由于龋的早期主要表现为矿物盐溶解，临床无症状，因此不易发现。其次，龋又是进行性发展的疾病，不能通过组织再生自行修复，形成龋洞必须由受过专门训练的口腔医师修复。同时，因龋就诊的患者常常存在其他的口腔卫生或口腔保健方面的问题，医师应该在修复局部龋洞的同时，指出患者口腔保健中的问题，指导患者养成好的口腔卫生习惯，使其具备正确的口腔科就诊态度和主动防治早期龋齿的主观愿望。

概括起来，在制订龋的治疗计划时，应该综合考虑。要考虑患者目前的主要问题，及时终止病变发展、防止对牙髓的损害、恢复外观和功能；还必须考虑患者整体的口腔情况，为患者制订个性化的整体预防和治疗计划。同时，要教育指导患者，调动其自身的防治疾病的主观能动性。患者自身对疾病的认知程度对于控制龋齿是十分关键的。治疗一个龋齿，教育一个患者，使其形成良好的口腔保健习惯，是医者的责任也是医者的使命。

一、个案综合分析

1. 个案的龋危险性评估　龋病的发病因素很多，但对于每个就诊的患者来说，应该有其特殊或主要的原因。要全面询问患者的饮食习惯、口腔卫生保健方法、用氟情况和全身健康状况，同时要仔细检查患者每个牙齿的发育和矿化、牙面菌斑聚集、牙的排列、有无修复体和唾液分泌情况，要对患者当前的龋患情况有完整的了解，结合所收集的资料和已有的知识对其给出综合的龋危险性评估，以便有针对性地给患者以具体的指导和制订治疗方案。龋危险性评估要根据患者年龄、目前患龋程度、以往龋病史、牙齿发育排列状态、唾液分泌情况等综合考虑。多个龋齿同时存在、唾液分泌量少、牙齿矿化程度差，都应该判断为高危患者。一般情况下，根据临床发现，医师可以给出一个大致的个案龋危险性评估意见。更准确的龋危险性评估则是一项长期而复杂的研究工作，需依靠多个数据的综合分析，得出具体的具有指导意义的龋危险指数。

2. 具体而有针对性的饮食分析　尽管糖的消耗尤其是糖的进食频率是与龋齿最为密切的因素，但糖又是人类快速获取能量的最佳来源。因此，笼统地对患者讲不吃糖或少吃糖是起不到防止或减少龋齿的作用的。只有让患者真正了解糖在龋齿发病中的作用，同时具体地与患者共同分析自己在饮食方面存在的问题及应该了解和注意的事项，才可能有助于预防和减少龋。要告诉患者什么时候不宜吃糖，如睡前或患口干症；吃糖后应该做些什么，如漱口和刷牙；应该怎样合理安排吃糖，如减少零食的次数；哪些食物更容易产酸致龋，如蔗糖、果糖等；哪些食物不致龋，如蔬菜、肉类等。

3. 菌斑控制指导　口腔卫生指导最主要的目的是教会患者自我控制菌斑的方法。让患者知道，清洁的牙面是不会得龋齿的。多数患者都有刷牙的习惯，但多数人做不到有效地清洁各个牙面。医师应该让患者了解哪些部位需要清洁，具体指导患者有效的清洁方法，包括如何使用牙线等。

4. 使用氟化物　氟的抗龋作用已为临床实践所证明，要教育每一个患者尤其是龋高危者，有规律地使用含氟牙膏。对儿童患者和高危患者，还应在每次就诊时，为牙面局部涂布氟化物，加强抗龋效果。

5. 定期看医师　要求患者定期到口腔科医师处检查，以便早期发现和处理早期的龋齿。一般患者每年检查一次。对于高危患者要加大频率，最少每年 2 次，必要时每 3 个月一次。对于猛性龋的患者除了严密观察，更应该积极预防和治疗。

龋病的治疗并不复杂，但治疗方案确定前的综合考虑则是一件需认真考虑的事情，是对医者综合素质的检验。口腔医师不仅是医者，还应成为口腔医学知识的教育者和传播者。

二、制订治疗计划

1. 告知义务　医务人员要对患者尽到告知义务，使患者充分了解自己口腔患龋的实际情况，了解医师计划采取的措施，知道自己应做的事情和应付的费用。制订治疗计划需要患者或其家属和监护人的参与。

2. 处理主诉牙　患者寻医就诊，一般都有主诉症状。医者首先应该针对患者的主诉症状或主诉牙进行诊断并制订治疗计划、采取措施。即使对于多发的问题，也必须遵循上述原则。对患龋的牙，如果确定没有牙髓病变的临床表现和 X 线影像表现，可以直接充填修复。如果存在牙髓充血或可疑炎症表现，则最好采取二步法充填，即先将龋坏的组织清理干净，用对牙髓无刺激或有安抚作用的暂时充填材料充填，一至数周后无反应，则可进行永久性充填修复或嵌体修复。对于龋坏范围尚未波及牙髓的病例应尽可能地保存牙髓活力。

3. 停止龋的发展　在对主诉牙进行了适当的处理后，要针对全口患龋的情况采取措施。对于口腔内同时发现多个牙齿患龋或者患龋呈急性发展的患者，应该采取措施，首先阻止龋的发展和蔓延。对于已有的龋洞，首诊时就应尽可能去净龋坏组织，以暂时封闭材料封闭窝洞，停止龋的发展。然后，再根据情况逐个修复龋损的牙齿。在处理龋坏牙的同时，应对易感牙齿采取措施，如牙面局部涂氟和窝沟封闭。

4. 修复龋损、恢复功能　对于多个牙齿同时患龋的病例要在停止和控制了龋发展之后，逐个的修复缺损的部分。修复龋病缺损可根据情况选择充填修复或嵌体修复。要根据个案与患者讨论选择修复的方法和所用材料。

5. 制定和落实预防措施　治疗期间和治疗后患者的口腔保健情况直接决定牙体修复体的效果和寿命。为此，必须针对患者的具体情况，制定个性化的口腔保健方法。复诊时应该检查患者执行的情况。

6. 定期复查防止复发　龋齿的治疗仅靠门诊的工作或只是修复了龋坏的部分是不够的。补了洞，不等于治了病。要求患者定期复查。复查的频率依据患龋的程度和危险性而定。一般间隔应在 6 个月到一年的时间。对于个别高危个体，应 3 个月一次。复查时除了检查口腔卫生和患龋情况之外，还应检查患者执行口腔保健计划的情况。

三、龋损修复治疗的基本原则

对于尚未形成窝洞的早期龋，可以通过去除病原物质、改变局部环境和再矿化的方法予以处理，并应定期复查。对于已形成龋洞的病损，只能人工修复，修复时应该遵循下述原则。

1. 生物学原则　去除龋损感染的组织，保护正常牙髓组织不受损害，尽可能保留健康的牙体组织，修复龋损、恢复功能、恢复美观，是治疗龋齿需要遵循的基本生物学原则。

感染的牙齿组织含有大量细菌和细菌毒素，修复前如果不能将其彻底去除，势必会使感染扩散。不能阻止病变的进一步发展，是造成龋复发的主要原因。另一方面，脱矿后的牙体组织渗透性增加，如果没有去净存在于洞缘的脱矿牙体组织，势必使洞缘的封闭性降低，增加微渗漏，增加外界刺激对窝洞深部组织的刺激，是治疗失败的重要原因。

牙本质 – 牙髓复合体是富含神经的生物组织。目前治疗龋齿时，主要依赖高速旋转的器械去除病变组织和预备窝洞。机械操作时的压力，器械摩擦产生的热、冷却过程造成的组织脱水及治疗所用药物和材料等因素都可能对牙本质，牙髓复合体尤其是牙髓组织造成不可逆的损伤。因此，治疗过程要特别注意对牙本质 – 牙髓复合体的保护。对所用器械设备要经常检查，及时更换损坏的部件，如变形的齿轮、钝旧的钻、喷水不准确的手机等。临床操作要十分的轻柔和仔细，避免过度用力、牙齿脱水及长时间切削等。同时，要充分了解所使用的材料和药物特性，避免药物或材料对牙髓的刺激。备好的窝洞应该立即封闭，避免牙本质小管的二次感染。

为了获得良好的通路和固位，龋齿治疗的过程中有时不得不牺牲部分正常的牙体组织。但是，保留健康的组织始终应该是牙体治疗应该追求的目标。粘接修复技术比较以往的银汞合金充填术和嵌体修复术能够较多地保留健康组织，是一项十分有前途、需要改进和发展的技术。

2. 功能和美学的原则　龋损修复的根本目的是恢复功能和美观。功能的恢复除了外形的考虑之外，咬合的考虑不可忽略。修复完好的牙齿应有良好的咬合关系。对美观的考虑，一是外形，一是色泽。良好的外形和色泽是恢复自然美的两要素。目前的直接粘接修复术和间接嵌体修复术均可达到较理想的美观修复效果。

修复后的牙齿除了自身的外形和色泽之外，还应该与相邻牙齿和组织有良好的生物学关系，不应形成新的食物嵌塞和菌斑滞留区。

3. 固位和抗力的原则　修复龋损需用生物相容的材料，这种材料必须与牙齿紧密结合或牢固地存在于窝洞中才可以行使功能。寻求合适的固位方法一直是龋损修复的重点。概括起来，目前获取固位的方法主要有两种，机械固位和化学粘接固位。

（1）机械固位：是应用银汞合金充填术修复牙体组织缺损的主要固位方法。充填前要求制作一定洞形，利用洞形的壁和形状通过摩擦和机械锁扣使充填材料获得固位。为了获得足够的抗力形，对抗咀嚼过程的各种力，充填体必须有一定厚度和强度。然而所有这些都不利于保留更多的健康牙体组织，不是理想的固位方法。粘接修复技术依赖材料与牙齿的化学粘接获取固位，是牙体修复所追求的目标。

（2）化学粘接固位：理想的粘接修复技术只需要全部或部分去除病变的牙体组织，在不破坏健康牙体组织的情况下，利用材料的化学粘接作用获得固位，利用材料的优越物理性能获得抗力。近代，粘接修复技术有了很大的发展。一方面，黏接剂的发展，已经突破了单纯粘接牙釉质或牙本质的界限。一种粘接剂可以同时对牙釉质和牙本质获得类似釉质和牙本质自然粘接的力量；另一方面，充填材料尤其是高分子的树脂类材料通过增加填料和改变填料特性的方法，已经获得基本能够满足咀嚼功能要求的复合树脂。然而，由于粘接修复材料中的基质材料为高分子的聚合材料，所以存在聚合收缩和材料老化的问题。尽管近年来的研究已经在克服这些问题方面有了巨大的发展，相关的材料也有了很大的改进，但是仍需要更多的长期临床观察和临床效果评估。

微信扫码
◆ 临床科研
◆ 医学前沿
◆ 临床资讯
◆ 临床笔记

第五章

牙龈疾病

牙龈疾病是牙周疾病中的一大类别。牙周病一词有两种含义，广义的牙周病是指发生于牙周组织（包括牙龈、牙周膜、牙槽骨和牙骨质）的疾病总称，主要为牙龈病和牙周炎两大类；狭义的牙周病则仅指造成牙周支持组织破坏的牙周炎。

牙周病古以来就存在于人类。人们对牙周病的认识和描述，最早可追溯到公元前2500年的《黄帝内经》，其中记载牙疳、风牙等。古埃及、古印度的医学书籍中也都有记载牙齿松动和治疗方法等。我国唐代王焘所著的《外台秘要》（公元752年）一书中有关于牙石、菌斑的记载。我国还是最早发明植毛牙刷的国家。法国牙医Fauchard在1728年出版的《外科牙医学》一书中，详细描述了洁治器和洁治方法。但对牙周疾病进行集中深入的研究，则始于19世纪末20世纪初，而且开始形成口腔医学领域内一门独立的学科——牙周病学。20世纪60年代中期以来，尤其是20世纪80年代以后，由于研究工作中采用了现代生物医学科学的新成果和新手段，使牙周病学有了突破性的进展。例如利用电子显微镜搞清了龈牙结合部的结构及菌斑的形成过程和结构；厌氧微生物技术的发展使人们认识到牙菌斑是一个独特的微生态系统，对菌斑中微生物的复杂性和特异性有了崭新的认识；免疫学及分子生物学的进展使人们对细菌的致病机制及机体对微生物的反应性进行日益深入的研究；科学的临床试验和动物实验方法的建立，证实了细菌是牙周病的始动因子，但宿主反应和某些环境因素也是牙周病发生的重要条件，寻找和明确易感因素的研究正在深入进行。对人类牙周病自然进程的纵向观察丰富了我们对牙周病本质的认识，在治疗及预防的指导思想和方法方面也有了革命性的改进。总之，牙周病学在近代的迅猛发展加深了人们对牙周病的认识，同时也提出了更为复杂的研究课题。

第一节 牙周组织的应用解剖及生理

牙周组织是指包绕牙齿周围的组织，包括牙龈、牙周膜、牙槽骨和牙骨质。它们将牙齿牢固地植立于牙槽窝内，承担咬合功能。完整的牙周组织是确保口腔黏膜与牙齿硬组织之间处于良好封闭状态的组织学基础，故又称为牙齿支持组织或附着装置。

一、牙龈

牙龈是由覆盖牙槽突和牙颈部的口腔黏膜上皮及其下方的结缔组织构成的。它由游离龈、附着龈和牙间乳头三部分组成（图5-1）。正常牙龈呈粉红色，菲薄而紧贴牙面，表面覆以角化的复层鳞状上皮。游离龈也称边缘龈，呈领圈状包绕牙颈部。游离龈与牙面之间形成龈沟，正常深度为0.5 ~ 3mm，沟底位于釉牙骨质界的冠方。龈沟内壁衬以沟内上皮，为复层鳞状上皮，一般无角化层。在沟内上皮的根方呈领圈状包绕附着于牙冠或牙根的上皮称为结合上皮。

附着龈与游离龈相连续。由于该处的复层鳞状上皮下方没有黏膜下层，而由固有层直接紧附于牙槽骨表面的骨膜上，血管较少，故附着龈呈粉红色、坚韧、不能移动。附着龈的表面有橘皮样的点状凹陷，称为点彩。它是由数个上皮钉突融合并向结缔组织内突起所形成的。不同部位牙龈的点彩程度不一，颊侧比舌侧明显。当牙龈有炎症时点彩消失，但约40%的正常人也可无点彩。有些人的附着龈有色素沉积，肤色黝黑者及黑种人较多见。

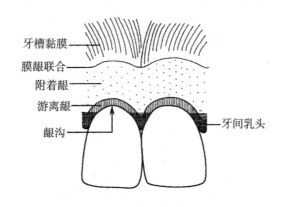

图 5-1　牙龈的表面解剖

附着龈的根方为牙槽黏膜，两者间有明显的界限，称膜龈联合。牙槽黏膜的上皮角化程度较差，结缔组织较为疏松，其中血管丰富，临床表现为颜色深红，移动度较大。牵动唇、颊，观察黏膜的移动度，即可确定膜龈联合的位置，从而测量附着龈的宽度。唇、颊侧附着龈的宽度在不同牙位范围可为1～9mm，上颌附着龈宽度大于下颌，上颌前牙唇侧最宽（3.5～4.5mm），后牙区较窄，第一前磨牙区最窄（1.8～1.9mm）。附着龈宽度小于1mm者，临床上牙龈仍可以是健康的，但在没有附着龈的区域，牙龈往往会伴有炎症。牙齿和系带的位置影响附着龈的宽度，牙齿舌向移动可增加附着龈宽度，反之会减少附着龈宽度。系带附着高时附着龈宽度一般较窄。在上牙的腭侧，附着龈与腭部的角化黏膜相连，无明确界限。附着龈的厚度因人、牙位不同而不同，平均厚度为1.25mm，上颌厚度相对恒定，下颌从前牙区到后牙区厚度增加。

牙间乳头呈锥形充满于相邻两牙接触区根方的龈外展隙中，由游离龈和部分附着龈所构成。相邻两个牙齿的颊、舌侧乳头在邻面的接触区根方会合，该处略凹下，称为龈谷。该处上皮无角化、无钉突，对局部刺激物的抵抗力较低，牙周病易始发于此。

牙龈上皮的下方为纤维结缔组织，有很多胶原纤维交织排列其中（图5-2）。游离龈纤维一端起牙颈部的牙骨质，另一端呈放射状进入牙龈中；另有一些环状纤维束，这些纤维束的功能均为使牙龈较紧密地附着于牙齿。

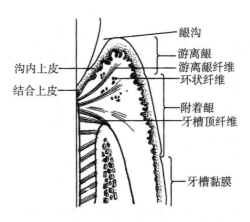

图 5-2　牙龈组织

二、牙周膜（牙周韧带）

牙周膜是位于牙根和牙槽骨之间的薄层致密结缔组织，它与牙龈中的结缔组织相延续。牙周膜含有大量成束状的胶原纤维，称主纤维束。它们一端埋入牙骨质，另一端埋入牙槽骨，从而起到连接牙齿和牙槽骨的作用。主纤维束按其走行方向及功能可分为牙槽顶纤维、横纤维、斜纤维、根尖纤维和越隔纤维（图5-3）。主纤维束在静止状况下略呈波纹状，使牙齿有微小的生理性动度。牙周膜具有缓冲压力的作用，对根尖孔处及牙周膜内的血管和神经也可起保护作用。牙周膜的厚度（在 X 线片中显示为宽度）随年龄及功能而变异，一般为 0.15 ~ 0.38mm，以牙根中部处最窄，牙槽嵴顶及根尖孔附近较宽。X 线片显示整个牙周膜呈现为围绕牙根的窄黑线。牙周膜内的细胞具有较强的合成胶原的能力，在一生中不断形成新的主纤维、牙骨质和改建牙槽骨，这种功能对牙周组织的修复十分重要，是牙周炎治疗后形成再生性新附着的主要来源。牙周膜中除了有感受痛觉、触觉的游离神经末梢外，还有些神经末梢能感受和判断加于牙体的压力大小、位置和方向，故而当牙周膜发生炎症时，患者能指明患牙位置。

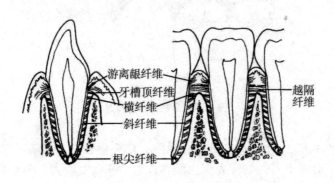

图 5-3　牙周膜主纤维束的分布

三、牙骨质

　　牙骨质虽是牙体组织的一部分，但由于它参与了使牙齿稳定于牙槽窝内、承受和分散咬合力的生理功能，还参与牙周病变的发生和修复过程，故也可将牙骨质视为牙周组织。牙骨质在近牙颈部处最薄，仅 20 ~ 50μm，向根方逐渐增厚。在牙颈部的牙骨质与釉质交界处（釉牙骨质界）有三种形式（图 5-4）：60% ~ 65% 的牙齿为牙骨质覆盖釉质；约 30% 为两者端端相接；另 5% ~ 10% 为两者不相连接，其间牙本质暴露。后一种情况，当发生牙龈退缩而牙颈部暴露后，易发生牙本质敏感。而且，在牙周治疗时，牙颈部菲薄的牙骨质也容易被刮去而暴露牙本质。牙骨质在一生中不断形成、增厚，从 10 岁至 70 岁约增厚 3 倍，主要在根尖区和根分叉区，以代偿牙齿的𬌗面磨耗和继续萌出。牙骨质也经常发生轻微的吸收，但只有重度吸收时才能在 X 线片上显现。这种吸收主要由于创伤、正畸治疗、牙周炎或其他根尖周病变的压迫和吸收，以及埋伏牙、再植牙等。

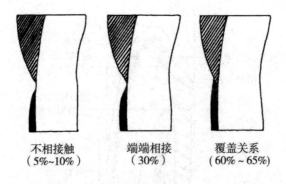

不相接触　　　　　端端相接　　　　　覆盖关系
（5%~10%）　　　　（30%）　　　　（60% ~ 65%）

图 5-4　釉牙骨质界处釉质与牙骨质的关系

　　牙骨质内只有少量细胞，无血管、神经及淋巴，代谢很低，没有生理性的改建。它的新生有赖于牙周膜中的细胞分化出成牙骨质细胞，在原有的牙根表面沉积新的成层的牙骨质，新生的牙周膜纤维也得以附着于牙齿。在牙周炎病变的愈合过程中，这种生理功能是形成牙周新附着所必需的。

四、牙槽骨

　　牙槽骨是上、下颌骨包绕牙根的突起部分，亦称牙槽突。它是牙周组织也是全身骨骼系统中代谢和改建最活跃的部分。牙槽骨的发育、消失及形态改变，均随牙齿的位置和功能状态而变化。随着牙根的发育和牙齿萌出，牙槽突亦逐渐增高；牙齿脱落后，牙槽突随之吸收、消失。如果牙齿位置特别偏颊侧或舌侧，则该侧的牙槽骨很薄，甚至有部分缺如，致使牙根面的一部分直接与骨膜和牙龈结缔组织相连，称为"开窗"（图5-5）。如果呈V形缺口直达牙槽嵴顶，则为"骨裂开"（图5-5）。Elliott等报告平均20%的牙位存在上述的缺损。"开窗"多见于上颌磨牙颊侧，而"骨裂开"多见于下颌前牙唇侧。

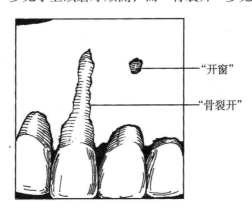

图5-5 "骨裂开"和"开窗"

　　牙齿和牙槽骨经常承受𬌗力。受压力侧的牙槽骨发生吸收，牵引侧骨有新生。生理范围内的𬌗力使吸收和新生保持平衡，牙槽骨的形态和量保持相对稳定。例如，在人的一生中，由于牙齿接触区的磨耗变平，牙齿在牙列中有逐渐向近中移动的趋势。在此过程中，近中侧的牙槽骨受压力而发生吸收，其远中侧的骨则因受张力而有新骨形成，从而使牙齿得以逐渐移向近中，此为生理性的改建。

　　固有牙槽骨构成牙槽窝的内壁，其中有牙周膜纤维的一端埋入，称为Sharpey纤维。临床上采用X线片来观察牙槽骨的形态和结构。固有牙槽骨上虽有众多供血管、神经出入的筛状孔，但它在X线片上只显示为围绕牙根的连续、阻射的白线，称为硬骨板。在承受过大的𬌗力或牙周膜有炎症时，此硬骨板消失。与硬骨板相连的是牙槽骨的松质骨，由骨髓腔和骨小梁组成。骨小梁的数目、粗细和排列均受𬌗力大小、方向及其他全身因素的影响。

　　牙槽嵴顶与釉牙骨质界之间的距离比较恒定，正常年轻人为0.96～1.22mm，一般认为此距离小于2mm时均为正常。随着年龄增大或在病变情况下，上皮附着向根方迁移，牙槽嵴顶亦随之下移。龈沟（袋）底至牙槽嵴顶之间的距离通常保持恒定约2mm，称为生物学宽度，包括结合上皮（平均宽度约0.96mm）和牙槽嵴顶以上的牙龈结缔组织（宽度约1.07mm）。在设计牙周手术和修复体时，必须考虑保持此生物学宽度。X线片所显示的牙槽骨主要是邻面部分，颊、舌侧牙槽骨因与牙齿重叠而不能清晰显示（图5-6）。

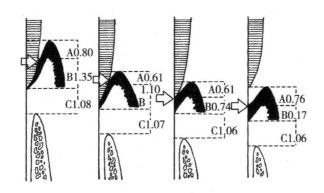

图5-6 牙齿萌出各阶段结合上皮的位置变化

五、牙周组织的防御机制

　　口腔是一个开放的系统，不断受到微生物及其毒性产物和抗原成分的挑战。唾液冲洗着口腔表面，清除口腔表面附着松散的微生物。此外，龈沟液流动和口腔黏膜上皮细胞脱落都具有去除口腔表面细菌的作用。龈牙结合部是龈上和龈下菌斑积聚处，是宿主防御系统与细菌相互抗争的重要场所，也是牙周病的始发部位。牙周组织的防御机制包括：

（一）上皮屏障

　　龈牙结合部的牙龈组织藉结合上皮与牙齿表面连接，称为上皮附着，封闭了软硬组织的交界处。结合上皮在牙面附着的位置随着年龄及牙的不断萌出而逐渐向根方迁移，完全萌出后的健康牙龈，其结合上皮应附着在牙骨质上，其冠端应在釉牙骨质界处，构成正常的龈沟底。与牙龈表面上皮相比，结合上皮的细胞间隙较大，桥粒数目较少，细胞间的联系较松弛，上皮的通透性较高，白细胞可以游离到龈沟内，其他成分也可通过结合上皮细胞间隙而交换。结合上皮也较易被机械力所穿透或撕裂。在用牙周探针探测健康的龈沟时，探针尖端常会穿透到结合上皮内（而不是将结合上皮从牙面剥离），致使临床探诊深度大于组织学的龈沟深度。

　　结合上皮是附着于牙齿硬组织上的人体唯一一种无血管、无淋巴、表面不脱落的上皮组织，其更新周期为5～7天，比牙龈表面上皮的更新约快一倍。表层的衰老细胞以较快的速率脱落到龈沟内，同时使附着于结合上皮的细菌也随之脱落。近年来的研究表明结合上皮细胞还具有分泌防御素、趋化物质等的防御功能。上皮附着的封闭作用、结合上皮的快速更新和修复能力、龈沟液中体液和细胞免疫因子的存在及白细胞移出到龈沟内等构成了结合部有利的防御机制。但该处也容易堆积牙菌斑，细菌从龈沟液中摄取生长所需的营养物质及形成牙石所需的矿物质等。因此，龈牙结合部是致病因子与防御机制"交战"的场所，是牙周病的始发部位。

（二）吞噬细胞

　　1. 中性多形核白细胞　　龈沟内的中性多形核白细胞是抗牙周致病菌的第一道防线。成熟的中性多形核白细胞受细菌及其产物脂多糖等的刺激，在细胞因子、黏附因子和趋化因子的调节下，通过黏附贴壁和趋化等系列活动穿越血管内皮，到达炎症部位，吞噬细菌，再通过释放溶酶体酶或呼吸爆发活动杀灭细菌。如果中性多形核白细胞趋化或黏附功能降低或有缺陷，将严重影响中性多形核白细胞向炎症部位聚集。有证据表明，某些伴有中性多形核白细胞数目减少或功能缺陷的全身疾病，如周期性白细胞缺乏症、Chediak-Higashi综合征、掌跖角化-牙周破坏综合征（Papillon-Lefevre syndrome）等患者常伴有严重的牙周炎。由此可见中性多形核白细胞对牙周健康的维持是必不可少的。

　　2. 单核-巨噬细胞　　单核-巨噬细胞是宿主防御系统的重要组成部分，在动员宿主的防御机制和抗感染中发挥关键作用，维持着宿主-微生物之间的平衡。在微生物感染时，单核-巨噬细胞要发挥防御功能就必须向感染部位移动和聚集，因此单核-巨噬细胞的趋化和吞噬能力如何，直接影响其防御功能的发挥。有学者报告，有些快速进展性牙周炎患者的单核-巨噬细胞有趋化功能的异常。

　　单核-巨噬细胞在反应初期作为载抗原细胞，在效应期除了具有调节功能外，还作为炎症细胞、杀肿瘤细胞和杀菌细胞。一旦与外来细菌接触，巨噬细胞的杀菌能力增加，并分泌许多细胞因子刺激其他细胞的抗菌反应。这些细胞因子具有多种功能，包括放大特异性免疫系统、诱导和扩大炎症、刺激组织破坏。此外，巨噬细胞产生的细胞因子IL-1β和PGE$_2$能刺激破骨细胞，促进骨破坏。因此，巨噬细胞虽然在所有的免疫反应中起了重要的作用，但在组织破坏和骨吸收中也起了不可忽视的作用。

（三）龈沟液

　　龈沟液指通过龈沟内上皮和结合上皮从牙龈结缔组织渗入到龈沟内的液体。龈沟液的液体成分主要来源于血清，其他成分则分别来自血清、邻近的牙周组织（上皮、结缔组织）及细菌。现在已知龈沟液内含有四十多种成分，内容包括补体-抗体系统成分、各种电解质、蛋白质、葡萄糖、酶等，也含有白细胞（主要为通过龈沟上皮迁移而出的中性白细胞）、脱落的上皮细胞等。这些成分在健康和疾病状态下有很大的变化，通过检测龈沟液中某些成分水平的变化，可有助于牙周疾病状况的诊断。

　　牙龈健康者只有极少量龈沟液。龈沟液量增多是牙龈炎症早期的主要表现之一，常早于临床表征的改变。牙龈炎症明显时，龈沟液量明显增多。性激素可直接或间接影响毛细血管的通透性，故妇女排卵期、妊娠期或服用激素性避孕药时龈沟液量可增多。在炎症时,龈沟液中的炎症介质水平增高,如IL-1、PGE_2等;龈沟液中的多种酶,如天冬氨酸转氨酶、碱性磷酸酶、髓过氧化物酶、胶原酶等,亦与牙周病的严重程度和活动期等有一定的关系。有些酶不仅来宿主(由成纤维细胞或白细胞产生),也可能来自龈沟液中的细菌,如胶原酶和碱性磷酸酶。龈沟液中的免疫球蛋白也与口腔防御功能有关,特异性抗体可通过阻止细菌附着、调理吞噬和与细菌形成抗原-抗体复合物等作用来阻止细菌的入侵。白细胞是龈沟液中的重要防御细胞。龈沟内的大多数白细胞均有活性,具有吞噬和杀菌能力。虽然在白细胞杀菌过程中也会释出有害牙周组织的物质,但一般情况下会被局限,并因牙周组织的快速更新而得到修复。因此,这些白细胞组成了一个防御外源性菌斑进入龈沟的主要防线。

从全身途径进入体内的某些药物也可进入龈沟液,并达到高而持久的浓度,因而可被利用来进行牙周治疗。如四环素、螺旋霉素、甲硝唑等。

概括起来龈沟液具有以下作用:①通过龈沟液的流动有利于清除龈沟内的外来物质;②含有可以促进上皮附着于牙面的血浆蛋白;③具有抗微生物的特异性抗体、补体、白细胞等防御成分;④能提供龈下细菌丰富的营养成分;⑤提供牙石矿化的物质。

龈沟液在牙龈组织的防御体系中起着重要作用,研究龈沟液的量及内容物的变化,对了解牙周疾病的发生机制、病情变化及治疗效果等均有重要意义。

第二节　牙龈疾病的病因学

牙周疾病的病因十分复杂,虽经一个多世纪的研究和争议,至今仍未完全解决。在历史上曾有主张纯属全身原因者,如牙周组织变性、营养不良、内分泌改变等;也有主张单纯属局部原因者。20世纪60年代中期以来,关于牙周病病因的研究进入了一个崭新的时代。目前公认牙周疾病(尤其是牙周炎)是多因素的慢性感染性疾病,微生物是牙周病的始动因子,但单有微生物尚不足以引起病损,宿主的易感性也是基本要素,牙周炎的发生和发展是微生物、宿主、环境相互作用的结果。牙龈炎和牙周炎的病因有很多共同之处,两者都是由于牙颈部的菌斑堆积,加上很多局部和(或)全身因素影响细菌的堆积和致病作用,以及加强或改变炎症、破坏过程。

一、牙菌斑

(一)牙菌斑是牙周病的始动因子

公元752年,我国的医书《外台秘要》中就有关于除去牙面沉积物以治疗牙龈疾病的记载。在西方,17世纪,Leeuwenhoek描述牙垢中有大量微生物,它们可使牙龈流血。但对于牙面沉积物及其中的微生物与牙周疾病的关系,则是在20世纪60年代以后才有了较多的了解。大量的流行病学调查表明,牙周疾病的罹患率及严重程度与口腔卫生状况和牙面的菌斑量成正比。口腔卫生差的人群与口腔卫生良好者相比,牙周疾病的患病率高,病情重。Loe等报告的实验性牙龈炎研究提供了细菌引起牙龈炎的有力证据。试验对12名牙龈健康的年轻男性受试者彻底进行牙齿清洁后,停止刷牙等一切口腔卫生措施,逐日对牙面的菌斑量、菌斑成分及牙龈炎症程度进行观察。结果发现全体受试者均在10~21天内发生了牙龈炎,菌斑中的细菌数量和成分也发生相应的变化。在恢复刷牙后5~7天内,全体受试者的牙龈均恢复正常。其他学者也观察到动物长期堆积牙菌斑可发生牙龈炎,并有一部分可发展为牙周炎。无菌动物即使在牙颈部结扎牙线,使食物残渣堆积,却不发生牙龈炎症;但接种细菌后,动物即发生炎症和形成牙周袋。临床上也见到对牙周病患者除去菌斑后可使病变停止或痊愈。此外,从牙周病患者的龈下菌斑中,可分离出多种毒性较大的细菌,这些细菌的数量与临床病情程度一致。将这些细菌接种于动物,可造成与人类牙周病相似的病变。从患者的血清中也可测得与这些细菌相应的特异抗体水平增高。上述事实有力地说明牙菌斑中的微生物是引起牙周疾病的主要病因,牙菌斑是引起牙周病的始动因子,是造成牙周破坏的必要因素。

(二)牙菌斑是生物膜

生物膜是微生物存在的一种实体,它形成在固体和液体的界面上,广泛存在于自然界,如船底、输水管路、海洋、湖泊等,也存在于动物和人体的口腔、肠道、呼吸道、泌尿系统与皮肤等部位。口腔的组织面、牙面或者修复体表提供了生物膜附着的固体表面,唾液、龈沟液提供了液体环境,使得牙菌斑生物膜得以形成。牙菌斑是由基质包裹的相互黏附或指黏附在牙面（或修复体）上的细菌性群体，它是软而不能被水冲掉或漱掉的堆积物。生物膜概念强调牙菌斑中的细菌是以整体生存的微生物生态群体，它不同于悬浮的单个细菌，是一个相对稳定的微环境。牙菌斑生物膜中，糖蛋白为主要成分的基质包裹着不同微生物形成的微克隆，中间有水性通道供微生物进行物质和信息交流，不同的微生物通过不同的代谢通路产生不同的代谢产物释放于细胞外基质中。牙菌斑中的微生物凭借生物膜这种独特结构黏附在一起生长，相互附着很紧，难以清除；生物膜结构有利于微生物的营养获得、有利于微生物间的相互依存；另外，电解质和化学分子很难进入生物膜深部，使得其中的微生物能抵抗宿主防御功能、表面活性剂或抗生素等的杀灭作用。因此，生物膜中的微生物能长期生存和繁殖，从而在合适的微环境中发挥不同的致病作用。对生物膜中致病微生物的杀灭也依赖于对生物膜结构的破坏。在临床上使用抗生素应在用机械方法破坏生物膜之后，即洁治和刮治之后。

（三）牙菌斑生物膜的成分

牙菌斑是由大量细菌（占菌斑固体成分的 70% ~ 80%）及细胞间物质所组成的有一定结构的生态单位。在 $1mm^3$ 的菌斑中约含 1 亿个以上的细菌，还有少量白细胞和口腔上皮细胞。细胞之间的基质约占菌斑固体重量的 1/3，主要成分为多糖，也有蛋白质和脂类。糖类主要来源于细菌从食物合成细胞外多糖，有些细菌也可将唾液糖蛋白分解为糖和蛋白。变形链球菌能利用饮食中的蔗糖合成不溶性的多糖，葡聚糖，它是形成龈上菌斑的极好黏附基质。在这些基质中间有大小不等的水性通道，通道内有液体流动，细菌群体通过这些通道完成物质交换。

（四）牙菌斑生物膜的形成

人类的口腔是一个多种菌杂居的环境。婴儿口腔在出生后 6 ~ 10 小时就能分离出少量主要为需氧生长的细菌。牙齿萌出后，口腔细菌种类变得复杂，厌氧菌比例增加。口腔菌系的种类和数量因人而异，同一个体也随牙列情况、饮食类型、口腔卫生状况、疾病及健康状况而变化。目前已能从人类口腔分离出 300 ~ 500 多种微生物。按其生长条件，可分为需氧菌、厌氧菌和兼性厌氧菌，其中很多是正常口腔的常驻菌群。

唾液内的细菌附着于牙面是一个复杂的物理、化学过程。首先要求有合适的牙面。在经过彻底清洗和抛光的牙面上，数分钟内即开始形成一层无结构、无细胞的薄膜（1 ~ 3 μm），并迅速增厚，称为获得性薄膜。它来源于唾液中的糖蛋白。该薄膜是细菌在牙面附着所必需的条件。在薄膜形成约 1 ~ 2 小时后，即可有细菌牢固地附着其上。只有少数几种细菌具有直接黏附于薄膜的能力。最初附着的主要是革兰氏阳性球菌，如血链球菌、缓症链球菌等。附着机制十分复杂，通过综合的识别系统使黏附具有特异性。一些菌体表面的附件，如菌毛、绒毛等，含有称为黏附素的蛋白样大分子物质，这种含黏附素的部位称为结合点，可与牙面上具有相应糖结合物的位点（受体）相连接而完成黏附过程。唾液中的阳离子，如 Ca^{2+}，能在带负电荷的牙面和菌体表面之间起架桥作用，从而有助于黏附。细菌的附着也受唾液成分及 sIgA 的影响，后者抑制细菌附着于牙面。关于龈下菌斑的形成机制尚不甚明确，该处获得性薄膜可能来源于龈沟液的成分。

细菌在牙面附着定居后，若不及时清除，则以极快的速度繁殖增多，形成小的集落并互相融合。这些细菌及其所产生的细菌间物质为其他菌种的定居附着提供了适当的条件。随着时间延长，菌斑增厚，其成分也日益复杂，致病相关的微生物增加。最初 1 ~ 2 天的菌斑以革兰氏阳性球菌为主，也可逐渐出现革兰氏阳性短杆菌和阴性球菌，2 ~ 4 天后发展为大量丝状菌和厌氧杆菌，如梭形杆菌，4 ~ 7 天时形成以黏性放线菌和梭形杆菌等为主的交织结构，7 天以后开始出现螺旋体、牙龈卟啉单胞菌及厌氧的能自主运动的细菌等。随着时间延长，革兰氏阴性厌氧菌逐渐取代革兰氏阳性需氧菌，菌斑的毒性增大，能刺激牙龈发炎。新形成的菌斑在 24 小时后即可用染料来显示，在 30 天左右菌斑中微生物的量和种类达到最多，成为陈旧的成熟菌斑。滞留在龈缘附近的陈旧菌斑对牙龈的危害很大。因此，医师通过治疗彻底清除牙菌斑之后，仍需患者掌握有效的菌斑控制的方法并长期坚持，以保持健康。

在不同个体之间以及同一口腔内的不同部位，菌斑形成速度和成分差别很大。它受唾液的质和量、牙面光洁度、局部 pH、氧和二氧化碳张力、饮食成分、龈牙结合部的免疫反应、细菌之间的竞争和相互依赖等条件的影响。特定的口腔环境、特定的部位和特定的牙周临床状况决定了该部位成熟菌斑的状态。唾液量少而黏稠者，以及夜间睡眠口腔静止时菌斑形成较快；进食时唾液流量增多，加上食物的摩擦作用，牙面菌斑的形成较慢。纤维性食物对牙的平滑面有一定的清洁作用，但对牙龈附近及牙齿邻面的菌斑量无影响。富含蔗糖的饮食为细菌提供了产生多糖的条件，有利于龈上菌斑的形成。其他如牙齿排列不齐、修复体表面粗糙、口腔卫生习惯不佳者，菌斑也易堆积甚厚。

（五）牙菌斑的结构

菌斑按其附着部位可分为龈上菌斑和龈下菌斑。

1. 龈上菌斑 龈上菌斑位于牙冠的近龈1/3处和其他不易清洁的部位，如窝沟、裂隙、邻接面、龋洞表面等。但对牙周组织有危害的主要是龈缘附近的龈上菌斑和龈下菌斑。菌斑量少时不易辨认，可将牙面吹干，见到乳白色无光泽的薄膜，较厚者可见表面粗糙呈小颗粒状。也可用碱性品红或四碘荧光素钠等染料使之着色而显示。龈上菌斑的量和成分虽因人、因牙而异，也因牙周健康状况而异，但总的来说其成分和结构比龈下菌斑相对简单。杆菌、丝状菌、球菌等与牙面垂直呈栅栏状成层排列，并可以从深部发生钙化形成牙石。在陈旧的菌斑内尚可见谷穗状的结构，由丝状菌构成中心，周围黏附大量球菌。口腔卫生较差者的牙面还可堆积大量的软垢或称白垢。其成分主要为细菌、白细胞、上皮细胞及食物碎屑等。它们松散堆积，无一定结构，易被水冲掉。软垢和菌斑对牙周组织的危害是相同的。

2. 龈下菌斑 龈下菌斑位于龈沟内或牙周袋内，与袋内壁关系密切，菌斑与龈沟上皮之间有较多的白细胞。龈下菌斑最初可能是由附近的龈上菌斑向龈沟内延伸而形成的。健康的牙龈因龈沟较浅，龈下菌斑量少，其成分和结构与龈上菌斑无明显差别。但在牙龈有炎症使龈沟加深或形成牙周袋后，由于袋内的特定环境，使龈下菌斑的成分与龈上菌斑有较大不同。牙周袋内缺乏唾液的冲洗和自洁作用，是一个相对停滞的环境，一些已进入袋内的细菌（如唾液中有运动能力的、带鞭毛的细菌），虽然不能牢固地附于牙面，却也能在龈下菌斑中存活。此外，深袋内的氧化还原电势很低，有利于厌氧菌的生长。龈沟液内含有细菌生长所需的各种营养物质，这些都构成了有利于牙周致病菌生长的条件。因此，龈下菌斑中革兰氏阴性的厌氧微生物比例较高，如产黑色素普氏菌群、梭形杆菌、螺旋体等；革兰氏阳性菌及球菌的比例下降，革兰氏阴性厌氧菌的致病力较强。

（六）微生物的致病过程及机体反应性

菌斑堆积数小时后便可引起牙龈局部的小血管扩张充血，渗出增加，中性多形核白细胞贴壁并移出血管到达感染部位的结缔组织，并通过结合上皮进入龈沟。如果这种防御机制能够消灭致病菌并中和其毒性产物，则临床上表现为正常牙龈。反之，当炎症反应加重，白细胞移出增多时，在龈沟底附近的结缔组织中有以淋巴细胞为主的浸润，成纤维细胞变形，胶原纤维溶解消失，上皮内有大量中性多形核白细胞，上皮可有轻度增生，出现钉突但不向根方迁移。此种改变局限于龈沟底部，牙槽嵴不发生病理性吸收，无附着丧失。当机体防御能力足以将细菌所引起的这些炎症局限于此范围时，临床上表现为菌斑性龈炎。对于牙龈炎转变为牙周炎的机制尚不甚明确。菌斑微生物大致可通过下列三种途径使牙周组织患病（图5-7）。

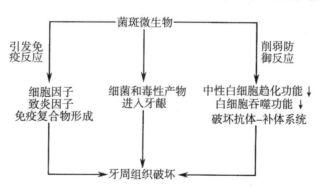

图 5-7 菌斑微生物的致病机制

1. 细菌的毒性产物直接刺激和破坏牙周组织 菌斑中某些细菌，如牙龈卟啉单胞菌、福赛坦菌、伴放线聚集杆菌、中间普氏菌、具核梭形杆菌等是牙周炎的重要致病菌。很多细菌可产生各种酶，如透明质酸酶，可破坏上皮和结缔组织的细胞间质；牙龈卟啉单胞菌和伴放线聚集杆菌等可产生胶原酶，溶解和破坏牙周软硬组织中的胶原；多种蛋白水解酶可破坏免疫球蛋白及组织；溶纤维素酶可使结缔组织中的纤维蛋白原溶解，有利于细菌和炎症的扩散等等。革兰氏阴性菌细胞壁的外膜可产生很多毒性产物，例如脂多糖内毒素大量存在于牙周炎患者的菌斑、牙石、唾液、龈沟液及暴露于牙周袋内的牙骨质中。体外试验表明，内毒素能降低人牙龈成纤维细胞的贴附能力和代谢活动，还能抑制骨组织的生长。伴放线聚集杆菌则能产生一种叫白细胞毒素的外毒素，在体外能于短时间内杀伤中性白细胞。细菌的多种代谢产物，如硫化氢、吲哚、胺、有机酸等，均能刺激和损伤袋上皮，引发炎症。

2. 宿主对细菌及其产物的炎症和免疫反应　宿主对细菌及其产物的炎症和免疫反应在牙周病的发生和发展中具有极其重要的作用。机体对菌斑的免疫反应包括特异和非特异的、全身和局部的。宿主反应包括保护性和破坏性两个方面。

（1）中性多形核白细胞、抗体、补体在牙周防御系统中起重要作用：细菌产生趋化物质，使中性多形核白细胞移出到结缔组织和龈沟内吞噬和杀死细菌。而中性多形核白细胞的吞噬功能有赖于补体的激活和抗体对细菌等异物的调理作用。补体激活在破坏细菌、促进中性多形核白细胞功能发挥及激活 B 淋巴细胞方面有防御意义，但它又有释放组胺、破坏细胞等作用；中性多形核白细胞噬菌后也会释放出溶酶体酶等损害牙周组织的物质。

已有大量研究证明牙周炎患者的血清和龈沟液中有很高水平的针对牙周致病菌及其产物的特异抗体，以 IgG 为主，又分 IgG1、IgG2、IgG3、IgG4 四种亚类，分别中和不同的有害抗原。特异抗体的水平与龈下菌斑中相应细菌的检出量、牙周破坏程度等有密切关系。但龈沟液中抗体水平和治疗后的变化与血清中水平不同。近年来认为牙龈局部的免疫反应对牙周炎的临床表现及进程有重要影响。

（2）细胞介导的免疫反应在牙周炎过程中也十分重要：细菌的感染引起一系列防御细胞游走至牙周局部，随着中性多形核白细胞而来的是单核－巨噬细胞和淋巴细胞。它们被内毒素激活后产生一系列的细胞因子，其中重要者如白介素 1-α、β；肿瘤坏死因子 α；破骨细胞激活因子等。这些因子引发的炎症反应又产生大量炎症介质，加重了炎症并导致牙槽骨吸收。宿主的炎症和免疫反应产物对牙周组织所造成的损伤和破坏远远超过了细菌本身的毒力。这种长期存在的慢性炎症使深部组织的胶原破坏，有利于因炎症而增生的结合上皮向根方迁移，加重了附着丧失。

（3）细菌及其产物可抑制和削弱机体的防御功能：唾液和龈沟内的 IgA 可作用于细菌，阻止其在牙面黏附。而有些细菌可产生 IgA 酶，破坏 IgA，从而有利于细菌附着。有的细菌能抑制中性多形核白细胞的趋化及吞噬功能，甚至杀伤白细胞。

近年来对人类和动物的大量研究表明，在同样存在菌斑的条件下，并非每个人都患牙周炎，各人的疾病类型和严重程度也不同。说明牙周病是一种机会性感染性疾病，除了致病菌的种类、数量和毒性因素之外，机体免疫反应的有效性还受到遗传和环境因素的影响。例如，吸烟和细胞因子的基因调控可影响宿主对细菌的反应，从而影响牙周病的易感性和临床表现（如进展速度、严重程度等）。一些危险因素的确认将丰富人类对牙周病本质的认识。

二、牙石

牙石是沉积在牙面上的已矿化的或正在矿化的菌斑及软垢。其中 70% ~ 90% 为无机盐，其余为有机物和水。无机物的主要成分与骨和牙体组织中的无机成分相似，主要为钙、磷，并有少量镁、钠、碳酸盐和微量元素。2/3 以上的无机盐呈羟磷灰石、磷酸盐的三斜晶系、八钙磷酸盐和磷酸氢钙等结晶形式。牙石中的有机成分与菌斑相似。电镜观察见牙石呈层板状结构，各层的钙化程度不同，内含规则或不规则排列的结晶。

牙石以龈缘为界分为龈上和龈下牙石。龈上牙石色较浅，亦可因吸烟或食物着色而呈深色。在唾液腺导管开口相对应处的牙面（如上颌第一磨牙颊面和下前牙舌面）上堆积较多。龈下牙石体积较小，多呈深色。其与牙面的附着比龈上牙石牢固。这可能是因为龈上牙石主要通过唾液薄膜附着于光滑的釉质表面，而龈下牙石所附着的牙骨质表面常因牙根表面被吸收或有小块牙骨质撕脱而凹凸不平。因此，龈下牙石常与牙面呈犬牙交错的镶嵌式附着，刮除时比较困难。

对牙石的矿化机制尚未完全明了。主要有两个因素：一是必须存在矿化的核心；二是矿物质的沉淀。菌斑中的细菌、上皮细胞、食物碎屑和细胞间质可为主要的矿化核心。在菌斑形成后 1 ~ 14 天内即可开始逐渐矿化，从菌斑的最内层开始。通常先发生于细菌间的基质和细菌表面，最后为细菌内部。矿化小灶逐渐融合成大块牙石。无菌动物实验表明，在没有细菌的情况下也可有牙石形成。

唾液中的钙、磷等矿物盐呈过饱和状态，是龈上牙石中无机盐的主要来源。矿化的机制有几种假说：①唾液中 CO_2 张力较高，进入口腔后 CO_2 张力降低约 1/2，使唾液 pH 升高，矿物离子即可析出而沉积；②细菌等蛋白质分解所产生的氨可使唾液或龈沟液的 pH 升高；③菌斑内的磷酸酶可水解唾液中的有机磷，增加磷离子的浓度，脂肪酸可促使钙化发生。龈下牙石的矿物质来源于龈沟液和袋内渗出物。

牙石形成的速度因人而异，同一个体口腔内不同牙位的沉积速度也不同，与菌斑的堆积量和矿化速度有关，受唾液的量和成分、饮食、口腔卫生习惯等的影响。儿童牙石少于成人，可能与菌系不同有关。

牙石与牙周病的关系非常密切。流行病学调查表明牙石量与牙龈炎症之间呈明显的正相关，但这种关系不像菌斑与牙龈炎之间那样强。牙石本身坚硬粗糙，对牙龈有刺激作用，影响牙龈健康，但牙石的致病作用主要源于它表面所覆盖的菌斑。牙石虽不直接致病，但它的表面始终有菌斑附着，是菌斑附着滋生的良好部位，也妨碍日常口腔卫生措施的实施；牙石的多孔结构也容易吸附大量的细菌毒素。因此，牙石是牙周病的重要致病因素，在治疗中务求彻底除净牙石。

三、其他局部因素

（一）不完善的牙科治疗

有些牙周炎症和破坏是由于不恰当的牙体治疗和修复体所引起或加重的。如银汞充填体的邻面悬突可刺激牙间乳头引起炎症，甚至牙槽骨吸收。修复体的接触不良、未恢复适当的边缘嵴或外展隙等，均易造成食物嵌塞。

修复体（如全冠）的龈缘位置及密合程度与牙周病变程度有密切关系。有不少研究表明延伸到牙龈缘以下达到龈沟底的修复体边缘对牙龈的危害较大。边缘位于龈下者，菌斑量较多，牙龈炎症较重，袋较深；边缘位于龈缘处者次之；而边缘位于牙龈的冠方者，其牙周状况良好接近无修复体处的情况。尤其是当修复体表面粗糙、与牙面密合度欠佳、黏结剂外露或日久溶解后出现了牙体与修复体之间的微隙等，更易造成菌斑滋生，刺激牙龈发炎。因此，近年来，普遍主张理想的修复体边缘应放在龈缘的冠方，只有因前牙美观需要以及龋坏、微裂等病变已达龈下时，才将修复体边缘放置到龈下。修复材料中以烤瓷、黄金及银汞合金等的光洁度优于树脂及黏固粉等。修复体外形过突，易使菌斑堆积和妨碍自洁作用。

设计和制作不佳的可摘式局部义齿会增加基牙的菌斑堆积和（或）咬合负担，基牙与义齿相邻一侧的牙面常有大量菌斑，造成牙龈炎症和龋齿。一般认为金属支架式基托比树脂基托对牙周组织的危害较小。

在正畸治疗过程中，佩戴矫治器（尤其是固定式）或过多的黏结剂，有碍菌斑的清除，加上儿童易患牙龈炎，常使原有的牙龈炎症加重或增生。加力过大易使牙根吸收、牙齿松动。因此，在正畸治疗开始前必须先治疗原有的牙龈炎，并授以恰当的口腔卫生方法，使患儿（者）能认真有效地清除菌斑。更有不恰当地使用橡皮圈来矫正替牙期儿童上前牙间的缝隙者，常使橡皮圈滑入龈沟和牙周膜间隙，在短期内造成严重的深牙周袋和牙槽骨吸收，牙齿极度松动，导致不可挽回的拔牙后果。口腔医师在工作中应竭力避免造成上述医源性的牙周损害。

（二）解剖缺陷

1. 牙体形态　有 3% ~ 5% 的上颌侧切牙或中切牙的舌面有畸形舌侧沟，常延伸至根部。沟内易滞留菌斑，且结合上皮不易附着，此处常形成一窄而深的牙周袋，临床易被忽略。磨牙牙颈部经常有釉质突起伸向或伸入根分叉区。有人报告有釉质突起的牙齿易发生根分叉区的牙周病变（图 5-8）。此外，如牙根过短、锥形牙根、磨牙牙根融合等，使牙齿对咬合力的承受能力降低，易松动。上颌第一前磨牙的近中颈部和根面凹陷较深，对清除菌斑和牙周治疗造成一定困难。

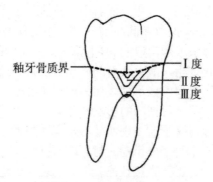

图 5-8　不同程度的釉质突起

2. 软组织缺陷　有文献报告附着龈的宽度不足或唇、颊系带附着位置过高而进入牙龈或牙间乳头，可使游离龈和乳头被拉离牙面，有利于牙周病的发生。但近年来认为只要认真清除菌斑，牙龈仍可保持健康。

3. 错𬌗畸形　个别牙齿的错位、扭转等易造成咬合创伤、食物嵌塞等。缺失牙若未及时修复，邻牙可发生倾斜，在倾斜侧常发生垂直型骨吸收和深牙周袋。牙齿的错位、拥挤常导致菌斑的局部堆积，因而易患牙周炎症。严重的深覆𬌗时下前牙咬伤上前牙的腭侧牙龈，造成炎症和溃疡。唇（颊）向错位的牙齿，其唇颊侧牙槽骨极薄，或可发生部分骨板缺损（"开窗"）或全部缺失（"开裂"），较易发生牙龈退缩或深牙周袋。

（三）食物嵌塞

正常情况下，邻牙之间紧密的接触关系、良好的𬌗面边缘嵴和牙齿形态，均能防止食物被挤压入两牙之间。理想的接触区应位于接近𬌗面边缘嵴处，即相当于邻面的最大颊、舌径处。过于偏向龈方或颊、舌侧均易造成嵌塞。造成食物嵌塞的原因大致可归纳为三个方面。

（1）相邻两牙间失去接触，出现窄缝：这种情况发生于：①邻面龋破坏了接触区和边缘嵴；②修复体未恢复接触区；③牙齿错位或扭转，使接触区的大小和位置异常；④缺失牙齿未及时修复，邻牙倾斜使相邻两牙间失去接触（图 5-9）；⑤患牙周炎的牙齿过于松动。

（2）来自对𬌗牙齿的挤压力或异常𬌗力：①牙尖过于高陡或位置异常，正好将食物压入对𬌗两牙之间，称为充填式牙尖（图 5-10）；②不均匀的磨耗所形成的尖锐牙尖或边缘嵴，挤压食物进入对𬌗牙间隙；③不均匀的磨耗或牙齿倾斜，相邻两牙的边缘嵴高度不一致，呈"阶梯状"（图 5-11），在对咬时将食物挤入间隙。例如，拔除下颌第三磨牙后，上颌第三磨牙下垂，在上颌第二、三磨牙间易嵌塞食物；下颌第三磨牙近中倾斜，低于第二磨牙平面时，则在下颌第二、三磨牙间造成嵌塞；④在上、下颌牙齿对咬过程中发生的水平分力可使牙齿暂时出现缝隙。如由于磨耗不均或其他原因，使上颌最后一个牙齿的远中尖或边缘嵴下垂，当上、下牙齿对咬时，下牙远中尖的远中斜面可将上颌最后的牙齿推向远中，使上颌牙的接触点暂时分开，食物易塞入此处（图 5-12）。当上下牙分开时，此缝隙即消失。单端固定桥的桥体受力时，基牙也会斜向桥体一侧，造成暂时的间隙。

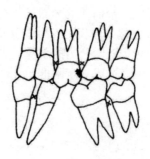

图 5-9　食物嵌塞的原因
拔牙后未及时修复，邻牙倾斜，对𬌗牙下垂，造成食物嵌塞（×处）和邻面龋

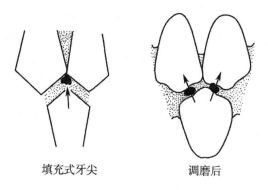

填充式牙尖　　　　　调磨后

图 5-10　充填式牙尖

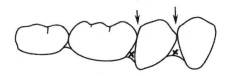

图 5-11　边缘嵴高度不一致，引起食物嵌塞

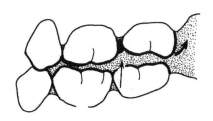

图 5-12　咬合时的水平推力，使上颌磨牙之间嵌塞食物

（3）由于邻面和𬌗面的磨损而使食物的外溢道消失，食物易被挤入牙间隙，正常的接触区周围有外展隙，𬌗面的窝沟应延长到边缘嵴或颊、舌面，形成食物溢出的通路；正常的边缘嵴还可阻止食物滑入牙间隙。当因磨损而使窝沟和边缘嵴消失，或邻面接触区过宽，颊、舌侧外展隙变小或消失，食物无法从外溢道溢出而被挤入牙间隙（图 5-13）。

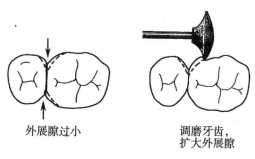

外展隙过小　　　　调磨牙齿，
　　　　　　　　　扩大外展隙

图 5-13　外展隙不足，引起食物嵌塞

上述情况均造成垂直嵌塞，即食物从𬌗面方向被压入牙间隙。牙周炎患者由于牙间乳头的退缩和支持组织的高度降低，使龈外展隙增大，进食时唇、颊和舌的运动可将食物压入牙间隙，此为水平嵌塞。食物嵌塞可引起牙龈的炎症，也可加重原已存在的牙周疾病，如牙龈乳头退缩、牙槽骨吸收等，还易发生根面龋。在临床上检查食物嵌塞的原因时常可发现上述数个因素并存，应逐个解决之。

（四）不良习惯

1. 口呼吸　口呼吸患者常兼有上唇过短，上前牙和牙龈外露，故患牙龈炎和牙龈肿大的机会较多。但也有人报告口呼吸者牙龈炎的患病率并不比正常人高，而炎症程度可能稍重。一般认为这是由于牙龈表面因外露而干燥以及牙面缺乏自洁作用，这些均可使菌斑丛生而产生龈炎。

2. 其他习惯　某些先天异常，如巨舌症，或由于幼时形成的吐舌习惯或吞咽时舌尖前伸顶住前牙。吐舌习惯对前牙造成过大的推力，使牙齿唇向倾斜或移位，前牙出现间隙、开𬌗、牙齿松动等，也可造成𬌗关系紊乱及食物嵌塞等。其他如咬指甲、咬工具、吮指、夜磨牙或咬紧牙齿、乐器吹奏员的职业习惯等，均可对唇颊、牙周膜、骨、牙体和𬌗关系造成一定的影响。

（五）其他局部因素

使用过硬的牙刷或刷毛翻卷、倒伏的陈旧牙刷、质地太粗的牙膏，不正确的刷牙和剔牙方法，均可造成牙体磨损及牙龈充血、糜烂和牙龈退缩。某些化学药物使用不当，如酚、硝酸银、塑化液、失活剂泄漏等也会损伤牙龈，甚至累及牙槽骨。颌面部的放射治疗使唾液腺破坏，造成口干，菌斑大量堆积，可使原已存在的牙龈炎或牙周炎迅速恶化，甚至发生组织坏死。

四、影响牙龈状况的全身因素

大量的研究已确认菌斑是牙周疾病的始动因子。然而，并非所有牙菌斑均引起牙周病，牙菌斑的量也并不一定与牙周组织的炎症和破坏程度相一致。说明必然有另一方面的因素起着重要的作用，这些因素包括宿主和环境两个方面，它们错综复杂的结合决定着不同个体对牙周病的易感性。关于牙周疾病的全身因素曾有过大量的研究，但大多为单一全身因素的动物实验，设计严格的临床研究不多。迄今为止未能证明有任何一种全身疾病或因素能单独引起牙周疾病。但不少全身情况可以降低或改变牙周组织对菌斑微生物的抵抗力和炎症反应，使之易于患病或改变病情。

（一）糖尿病

糖尿病是一种与多因素和多基因有关的内分泌疾病，主要特征是血糖耐量异常。它可由于胰岛素分泌不足、胰岛素功能不良或细胞表面缺乏胰岛素受体所致。临床可分为1型（胰岛素依赖型）和2型（非胰岛素依赖型），以2型为多见。其基本病理变化可导致多种并发症的发生，主要病变累及微血管及小动脉、视网膜、肾脏、神经系统等，抗感染能力低。近些年来的研究已证实糖尿病是牙周病的危险因素，糖尿病患者的牙龈炎和牙周炎的发生率及严重程度均高于非糖尿病者。主要的机制为：①牙周组织的小血管病变导致对牙周组织供氧不足及代谢废物堆积；②胶原破坏增加；③1型糖尿病患者易有中性多形核白细胞趋化功能降低，且常为家族性；④由于龈沟液量增多及氧分压的降低，使某些牙周致病菌过度繁殖。上述机制均使牙周组织发生炎症和迅速被破坏。未得到控制的糖尿病患者牙龈炎症明显，易出血，反复出现牙周脓肿，牙槽骨迅速吸收，以致牙齿松动脱落。总之，糖尿病不是牙周病的直接原因，但它可能影响牙周组织对局部感染的防御能力。近年来，我国的糖尿病患者不断增加，因牙周多发脓肿和反复脓肿到口腔科就诊的患者人数也逐步上升，需引起口腔医师的高度重视。

（二）性激素

人生不同时期中性激素水平的生理性波动作用于牙周组织，可影响和改变牙周组织对菌斑刺激物的反应性。青春期时，由于体内性激素水平的升高，牙龈毛细血管通透性增高，渗出增多，在菌斑存在的情况下，牙龈水肿易出血。青春期过后，机体对激素产生适应性，症状减轻。妇女在正常月经周期中，性激素水平的波动对牙周组织无明显影响，仅在排卵期龈沟液量可轻微增多。此种影响在口腔卫生不好、患有龈炎的妇女中较为明显。妇女妊娠时雌激素和黄体酮水平增高，龈沟液中的性激素水平也增高，牙龈毛细血管扩张、瘀血，炎症细胞和液体渗出增多。有人报告闭经后妇女有牙龈上皮变薄，牙龈苍白、发干等现象。但近年来多认为所谓的"绝经期剥脱性龈炎"可能是某些皮肤黏膜病所致。

（三）获得性免疫缺陷综合征（艾滋病）

患者由于病毒侵犯和破坏了淋巴免疫系统，使牙周组织对菌斑微生物的抵抗力也急剧降低。虽然有人报告HIV阳性和HIV阴性的牙周炎患者龈下菌斑并无显著区别，也就是说，并未发现HIV感染者的牙周病有特殊细菌。但他们却更易发生严重和进展迅速的坏死性溃疡性龈炎（NUG）或坏死性溃疡性牙周炎

（NUP）。一些报告表明坏死性溃疡性牙周炎的出现可能提示艾滋病患者免疫系统的严重破坏和CD$_4^+$T细胞（T辅助细胞）的极度降低，预示病情迅速恶化。

（四）营养

20世纪初期，有学者认为维生素C缺乏是牙周病的病因，严重偏食或营养不良而缺乏维生素C者，牙龈炎症肿胀严重。随着生活水平的改善，临床上的牙周病患者大多是摄取平衡饮食者，并无营养不良，而动物实验却常以单一营养素的缺乏作为观察条件。有人报告动物缺乏维生素C时，有牙槽骨疏松、牙周膜纤维束丧失、牙齿松动、牙龈出血等现象，但不一定有牙周袋形成。

其他一些全身因素将在具体牙龈病中叙述，例如有些白血病可以最早在牙龈出现病变，对及时诊断有重要意义。有些牙龈病有遗传背景，如牙龈纤维瘤病。某些金属盐，如铅、铋、汞及磷的中毒，导致牙龈的特殊改变。磷中毒除牙龈炎症外，常有牙槽骨的坏死，导致牙齿松动和脱落。

第三节　菌斑性龈炎

菌斑性龈炎在1999年的牙周病国际新分类中归属牙龈病中的菌斑性龈病（dental plaque-induced gingival disease）类，本病在过去称为慢性龈炎、慢性龈缘炎、单纯性龈炎。炎症主要局限于游离龈和龈乳头，是牙龈病中最常见的疾病，简称牙龈炎。世界各地区、各种族、各年龄段的人都可以发生。在我国儿童和青少年的患病率在70%～90%，成人的患病率达70%以上。几乎每个人在其一生中的某个时间段都可发生不同程度和范围的龈炎。该病的诊断和治疗相对简单，且预后良好，但因其患病率高，治愈后仍可复发，且相当一部分的牙龈炎患者可发展成为牙周炎，因此预防其发生和复发尤为重要。

一、病因

菌斑性龈炎是慢性感染性疾病，主要感染源为堆积在牙颈部及龈沟内的菌斑微生物。菌斑微生物及其产物长期作用于牙龈，导致牙龈的炎症反应和机体的免疫应答反应。因此，菌斑是最重要的始动因子，其他局部因素如牙石、不良修复体、食物嵌塞、牙错位拥挤、口呼吸等可加重菌斑的堆积，加重牙龈炎症。

患牙龈炎时，龈缘附近一般有较多的菌斑堆积，菌斑中细菌的量也较健康牙周时为多，种类也较复杂。此时菌斑中的G$^+$球、杆菌的比例较健康时下降，而G$^-$厌氧菌明显增多，牙龈卟啉单胞菌、中间普氏菌、具核梭形杆菌和螺旋体比例增高，但仍低于深牙周袋中此类细菌的比例。

二、临床病理

牙龈炎是一种慢性疾病，早期轻度龈炎的组织学表现与健康牙龈无明显界限，因为即使临床上表现健康的牙龈，其沟内上皮下方的结缔组织中也有少量的炎症细胞浸润。显微镜下所见的牙龈组织学变化不一。最轻度的炎症在临床可无表现，只是在龈沟下结缔组织中存在很少量的中性粒细胞、巨噬细胞、淋巴细胞和极少量的浆细胞，局部区域尤其是在沟上皮下方有结缔组织纤维的溶解。慢性重症牙龈炎时沟内上皮表面可有糜烂或溃疡，上皮内中性粒细胞增多，沟内上皮下方的炎性结缔组织区明显增大，内有大量的炎症细胞浸润，以浆细胞浸润为主，病变严重区胶原纤维消失。

三、临床表现

牙龈炎症一般局限于游离龈和龈乳头，严重时也可波及附着龈，炎症状况一般与菌斑及牙石量有关。一般以前牙区为多见，尤其是下前牙区最为显著。

1. 患者的自觉症状　刷牙或咬硬物时牙龈出血常为牙龈炎患者就医的主诉症状，但一般无自发性出血，这有助于与血液系统疾病及其他原因引起的牙龈出血鉴别。有些患者可感到牙龈局部痒、胀、不适，口臭等症状。近年来，随着社会交往的不断增加和对口腔卫生的逐渐重视，口腔异味（口臭）也是患者就诊的重要原因和较常见的主诉症状。

2. 牙龈色、形、质的变化

（1）色泽：健康牙龈色粉红，某些人可见附着龈上有黑色素。患牙龈炎时，由于牙龈组织内血管增生、充血，导致游离龈和龈乳头呈鲜红或暗红，病变严重时，炎症充血范围可波及附着龈。

（2）外形：健康牙龈的龈缘菲薄呈扇贝状紧贴于牙颈部，龈乳头充满牙间隙，附着龈有点彩。患龈炎时，由于组织水肿，牙龈冠向和颊舌向肿胀，龈缘变厚失去扇贝状且不再紧贴牙面。龈乳头圆钝肥大。附着龈水肿时，点彩也可消失，表面光滑发亮。少数患者的牙龈炎症严重时，可出现龈缘糜烂或肉芽增生。

（3）质地：健康牙龈的质地致密坚韧。患龈炎时，由于结缔组织水肿和胶原的破坏，牙龈质地松软、脆弱、缺乏弹性，施压时易引起压痕。当炎症较轻且局限于龈沟壁一侧时，牙龈表面仍可保持一定的致密度，点彩仍可存在。

3. 龈沟深度和探诊出血

（1）龈沟深度：健康的龈沟探诊深度一般不超过 2 ~ 3mm。当牙龈存在炎症时，探诊会出血，或刺激后出血。由于牙龈的炎性肿胀，龈沟深度可超过 3mm，但龈沟底仍在釉牙骨质界处或其冠方，无结缔组织附着丧失，X 线片示无牙槽骨吸收。

（2）探诊出血：在探测龈沟深度时，还应考虑到炎症的影响。组织学研究证明，用钝头的牙周探针探测健康的龈沟时，探针并不终止于结合上皮的最冠方（即组织学的龈沟底位置），而是进入到结合上皮内 1/3 ~ 1/2 处（图 5-14）。当探测有炎症的牙龈时，探针尖端会穿透结合上皮而进入有炎症的结缔组织内，终止于炎症区下方的正常结缔组织纤维的冠方（图 5-14）。这是因为在炎症时，结缔组织中胶原纤维破坏消失，组织对机械力的抵抗减弱，易被探针穿通。消炎后，组织的致密度增加，探针不再穿透到结缔组织中，使探诊深度减小。因此，在炎症明显的部位，牙周探诊的深度常大于组织学上的龈沟（袋）深度。有些患牙的牙龈炎症局限于龈沟（袋）壁上皮的一侧，牙龈表面红肿不明显，然而探诊后却有出血，这对牙龈炎的诊断和判断牙周炎症的存在有很重要的意义（表 5-1）。

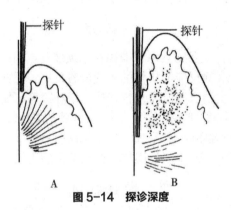

图 5-14 探诊深度

A. 牙龈无炎症时，探针终止于结合上皮内；B. 牙龈有炎症时，探针超过结合上皮

表 5-1 健康牙龈向龈炎发展的临床变化

	正常牙龈	牙龈炎
色泽	粉红（有些人可见黑色素）	鲜红或暗红
外形	龈缘菲薄紧贴牙面呈扇贝状，龈乳头充满牙间隙	龈缘和龈乳头组织水肿圆钝，失去扇贝状，牙龈冠向和颊舌向肿胀
龈沟深度	≤ 3mm	形成牙周袋
质地	坚韧有弹性	松软，水肿，施压时易引起压痕
出血倾向	正常探诊和刷牙均不出血	探诊后出血，刷牙时出血

1999 年，牙周病国际新分类提出的龈炎标准中包括了经过彻底的治疗后炎症消退、牙龈退缩、牙周支持组织的高度降低的原牙周炎患者。此时若发生由菌斑引起的边缘龈的炎症，但不发生进一步的附着丧失，亦可诊断为龈炎，其治疗原则及转归与单纯的慢性龈缘炎一样。然而，应明确原发的牙龈炎是指发生在没有附着丧失的牙龈组织的慢性炎症。

4. 龈沟液量　健康牙龈的龈沟内存在极少量的龈沟液。牙龈有炎症时，龈沟液量较健康牙龈增多，其中的炎症细胞、免疫成分也明显增多，炎症介质增多，有些患者还可出现龈沟溢脓。龈沟液量的增加是评估牙龈炎症的一个客观指标。也有人报告牙龈炎时龈沟内的温度升高，但此变化尚未用作临床指标。

在去除菌斑、牙石和刺激因素后，上述症状可消失，牙龈组织恢复正常。故牙龈炎是一种可逆性的牙周疾病。

四、诊断

菌斑性龈炎的诊断主要根据临床表现，即牙龈的色、形、质的改变，但无牙周袋、无新的附着丧失、无牙槽骨吸收，龈缘附近牙面有明显的菌斑、牙石堆积及存在其他菌斑滞留因素等即可诊断。牙龈炎的主要诊断特点见表5-2。

表5-2　菌斑性龈炎的诊断特点

1. 龈缘处牙面有菌斑、牙石，疾病主要限于龈缘和龈乳头

2. 牙龈色泽、形状、质地的改变，刺激后出血

3. 无附着丧失和牙槽骨吸收 *

4. 龈沟液量增加

5. 龈沟温度升高

6. 菌斑控制及其他刺激因素去除后病损可逆

注：* 发生于牙周炎治疗后的牙周组织可能存在附着丧失和骨丧失，但附着稳定不加重，即无新的附着丧失。

五、鉴别诊断

1. 早期牙周炎　应仔细检查磨牙及切牙的邻面有无附着丧失，可拍𬌗翼片看有无早期的牙槽嵴顶吸收。牙龈炎应无附着丧失，牙槽嵴顶的骨硬板完整连续。

2. 血液病引起的牙龈出血　白血病、血小板减少性紫癜、血友病、再生障碍性贫血等血液系统疾病均可引起牙龈出血，且易自发出血，出血量较多，不易止住。对以牙龈出血为主诉且有牙龈炎症的患者，应详细询问病史，注意与上述血液系统疾病相鉴别。血液学检查有助于排除上述疾病。

3. 坏死性溃疡性龈炎　坏死性溃疡性龈炎的临床表现以牙龈坏死为特点，除了具有牙龈自发性出血外，还有龈乳头和边缘龈坏死等特征性损害，可有口臭和假膜形成，疼痛症状也较明显，而菌斑性龈炎无自发痛和自发性出血。

4. HIV 相关性龈炎　HIV 相关性龈炎在 HIV 感染者中较早出现，临床可见游离龈缘呈明显的线状红色充血带，称为牙龈线形红斑。目前认为它与白色念珠菌感染有关，附着龈可有点状红斑，患者可有刷牙后出血或发性出血。在去除局部刺激因素后，牙龈的充血仍不易消退。艾滋病患者的口腔内还可出现毛状白斑、Kaposi 肉瘤等，血清学检测有助于确诊。

六、治疗原则

1. 去除病因　牙菌斑是引起菌斑性龈炎的直接病因。通过洁治术彻底清除菌斑、牙石，去除造成菌斑滞留和刺激牙龈的因素，牙龈的炎症可在一周左右消退，牙龈的色、形、质可完全恢复正常。对于牙龈炎症较重的患者，可配合局部药物治疗。常用的局部药物有 1% 过氧化氢溶液、0.12% ~ 0.2% 氯己定及碘制剂，一般不应全身使用抗生素。

2. 防止复发　菌斑性龈炎是可逆的，其疗效较理想，但也容易复发。在去除病因的同时，应对患者进行椅旁口腔卫生指导，教会患者控制菌斑的方法，使之能够持之以恒地保持良好的口腔卫生状况，并定期（间隔6 ~ 12个月）进行复查和治疗，才能保持疗效，防止复发。如果患者不能有效地控制菌斑和定期复查，导致菌斑再次大量堆积，菌斑性牙龈炎是很容易复发的（约在一至数月内）。

七、预防

牙龈炎的预防应从儿童时期做起，从小养成良好的口腔卫生习惯，并定期接受口腔检查，及早发现和

治疗。目前，我国公众普遍缺乏口腔卫生知识和定期的口腔保健，口腔医务工作者的迫切任务是广泛开展和普及口腔健康教育，牙周病的预防关键在于一生中坚持每天彻底地清除菌斑。

第四节　青春期龈炎

牙龈是性激素作用的靶器官。性激素波动发生在青春期、月经期、妊娠期和绝经期。妇女在生理期和非生理期（如性激素替代疗法和使用性激素避孕药）激素的变化可引起牙周组织的变化，尤其是已存在菌斑性牙龈炎时变化更明显。这类龈炎的特点是非特异性炎症伴有明显的血管增生和扩张，临床表现为明显的出血倾向。青春期龈炎是青春期最常见的牙龈病。

一、病因

青春期龈炎与牙菌斑和内分泌明显有关。青春期牙龈对局部刺激的反应往往加重，可能由于激素（最重要的是雌激素和睾丸激素）水平高使得龈组织对菌斑介导的反应加重。不过这种激素作用是短暂的，通过采取口腔卫生措施可逆转。这一年龄段的人群由于乳牙与恒牙的更替、牙齿排列不齐、口呼吸及戴矫治器等，造成牙齿不易清洁。加之该年龄段患者一般不注意保持良好的口腔卫生习惯，如刷牙、用牙线等，易造成菌斑的滞留，引起牙龈炎，而牙石一般较少。

成人后，即使局部刺激因素存在，牙龈的反应程度也会减轻。但要完全恢复正常必须去除这些刺激物。此外，口呼吸、不恰当的正畸治疗、牙排列不齐等也是儿童发生青春期龈炎的促进因素。青春期牙龈病的发生率和程度均增加，保持良好的口腔卫生能够预防牙龈炎的发生。

二、临床表现

青春期发病，牙龈的变化为非特异性的炎症，边缘龈和龈乳头均可发生炎症，好发于前牙唇侧的牙间乳头和龈缘。其明显的特征是：牙龈色红、水肿、肥大，轻刺激易出血，龈乳头肥大常呈球状突起。牙龈肥大发炎的程度超过局部刺激的程度，且易于复发。

三、诊断

主要依据以下几点做出诊断：
（1）青春期前后的患者。
（2）牙龈肥大发炎的程度超过局部刺激的程度。
（3）可有牙龈增生的临床表现。
（4）口腔卫生情况一般较差，可有错𬌗、正畸矫治器、不良习惯等因素存在。

四、治疗原则

（1）以自我控制菌斑为目的的口腔卫生指导。
（2）洁治，除去龈上牙石、菌斑和假性袋中的牙石。
（3）纠正不良习惯。
（4）改正不良修复体或不良矫治器。
（5）经上述治疗后仍有牙龈外形不良、呈纤维性增生者可行龈切除术和龈成形术。
（6）完成治疗后应定期复查，教会患者正确刷牙和控制菌斑的方法，养成良好的口腔卫生习惯以防止复发。对于准备接受正畸治疗的青少年，应先治愈原有的牙龈炎，并教会他们掌握正确的控制菌斑的方法。在正畸治疗过程中定期进行牙周检查和预防性洁治，对于牙龈炎症较重无法控制者应及时中止正畸治疗，待炎症消除、菌斑控制后继续治疗，避免造成对深部牙周组织的损伤和刺激。

第五节　妊娠期龈炎

妊娠期龈炎是指妇女在妊娠期间，由于女性激素水平升高，原有的牙龈炎症加重，牙龈肿胀或形成龈瘤样的改变（实质并非肿瘤）。分娩后病损可行减轻或消退。妊娠期龈炎的发生率报告不一，在30%～100%。国内对上海700名孕妇的问卷调查及临床检查的研究结果显示，妊娠期龈炎的患病率为73.57%，随着妊娠时间的延长，妊娠期龈炎的患病率也提高。有文献报告孕期妇女的龈炎发生率及程度均高于产后，虽然孕期及产后的菌斑指数均无变化。

一、病因

妊娠期龈炎与牙菌斑和患者的黄体酮水平升高有关。妊娠本身不会引起龈炎，只是由于妊娠时性激素水平的改变使原有的慢性炎症加重。因此妊娠期龈炎的直接病因仍然是牙菌斑，此外与全身内分泌改变即体内性激素水平的变化有关。

研究表明，牙龈是雌性激素的靶器官，妊娠时雌激素水平增高，龈沟液中的雌激素水平也增高，牙龈毛细血管扩张、瘀血，炎症细胞和液体渗出增多。有文献报告，雌激素和黄体酮参与调节牙龈中花生四烯酸的代谢，这两种激素刺激前列腺素的合成。妊娠时雌激素和黄体酮水平的增高影响龈上皮的角化，导致上皮屏障的有效作用降低，改变结缔组织基质，并能抑制对菌斑的免疫反应，使原有的龈炎临床症状加重。

有学者发现妊娠期龈炎患者的牙菌斑内中间普氏菌的比率增高，并与血浆中雌激素和黄体酮水平的增高有关。因此，在妊娠期炎症的加重可能是由于菌斑成分的改变而不只是菌斑量的增加。分娩后中间普氏菌的数量降至妊娠前水平，临床症状也随之减轻或消失。有学者认为黄体酮在牙龈局部的增多为中间普氏菌的生长提供了营养物质。在口腔卫生良好且无局部刺激因素的孕妇，妊娠期龈炎的发生率和严重程度均较低。

二、病理

组织学表现为非特异性、多血管、大量炎细胞浸润的炎症性肉芽组织。牙龈上皮增生、上皮钉突伸长，表面可有溃疡，基底细胞可表现为细胞内和细胞间水肿。结缔组织内有大量的新生毛细血管，血管扩张充血，血管周的纤维间质水肿并伴有慢性炎症细胞浸润。有的牙间乳头可呈瘤样生长，称妊娠期龈瘤，实际并非真性肿瘤，而是发生在妊娠期的炎性血管性肉芽肿。病理特征为明显的毛细血管增生，血管间的纤维组织可有水肿及黏液性变，炎症细胞浸润，其毛细血管增生的程度超过了一般牙龈对慢性刺激的反应，致使牙龈乳头炎性增长而呈瘤样表现。

三、临床表现

1. 妊娠期龈炎　患者一般在妊娠前即有不同程度的牙龈炎，从妊娠2～3个月后开始出现明显症状，至8个月时达到高峰，且与血中黄体酮水平相一致。分娩约2个月后，龈炎可减轻至妊娠前水平。妊娠期龈炎可发生于个别牙或全口牙龈，以前牙区为重。龈缘和龈乳头呈鲜红或暗红色，质地松软、光亮，呈显著的炎性肿胀，轻触牙龈极易出血，出血常为就诊时的主诉症状。一般无疼痛，严重时龈缘可有溃疡和假膜形成，有轻度疼痛。

2. 妊娠期龈瘤　亦称孕瘤。国内学者报告妊娠期龈瘤患病率约为0.43%，而国外学者报告妊娠期龈瘤在妊娠妇女中发生率为1.8%～5%，多发生于个别牙列不齐的牙间乳头区，前牙尤其是下前牙唇侧乳头较多见。通常在妊娠第3个月，牙间乳头出现局限性无痛性增生物，有蒂或无蒂、生长快、色鲜红、质松软、易出血。有的病例在肥大的龈缘处呈小分叶状，或出现溃疡和纤维素性渗出，也称为化脓性肉芽肿。严重病例可因巨大的妊娠瘤妨碍进食，但一般直径不超过2cm。妊娠期龈瘤的本质不是肿瘤，不具有肿瘤的生物学特性。分娩后妊娠瘤大多能逐渐行缩小，但必须除去局部刺激物才能使病变完全消失。

妊娠妇女的菌斑指数可保持相对无改变，临床变化常见于妊娠期4～9个月时，有效地控制菌斑可使病变逆转。

四、诊断

依据以下几点可做出诊断：

（1）孕妇，在妊娠期间牙龈炎症明显加重且易出血。

（2）临床表现为牙龈鲜红、松软、易出血，并有菌斑等刺激物的存在。

（3）妊娠瘤易发生在孕期的 4 ~ 9 个月时。

五、鉴别诊断

妊娠期龈炎需与以下疾病鉴别：

（1）有些长期服用避孕药的育龄妇女也可有妊娠期龈炎的临床表现，一般通过询问病史可鉴别。

（2）妊娠期龈瘤应与牙龈瘤鉴别：牙龈瘤的临床表现与妊娠期龈瘤十分相似，可发生于非妊娠的妇女和男性患者。临床表现为个别牙间乳头的无痛性肿胀、突起的瘤样物、有蒂或无蒂、表面光滑、牙龈颜色鲜红或暗红、质地松软极易出血，有些病变表面有溃疡和脓性渗出物。一般多可找到局部刺激因素，如残根、牙石、不良修复体等。

六、治疗原则

（1）细致认真的口腔卫生指导。

（2）控制菌斑（洁治），除去一切局部刺激因素（如牙石、不良修复体等），操作手法要轻柔。

（3）一般认为分娩后病变可退缩。妊娠瘤若在分娩以后仍不消退则需手术切除，对一些体积较大妨碍进食的妊娠瘤可在妊娠 4 ~ 6 个月时切除。手术时注意止血。

（4）在妊娠前或早孕期治疗牙龈炎和牙周炎并接受口腔卫生指导是预防妊娠期龈炎的重要举措。虽然受性激素影响的龈炎是可逆的，但有些患者未经治疗或病情不稳定可引发牙周附着丧失。

微信扫码
◆临床科研
◆医学前沿
◆临床资讯
◆临床笔记

第 六 章

口腔黏膜疾病

第一节 概论

口腔黏膜病是指发生在口腔黏膜与软组织上的类型各异、种类众多的疾病总称。口腔黏膜病病因复杂,病种较多,临床表现多样化,往往与全身状况关系密切,有些黏膜病是全身疾病的口腔表现。

一、口腔黏膜病的特点

(1)口腔黏膜病的特点是病种多,临床表现多种多样,常与全身病有关或者就是系统病在口腔的表征,与临床其他学科,如皮肤科、内科、精神科、儿科关系密切。

(2)每种口腔黏膜疾病都有其各特殊的损害特征,同一病变在不同阶段可表现出不同类型的损害。如一期梅毒表现为硬下疳,二期梅毒表现为丘疹性梅毒疹和黏膜斑,三期梅毒表现为树胶样肿。

(3)有些不同疾病可以出现同样的口腔表现:如最常见的复发性阿弗他溃疡,人群的患病率为10% ~ 25%,在特定人群中,该病的患病率甚至可以达到50%。贝赫切特综合征(白塞病)又称口 - 眼 - 生殖器三联征,是一种以细小血管炎为病理基础的慢性进行性系统损害性疾病,该病几乎100%的患者会出现口腔溃疡,经常是首先发生,随后会出现生殖器溃疡,眼的病损,眼病如不及时治疗会引起失明。贝赫切特综合征(白塞病)还可能出现心血管、神经、呼吸、消化等多系统病变,严重的可危及生命。在治疗上两者有很大区别:复发性阿弗他溃疡以局部消炎、镇痛、促进溃疡愈合为主;贝赫切特综合征(白塞病)是以免疫抑制药肾上腺皮质激素为首选治疗。

(4)口腔黏膜病共有近百种,除复发性阿弗他溃疡、口腔扁平苔藓、唇疱疹和慢性唇炎等常见病较多见,其他疾病的发生率不一,总体来讲患者总数偏少。很多黏膜病种,学生在实习期间很难看全,这使得许多口腔黏膜病被认为是临床诊断比较棘手的疑难之症。

(5)多数口腔黏膜病病因不明,尚缺乏特效的治疗药物和方法,特别是存在同病异治、异病同治的特点。

(6)与口腔其他学科牙体牙髓科、修复科、正畸科不同,口腔黏膜病的治疗主要依靠药物治疗。在国外不少学者将其称之为 oral medicine,提出 oral medicine 研究的重点是探讨与口腔疾病有关的内科学原则以及采用药物治疗的规律。

(7)随着现代化医学理论及技术的不断进步,免疫学、细胞生物学、分子生物学等许多领域的不断发展,对口腔黏膜病发病机制研究的不断深入,新的诊断治疗手段和药物在不断更新。

二、口腔黏膜病的临床检查特点

1. 全身情况 口腔黏膜病的临床检查以视诊及触诊为主。除局部检查外,对罹患全身疾病有口腔表征的患者要注意有无皮肤症状及体征,如多形红斑、天疱疮等,通过这些检查往往有助于做出正确的诊断。

2. 口腔情况 口腔黏膜病损的部位、大小、颜色、表面及基底的情况。

(1)视诊:通过视诊,可以区别口腔黏膜损害的特征与类型。在口腔黏膜病的视诊检查时应利用自然光线,但要避免日光线直接照射。有时可用放大镜对损害进行细致观察。还要注意检查皮肤有无典型皮疹。检查时要注意病损的形态、色泽、范围、假膜的颜色和厚薄。

（2）触诊：用橡皮指套或手术手套对损害区做触、扪、摸诊，尤其对慢性损害，应注意损害基底有无浸润、坚硬度如何、有无粘连和淋巴结大等情况。

（3）探诊：在大疱性疾病中可以用探针探查疱壁的边缘有无扩展。

（4）嗅诊：在口腔黏膜病检查时很重要，一般的口腔黏膜细菌性感染为炎性口臭；坏死性龈口炎除了有坏死臭味外还有血腥味；恶性肿瘤为组织腐败坏死气味。

三、口腔黏膜基本病损

口腔黏膜病虽然病种很多，但其基本病损不外乎以下几种，掌握这几种基本病损的临床表现和病理变化，做出一个正确的诊断就比较容易。

1. 斑点（macule） 是局限性黏膜颜色异常，不高出于黏膜表面，形状、面积大小不等，颜色比周围黏膜深。

2. 丘斑（patch） 一种界线清楚，大小不等，稍隆起而坚实的病损，为白色或灰白色，表面比较平滑或粗糙。

3. 丘疹（papule） 临床表现为小的局限性突出于黏膜表面的实质性疹子，大小不等，形状不一，直径一般在 1 ~ 5mm。表面可以是圆的、尖的、扁平的或多角形的。

4. 疱黏膜内储存液体而成疱（vesicle） 小疱直径为 2 ~ 5mm，突出于黏膜表面。可以是单发的，也可堆集成簇，破溃后形成糜烂或溃疡。

5. 大疱（bulla） 是较大的疱样病变，直径可为 0.5 ~ 5cm。疱性病变的上皮可以是薄的或厚的，紧张的或松弛的；病理表现按照疱性病变发生的部位可以分为上皮内疱和上皮下疱。

6. 溃疡（ulcer） 为口腔黏膜表面坏死或缺损形成的凹陷。溃疡表面有渗出物形成的假膜，多为淡黄色，基底是结缔组织，有炎症细胞浸润。临床上根据溃疡破坏的深浅，分为浅层溃疡和深层溃疡。浅层溃疡愈合后不留瘢痕，深层溃疡病损抵达结缔组织深层，故愈合后留有瘢痕。

7. 糜烂（erosion） 为黏膜上皮浅层的破坏，一般由机械刺激或药物烧伤引起，也可因上皮内疱破溃而引起，上皮表层剥脱后，下方结缔组织血管更易暴露，因此，临床表现为鲜红色病损。

8. 萎缩（atrophy） 可呈现红色的病变，表面所覆盖的上皮变薄，结缔组织内丰富的血管分布清楚可见。病变部位略呈凹陷，其特有的一些上皮结构消失，被一薄层上皮所取代，如舌乳头萎缩，可使舌面光滑呈鲜红色。

9. 假膜（pseudomembrane） 也称伪膜，为灰白色或黄色膜，由炎性渗出的纤维素、坏死脱落的上皮细胞和炎性细胞组成，它不是组织本身，故可以擦掉或撕脱。溃疡表面常有假膜形成。

10. 皲裂（rhagades） 表现为黏膜或皮肤的线状裂口。是某些疾病或炎症浸润，使局部组织失去弹性变脆而成。浅层皲裂愈合后不留瘢痕，深层皲裂愈合后可留瘢痕。

第二节 口腔单纯疱疹

单纯疱疹是由单纯疱疹病毒所致的皮肤黏膜病。临床上以出现簇集性小水疱为特征，有限性，易复发。

一、病因

单纯疱疹（Herpes simplex）是由单纯疱疹病毒（herpes simplex virus，HSV）所致的皮肤黏膜病。HSV是一种脱氧核糖核酸病毒。是发现最早的人疱疹病毒。20 世纪初已明确认识到 HSV 及其引起的疾病；20世纪 60 年代发现口腔 HSV 感染处分离的 HSV 接种到鸡胚的绒毛尿囊膜上形成的疱较小，而自生殖器感染处分离的 HSV 同样接种形成的疱较大，因此，当时将形成小疱的病毒称为Ⅰ型单纯疱疹病毒（HSVⅠ），将形成较大疱的病毒称为Ⅱ型单纯疱疹病毒（HSVⅡ）。这两种病毒在生物学、血清学和致病性等方面有所不同。Ⅰ型单纯疱疹病毒，主要引起皮肤黏膜感染。Ⅱ型单纯疱疹病毒感染者病损主要发生在生殖器和肛门。

二、临床表现

1. 原发性疱疹性口炎　最常见的由Ⅰ型单纯疱疹病毒引起的口腔病损，可能表现为一种较严重的龈口炎－急性疱疹性龈口炎。多数原发感染的临床症状并不显著。本病以6岁以下儿童较多见，尤其是6个月至2岁更多，因为多数婴儿出生后，即有对抗单纯疱疹病毒的抗体，这是一种来自母体的被动免疫，4～6个月时即行消失，2岁前不会出现明显的抗体效价。本病在成年人也不少见。

（1）前驱期：原发性单纯疱疹感染，发病前常有接触疱疹病损患者的历史。潜伏期为4～7d，以后出现发热、头痛、疲乏不适、全身肌肉疼痛，甚至咽喉肿痛等急性症状，颌下和颈上淋巴结大、触痛。患儿流涎、拒食、烦躁不安。经过1～2d后，口腔黏膜广泛充血水肿，附着龈和龈缘也常出现急性炎症。

（2）水疱期：口腔黏膜任何部位皆可发生成簇小水疱，似针头大小，特别是邻近乳磨牙（成人是前磨牙）的上腭和龈缘处更明显。水疱疱壁薄、透明，不久溃破，形成浅表溃疡。

（3）糜烂期：尽管水疱较小，但汇集成簇，溃破后可引起大面积糜烂，并能造成继发感染，上覆黄色假膜。除口腔内的损害外，唇和口周皮肤也有类似病损，疱破溃后形成痂壳。

（4）愈合期：糜烂面逐渐缩小，愈合，整个病程需7～10d。但未经适当治疗者，恢复较缓慢。患病期间，抗病毒抗体在血液中出现，发病的14～21d最高，以后，抗体下降到较低的水平，虽可保持终生，但不能防止复发。少数情况，原发感染可能在体内广泛播散，在极少数病例，HSV可进入中枢神经系统，引起脑炎、脑膜炎。

2. 复发性疱疹性口炎　原发性疱疹感染愈合以后，不管其病损的程度如何，有30%～50%的病例可能发生复发性损害。一般复发感染的部位在口唇或接近口唇处，故又称复发性唇疱疹。复发的前驱阶段，患者可感到轻微的疲乏与不适，病损区有刺激、灼痛、痒、张力增加等症状。在10多小时内出现水疱，周围有轻度的红斑。一般情况下，疱可持续到24h以内，随后破裂，接着是糜烂、结痂。从开始到愈合约10d，但继发感染常延缓愈合的过程，并使病损处出现小脓疱，愈合后不留瘢痕，但可有色素沉着。

三、诊断及鉴别诊断

大多数病例，根据临床表现都可做出诊断。如原发性感染多见于婴幼儿，急性发作，全身反应重，口腔黏膜的任何部位和口唇周围可出现成簇的小水疱。继后，口腔黏膜形成浅溃疡，口周皮肤形成痂壳。复发性感染成人多见，全身反应轻。在口角、唇缘及皮肤出现典型的成簇小水疱。

口腔单纯疱疹应与以下疾病鉴别。

1. 疱疹型复发性阿弗他溃疡　损害为散在分布的单个小溃疡，病程反复，不经过发疱期，溃疡数量较多，主要分布于口腔内角化程度较差的黏膜处，不造成龈炎，儿童少见，无皮肤损害。

2. 三叉神经带状疱疹　是由水痘带状疱疹病毒引起的颜面皮肤和口腔黏膜的病损。水疱较大，疱疹聚集成簇，沿三叉神经的分支排列成带状，但不超过中线。疼痛剧烈，甚至损害愈合后在一段时期内仍有疼痛。本病任何年龄都可发生，愈合后多不再复发。

3. 手足口病　是因感染柯萨奇病毒和肠道病毒EV71型所引起的皮肤黏膜病。前驱症状有发热、困倦与局部淋巴结大；然后在口腔黏膜、手掌、足底出现散在水疱、丘疹与斑疹，数量不等。斑疹周围有红晕，无明显压痛，其中央为小水疱，皮肤的水疱数日后干燥结痂；口腔损害广泛分布于唇、颊、舌、腭等处，初起时多小水疱，迅速成为溃疡，经5～10d愈合。但根据国内外资料，与其他肠道病毒引起的手足口病相比，由EV71型感染引起的疾病发生重症感染的比例较大，病死率也较高，重症病例病死率可达10%～25%，应该引起重视。

4. 疱疹性咽峡炎　由柯萨奇病毒A4所引起的口腔疱疹损害，临床表现似急性疱疹性龈口炎，但前驱期症状和全身反应都较轻，病损的分布只限于口腔后部，如软腭、悬雍垂、扁桃体处，为丛集成簇的小水疱，不久溃破成溃疡，损害很少发于口腔前部，牙龈不受损害，病程约7d。

5. 多形性红斑　多形渗出性红斑是一组累及皮肤和黏膜，以靶形或虹膜状红斑为典型皮损的急性炎症性皮肤黏膜病。诱发因素包括感染、药物，但也有些找不到明显诱因。黏膜充血水肿，有时可见红斑及水疱。但疱很快破溃，故最常见的病变为大面积糜烂。糜烂表面有大量渗出物形成厚的假膜。病损易出血，在唇部常形成较厚的黑紫色血痂。皮损常对称分布于手背、足背、前臂，损害为红斑、丘疹、水疱、大疱或血疱等。斑疹为水肿性红斑，呈圆形或卵圆形，可向周围扩展，中央变为暗紫红色，衬以鲜红色边缘，若中央水肿吸收凹陷成为盘状者，称为靶形红斑。

四、治疗

1. 全身抗病毒治疗

（1）核苷类抗病毒药：目前认为核苷类药物对抗 HSV 是最有效的药物。主要有阿昔洛韦、伐昔洛韦、泛昔洛韦和更昔洛韦。原发性疱疹性口炎，阿昔洛韦 200mg，每天 5 次，5d 为 1 个疗程；伐昔洛韦 1 000mg，每天 2 次，10d 为 1 个疗程；泛昔洛韦 125mg，每天 2 次，5d 为 1 个疗程。原发感染症状严重者，阿昔洛韦 150mg/kg·d）分 3 次静脉滴注，5 次为 1 个疗程。阿昔洛韦对病毒 DNA 多聚酶具有强大的抑制作用。不良反应有注射处静脉炎，暂时性血清肌酐升高，肾功能不全患者慎用。频繁复发（1 年复发 6 次以上）：为减少复发次数，可用病毒抑制疗法，阿昔洛韦 200mg，每天 3 次口服，或伐昔洛韦 500mg，每天 1 次口服，一般需要连续口服 6 ~ 12 个月。

（2）广谱抗病毒药物：如利巴韦林，主要通过干扰病毒核酸合成而阻止病毒复制，对多种 DNA 病毒或 RNA 病毒有效。可用于疱疹病毒的治疗。口服 200mg，每天 3 ~ 4 次；肌内注射每千克体重 5 ~ 10mg，每天 2 次；不良反应为口渴、白细胞减少等，妊娠早期禁用。

2. 局部治疗　口腔黏膜用药对原发性 HSV，感染引起疱疹性龈口炎是不可缺乏的，常使用的制剂有溶液、糊剂、散剂及含片。

0.1% ~ 0.2% 葡萄糖酸氯己定溶液、复方硼酸溶液、0.1% 依沙吖啶溶液漱口，皆有消毒杀菌作用。体外研究认为，氯己定液对 Ⅰ 型单纯疱疹病毒的生长有抑制能力，浓度增高，抑制力越强，并对病毒的细胞溶解作用也有抑制作用；体内试验认为，0.2% 的氯己定对 Ⅰ 型单纯疱疹病毒有抑制作用。

3% 阿昔洛韦软膏或酞丁安软膏局部涂搽，可用治疗唇疱疹。唇疱疹继发感染时，可用温的生理盐水、0.1% ~ 0.2% 氯己定液或 0.01% 硫酸锌液湿敷。

3. 支持疗法　急性疱疹性龈口炎是一种全身性疾病，必要时可采取卧床休息，供给足够的营养。消除继发感染和减轻局部症状。若有高热，严重的继发感染，应使用全身抗菌治疗，酌情予以对症处理。

4. 中医药治疗　中医学认为，急性疱疹性龈口炎属于口糜的范畴，是由脾胃积热上攻口舌、心火上炎或再兼外感风热之邪而致病。针对疾病的不同阶段，相应的辨证施治。疱疹性口炎也可局部应用中成药，如锡类散、冰硼散、西瓜霜等。

HSV-Ⅰ 引起的疱疹性龈口炎预后一般良好。但有极少数播散性感染的患者或幼儿可引起疱疹性脑膜炎。

五、预防

原发性单纯疱疹感染均因接触了单纯疱疹患者引起。单纯疱疹病毒可经口 - 呼吸道传播，也可通过皮肤、黏膜、眼角膜等疱疹病灶处传染。单纯疱疹病毒的活动感染患者与无症状的排毒者，他们的唾液、粪便中皆有病毒存在。故本病患者应避免接触其他儿童与幼婴。复发性单纯疱疹感染的发生是由于体内潜伏的单纯疱疹病毒被激活以后引起的，目前尚无理想的预防复发的方法，主要应消除诱使复发的刺激因素。

第三节　带状疱疹

带状疱疹（herpes zoster）是由水痘 - 带状疱疹病毒（herpes varicella-zoster virus，VZV）所引起的，以沿单侧周围神经分布的簇集性小水疱为特征，常伴有明显的神经痛。

一、病因

水痘 - 带状疱疹病毒为本病的致病病原体，侵犯儿童可引起水痘，在成年人及老年人则引起带状疱疹。VZV 与 HSV 有较多的同源性，基本特性与 HSV 相似，但只有一个血清型。对 VZV 的研究远少于 HSV，原因是 VZV 在体外难以生长，除猴的动物模型外，尚无其他动物模型。VZV 只能在人胚成纤维细胞中增殖并缓慢地产生局灶性细胞病变，受感染的细胞出现嗜酸性核内包涵体和多核巨细胞。VZV 在儿童无免疫力的情况下初次感染表现为水痘。也可以形成潜伏感染，病毒随神经进入脊神经或脑神经的感觉神经节的神经元中长期潜伏并不引起症状，多年后在某种诱发因素，如感冒、外伤等的激发后病毒活跃增殖，引起神经节炎症，并且在相应神经节分布部位皮肤上形成水疱，引起神经痛。VZV 具有高度传染性，直接接触，特别是吸入可传染。多数 VZV 患者感染后可获得终身免疫，个别免疫功能缺陷者可再发。

机体的免疫功能与发病的严重程度有密切关系，恶性肿瘤、系统性红斑狼疮、大面积烧伤及长期大量使用激素均易诱发带状疱疹。

二、临床表现

本病夏秋季的发病率较高。发病前期，常有低热、乏力症状，发疹部位有疼痛、烧灼感，三叉神经带状疱疹可出现牙痛。本病最常见于胸腹或腰部带状疱疹，约占整个病变的 70%，其次为三叉神经带状疱疹，约占 20%，损害沿三叉神经的 3 支分布。但 60 岁以上的老年人，三叉神经较脊神经更易罹患。

疱疹初起时颜面部皮肤呈不规则或椭圆形红斑，数小时后在红斑上发生水疱，逐渐增多并能合为大疱，严重者可为血疱，有继发感染则为脓疱。数日后，疱浆浑浊，逐渐形成结痂，1 ~ 2 周脱痂，遗留色素沉着，遗留的色素可逐渐消退，一般不留瘢痕，损害不超越中线。老年人的病程常为 4 ~ 6 周，也有超过 8 周者。

口腔黏膜的损害，疱疹多密集，溃疡面较大，唇、颊、舌、腭的病损也仅限于单侧。第一支除额部外，可累及眼角黏膜，甚至失明；第二支累及唇、腭及颊下部、颧部、眶下皮肤；第三支累及舌、下唇、颊及颏部皮肤。此外，病毒入侵膝状神经节可出现外耳道或鼓膜疱疹，膝状神经节受累同时侵犯面神经的运动和感觉神经纤维时，表现为面瘫、耳痛及外耳道疱疹三联征，称为 Ramsay-Hunt 综合征。

带状疱疹常伴有神经痛，但多在皮肤黏膜病损完全消退后 1 个月内消失，少数患者可持续 1 个月以上，称为带状疱疹后遗神经痛，常见于老年患者，可能存在 6 个月甚至更长。

三、诊断及鉴别诊断

根据有特征的单侧性皮肤 – 黏膜疱疹，沿神经支分布及剧烈的疼痛，一般易于诊断，应注意与单纯疱疹、疱疹性咽峡炎等鉴别。

四、治疗

1. 抗病毒药物　应尽早应用。阿昔洛韦口服，每次 200mg，每天 5 次，5 ~ 10d 为 1 个疗程或 400mg，每天 3 次，5d 为 1 个疗程；伐昔洛韦 1 000mg，每天 3 次，7d 为 1 个疗程；泛昔洛韦 500mg，每天 3 次，7d 为 1 个疗程。肾功能减退者需要减量。

2. 镇痛药物　卡马西平，每片 0.1g，初时每次服半片，逐渐增至每日 3 次，每次 1 片，镇痛效果明显。但应注意白细胞和血小板减少、皮疹及肝肾功能变化等，房室传导阻滞病史及骨髓抑制病史者禁用。

3. 营养神经药物　维生素 B_1 10mg，每天 3 次，口服；维生素 B_{12} 0.15mg，肌内注射，每日 1 次。

4. 激素　应用有争议，多认为早期使用可降低炎性反应，减少组织损伤，尤其对防止持久性脑神经麻痹和严重的眼部疾病有积极意义。病程在 7d 内的健康老年患者，每天口服 30mg 泼尼松，疗程 7d。

5. 局部治疗

（1）内黏膜病损：若有糜烂溃疡，可用消毒防腐类药物含漱、涂布，如 0.1% ~ 0.2% 氯己定或 0.1% 碘苷液涂布。也可以选择中药西瓜霜，锡类散。

（2）口周和颌面部皮肤病损：疱疹或溃破有渗出者，用纱布浸消毒防腐药水湿敷，可减少渗出，促进炎症消退，待无渗出并结痂后可涂少量 3% 阿昔洛韦软膏或酞丁胺软膏。

（3）物理疗法：以中波紫外线照射皮损处，促进皮损干涸结痂。红外线或超短波照射患处，有助于缓解疼痛。

第四节　手足口病

手足口病（hand-foot-mouth disease，HFMD）是一种儿童传染病，又名发疹性水疱性口腔炎。该病以手、足和口腔黏膜疱疹或破溃后形成溃疡为主要临床特征，其病原为多种肠道病毒。

一、病因

引起手足口病的病原微生物为小 RNA 病毒科、肠道病毒属的柯萨奇病毒（Coxasckie virus）A 组 16、4、5、7、9、10 型，B 组 2、5、13 型；艾柯病毒（ECHO viruses）和肠道病毒 71 型（EV71），其中以 Cox A16 及 EV71 型最为常见，我国主要为前者，但 EV71 感染引起重症病例的比例较大。Cox A16 多在婴幼儿中流行，而肠道病毒常致较大儿童及成人罹患。少年儿童和成人感染后多不发病，但能够传播病毒。

二、流行病学

本病 1957 年首次报道于新西兰，1958 年分离出柯萨奇病毒，1959 年提出手足口病命名，已先后在数十个国家和地区流行。我国 1981 年首发于上海市，此后，北京、河北、天津等十几个省份均有本病报道。国外流行病学数据显示，手足口病流行的间隔期为 2 ~ 3 年。HFMD 的传染源为患者和隐性感染者，肠道病毒主要经粪 – 口和（或）呼吸道飞沫传播，亦可经接触患者皮肤、黏膜疱疹液而感染，是否可经水或食物传播尚不明确。

托幼单位是本病的主要流行场所，3 岁以下的幼儿是主要罹患者。HFMD 的流行无明显的地区性，一年四季均可发病，但夏秋季最易流行。

肠道病毒传染性强、隐性感染比例大、传播途径复杂、传播速度快，在短时间内可造成较大范围的流行，疫情控制难度大。自 2008 年 5 月 2 日起，手足口病已纳入丙类传染病管理。

三、临床表现

HFMD 潜伏期为 3 ~ 4d，多数无前驱症状而突然发病。常有 1 ~ 3d 的持续低热，口腔和咽喉部疼痛，或有上呼吸道感染的特征。皮疹多在第 2 天出现，呈离心性分布，多见于手指、足趾背面及指甲周围，也可见于手掌、足底、会阴及臀部。开始时为玫红色斑丘疹，1d 后形成半透明的小水疱，如不破溃感染，常在 2 ~ 4d 吸收干燥，呈深褐色薄痂，脱落后无瘢痕。

口内颊黏膜、软腭、舌缘及唇内侧也有散在的红斑及小疱疹，多与皮疹同时出现，或稍晚 1 ~ 2d 出现。口内疱疹极易破溃成糜烂面，上覆灰黄色假膜，周围黏膜充血红肿。患儿常有流涎、拒食、烦躁等症状。本病的整个病程为 5 ~ 7d，个别达 10d。一般可愈，预后良好，并发症少见，但少数患者可复发（据国内调查复发率仅为 3‰）。

少数患者可并发无菌性脑膜炎、脑炎、急性弛缓性麻痹、呼吸道感染和心肌炎等，个别重症患儿病情进展快，易发生死亡。

四、诊断和鉴别诊断

夏秋季多见于托幼单位群体发病；患者多为 3 岁以下幼儿；手、足、口部位的突然发疹起疱，皮肤的水疱不破溃；一般全身症状轻，可自愈。

发病初期（1 ~ 3d）采咽拭子、疱液或粪便标本可分离出病毒，疱液中分离病毒诊断最准确。患者血清中特异性 IgM 抗体阳性，或急性期与恢复期血清 IgG 抗体滴度可增高 4 倍以上。此外，患者上述组织标本中可检测到病原核酸。

应与水痘、单纯疱疹性口炎及疱疹性咽峡炎鉴别。水痘是由水痘—带状疱疹病毒初次感染引起的急性传染病，也主要好发于婴幼儿，但以冬春两季多见，以发热及成批出现周身性、向心性分布的红色斑丘疹、疱疹、痂疹为特征，口腔病损少见。疱疹性口炎四季均可发病，一般无皮疹，偶尔在下腹部可出现疱疹。疱疹性咽峡炎为柯萨奇 A4 型病毒引起，其口腔症状与本病相似，但主要发生于软腭及咽周，而且无手足的病变。

五、治疗

1. 对症治疗　由于 HFMD 的症状较轻，预后良好，主要应注意患儿的休息和护理，给予稀粥、米汤、豆奶及适量冷饮，用淡盐水或 0.1% 氯己定液漱口，口服维生素 B1、维生素 B7、维生素 C。同时也应注意患儿的全身状况，如有神情淡漠、头痛、呕吐等症状，应警惕并发症（心肌炎、脑膜炎）的出现。

2. 抗病毒治疗　口服阿昔洛韦 5 ~ 10mg/（kg·d），每天 3 次；或 20mg/kg 阿昔洛韦加入 10% 葡萄糖溶液 100ml 静脉滴注，每天 1 次。阿昔洛韦能明显缩短发热及皮损愈合时间，减轻口腔疼痛，且无明显不良反应。小儿口服利巴韦林 10mg/kg，每天 4 次；或肌内注射 5 ~ 10mg/kg，每天 2 次；不良反应为口渴、白细胞减少等，妊娠早期禁用。利巴韦林目前已不再作为治疗手足口病的首选药物，但因其价格低廉，疗效高，仍适于基层医院推广使用。

3. 中医中药治疗　本病属中医"湿温""时疫"等范畴。病因为湿热疫毒，多因内蕴湿热，外受时邪，留于肺、脾、心三经而成。目前临床上可用口炎颗粒、板蓝根颗粒或抗病毒颗粒（见单纯性疱疹）口服；特别是托幼单位的群体发病情况下用中草药口服，有较好的疗效。

4. 局部用药　主要用于口腔溃疡，如各种糊剂及含片。含思密达、珍珠粉和利多卡因的溃疡糊剂有镇痛和促使溃疡愈合的作用。较大的患儿也可用西瓜霜或华素片含化。

六、预防

及时发现疫情和隔离患者是控制本病的主要措施。托幼单位应注意观察体温、双手和口腔，发现患儿应隔离 1 周，同时注意日用品、食具、玩具和便器的消毒。如发现患儿增多时，要及时向卫生和教育部门报告。根据疫情控制需要，教育和卫生部门可决定采取托幼机构或小学放假措施。

第五节　球菌性口炎

球菌性口炎（coccigenic stomatitis）是急性感染性口炎的一种，临床上以形成假膜损害为特征，故又称为假膜性口炎。

一、病因

主要致病菌有金黄色葡萄球菌、草绿色链球菌、溶血性链球菌、肺炎双球菌等。口腔黏膜球菌感染往往是几种球菌同时致病，引起口腔黏膜的急性损害。

二、临床表现

本病可发生于口腔黏膜任何部位。口腔黏膜充血，局部形成糜烂或溃疡，在溃疡或糜烂的表面覆盖着一层灰白色或黄褐色假膜，假膜特点是较厚微突出黏膜表面，致密而光滑。擦去假膜，可见溢血的糜烂面，周围黏膜充血水肿。患者唾液增多，疼痛明显，有炎性口臭，区域淋巴结增大压痛。有些患者可伴有发热等全身症状。涂片及细菌培养可明确诊断，血常规检查白细胞数增高。

三、诊断

球菌性口炎多发生于体弱和抵抗力低下的患者。病损有灰黄色假膜覆盖，假膜致密而光滑，拭去假膜可见溢血的糜烂面。病损周围炎症反应明显，炎性口臭，淋巴结大、压痛，白细胞数增高，体温升高。必要时，可做涂片检查或细菌培养，以确定主要的病原菌。

四、治疗

1. 控制感染　感染程度较严重或伴有全身感染症状者应尽量做细菌学检查和药敏试验，根据药敏试验结果选择具有针对性的抗菌药物。根据不同的感染类型、病情轻重程度、微生物检查结果、宿主的易感性等情况选择用药方式、用药剂量及疗程。

2. 补充维生素　维生素 B_1 10mg、维生素 B_2 5mg、维生素 C 100mg，每日 3 次。

3. 中药治疗　可选有清热解毒作用的药物，如银翘散、导赤丹、清胃散和清瘟败毒饮等。若有口渴思饮、心烦便秘、小便黄少等心脾积热症状，可口服口炎宁颗粒剂，每次 1 ~ 2 包。

4. 局部治疗　聚维酮碘漱口液含漱 15s，每 6 小时 1 次或 0.2% 氯己定漱口液含漱 1min，每 6 小时 1 次。西地碘片 1.5mg，含化，每天 4 ~ 6 次，西吡氯铵含片 0.5mg，含化，每天 4 ~ 6 次，有抗菌、收敛、镇痛作用。

第六节 口腔念珠菌病

口腔念珠菌病（oral candidosis）是真菌——念珠菌属感染所引起的急性、亚急性或慢性口腔黏膜疾病。近年来，由于抗生素和免疫抑制药在临床上的广泛应用，发生菌群失调或免疫力降低，而使内脏、皮肤、黏膜被真菌感染者日益增多，口腔黏膜念珠菌病的发生率也相应增高。长期慢性口腔念珠菌病还有恶变的可能，应引起重视。口腔念珠菌病中白念珠菌是最主要的病原菌。

一、病因

念珠菌是一种常见的条件致病菌，属于酵母样真菌，有学者译之为假丝酵母菌。迄今为止已发现200余种念珠菌。但条件致病性主要有以下几种：白念珠菌、热带念珠菌、白念珠菌类星型变种、克柔念珠菌、近平滑念珠菌、高里念珠菌、季也蒙念珠菌、乳酒念珠菌和1995年新发现的都柏林念珠菌等。其中白念珠菌、热带念珠菌致病力最强，引起人类念珠菌病的主要是白念珠菌、热带念珠菌和高里念珠菌，占60% ~ 80%。近年来报道，念珠菌感染菌种存在变迁趋势，引起念珠菌感染中非白念珠菌增多，且在病灶中可存在多种致病性念珠菌的混合感染。

白念珠菌广泛分布于自然界，土壤、植物、某些水果、奶制品及医院环境。由于念珠菌致病力弱，正常人也可分离出念珠菌而无临床症状和体征，称为带菌。据调查，正常人皮肤、口腔、消化道、阴道均可分离出本菌，其中带菌率以消化道为最高，约50%，其次是阴道和口腔为20% ~ 30%。念珠菌在口腔的带菌率与分离念珠菌的方法、收集时间和所选人群年龄和健康状况有关，平均约34.4%。有学者认为，每毫升唾液所带菌的念珠菌细胞数为200 ~ 500个时难以用涂片等方法检测出来，可以通过培养检测。国内学者研究，用混合唾液培养 < 100cfu/ml，含漱浓缩培养 <300cfu/ml，可作为带菌与感染的参考界限指标，但存在个体等方面的差异。多数念珠菌的感染是其机体所携带念珠菌的内源性感染，也有极少数由于食用大量污染的饮料等食品而造成的急性外源性感染。念珠菌也是医院感染的重要病原菌。

二、发病机制和易感因素

虽然健康人可带有念珠菌，但并不发病，当宿主防御功能降低以后，这种非致病性念珠菌转化为致病性，故念珠菌为条件致病菌。念珠菌引起的感染又称为机会性感染或条件感染。病原体侵入机体后能否致病，取决于其毒力、数量、入侵途径与机体的适应性、机体的抵抗能力及其他相关因素。

1. 念珠菌的毒力 主要集中在对白念珠菌的研究，如念珠菌对宿主黏膜及树脂塑料表面的黏附力、疏水性、芽管形成的能力、菌落的转化现象、产生蛋白酶和磷酸酶这两种水解酶的能力有关。普遍认为，白念珠菌的毒力主要在于侵袭力，其中黏附力和细胞外酶作用较肯定，而菌丝形成、抗吞噬作用等也可能增强其侵袭力。

2. 宿主的防御能力和易感因素 目前认为，宿主因素在念珠菌病发病中起着重要作用，以往也曾称念珠菌病是"有病者病"。如艾滋病患者多伴有念珠菌感染。大手术后、放疗后、口干综合征患者更易患念珠菌病。

（1）口腔菌丛的明显变化和唾液质及量的变化：在人类口腔中存在细菌和真菌，并常保持共生状态。抗生素使用不当可引起菌群失调，促进念珠菌的繁殖，使念珠菌带菌率增加，内源性感染的机会也随之增加。长期大量应用广谱抗生素，一方面可以使一些产生抗念珠菌物质的革兰阴性菌被抑制，真菌得以加快繁殖；另一方面，抗生素可增加白念珠菌的毒性。另外，抗生素对机体有毒性作用，可造成器官组织的损害，如造血功能和肾功能下降等，使机体抵抗力减低，也有利于念珠菌的感染。多见于长期大剂量广谱抗生素的应用，特别是口腔局部抗生素含漱或雾化吸入治疗等。口干（放射治疗后或干燥综合征）患者也有口腔菌丛的变化及唾液量的改变。唾液减少，唾液的机械冲洗和唾液中的抗菌成分，如唾液特异免疫球蛋白、溶菌酶、乳铁蛋白、富组蛋白等难以发挥作用而易使念珠菌在口腔黏膜黏附而致病。口腔卫生不良者唾液黏稠度增高、菌群的变化也是易感因素之一。

（2）慢性局部刺激及机械屏障的破坏：如不合适的义齿或正畸矫正器的局部创伤造成机械屏障的破坏，念珠菌容易黏附其表面，且念珠菌对丙烯酸树脂基托有较强的亲和力。完整的正常皮肤对念珠菌的侵袭起着屏障作用，但当皮肤受潮或发生浸渍时则易引起感染。如全口无牙患者口角常形成黏膜皱褶，这些皱褶长期浸渍于唾液中，因而破坏了黏膜对念珠菌侵袭的屏障作用，从而导致念珠菌口角炎的发生。体外实验研究表明，唾液获得性膜具有影响白念珠菌对固体表面黏附的功能。糜烂型扁平苔藓等其他口腔黏膜病造成口腔黏膜完整性破坏，也容易继发念珠菌感染。

（3）使用激素等免疫抑制治疗：应用激素、免疫抑制药、化学治疗和放射治疗可抑制炎症反应，降低吞噬功能。机体的细胞免疫及体液免疫功能下降，导致机体抗感染能力下降而引起感染。激素主要是增加对念珠菌的易感性，而不直接促使念珠菌生长。因此，长期口服或口腔局部应用（如雾化吸入）激素患者易感口腔念珠菌病。

（4）免疫缺陷：吞噬细胞的吞噬、杀菌作用和多种体液因子的非特异免疫，T、B淋巴细胞参与的特异性的体液和细胞免疫功能，特别是细胞免疫功能，在对抗念珠菌感染中起着主要作用。

（5）吸收和营养代谢障碍：血清中铁代谢异常是念珠菌感染的重要因素。因为念珠菌在代谢过程中需要游离铁离子，低浓度不饱和的转铁蛋白或高浓度的血清铁均与念珠感染有关。而血清中锌离子缺乏可助长念珠菌菌丝形成。

（6）其他：如血清抑制因子是存在于正常人血清中对抗念珠菌的一种非抗体调理素，能使念珠菌聚集，易被吞噬细胞杀灭。这种因子在新生儿体内就存在，但较母体为低，6～12个月可达成人水平，6个月龄前，特别是未满月的婴儿，最易罹患。而肝病、糖尿病、肿瘤及白血病患者中，抑制因子下降，从而促使念珠菌感染的发生。

3. 念珠菌感染与口腔白斑病的关系　有关白念珠菌感染与口腔白斑病的因果关系目前尚存在争议，但多数学者认为，白念珠菌感染在形成口腔白斑病中起着原发性的作用。

三、临床表现

1. 口腔念珠菌病分型　口腔念珠菌病分型尚不统一，可按病损特征及病变部位等分型，目前普遍采用Lehner（1966）提出的分型标准，即将口腔念珠菌病分为假膜型、萎缩型、增殖型念珠菌病及念珠菌感染有关的疾病，如正中菱形舌炎、念珠菌唇炎等。

（1）急性假膜型（鹅口疮）：急性假膜型念珠菌口炎，可发生于任何年龄的人，但以新生婴儿最多见，发生率为4%，又称新生儿鹅口疮或鹅口疮病。病程为急性或亚急性。病损可发生于口腔黏膜的任何部位。新生儿鹅口疮多在出生后2～8d发生，好发部位为颊、舌、软腭及唇。损害区黏膜充血，有散在的色白如雪的柔软小斑点，如针尖大小，不久即相互融合为白色或蓝白色丝绒状斑片，并可继续扩大蔓延至扁桃体、咽部、牙龈。早期黏膜充血较明显，故呈鲜红色与雪白的对比。而陈旧的病损黏膜充血减退，白色斑片带淡黄色。斑片附着十分紧密，稍用力可擦掉，暴露红的黏膜糜烂面及轻度出血。患儿烦躁不安、啼哭、哺乳困难，有时有轻度发热，全身反应一般较轻；但少数病例，可能蔓延到食管和支气管，引起念珠菌性食管炎或肺念珠菌病。少数患者还可并发幼儿泛发性皮肤念珠菌病、慢性黏膜皮肤念珠菌病。

（2）急性萎缩型（红斑型）：急性萎缩型念珠菌性口炎多见于成人，常由于广谱抗生素长期应用而致，且大多数患者原患有消耗性疾病，如白血病、营养不良、内分泌紊乱、肿瘤化学治疗后等。某些皮肤病，如系统性红斑狼疮、银屑病、天疱疮等，在大量应用青霉素、链霉素的过程中，也可发生念珠菌性口炎，因此，本型又被称为抗生素口炎。应当注意的是，这种成人急性念珠菌性口炎以舌黏膜多见，两颊、上腭、口角、唇等部位亦可发生。可有假膜，并伴有口角炎，但主要表现为黏膜充血、糜烂及舌背乳头呈团块萎缩，周围舌苔增厚。患者常首先有味觉异常或味觉丧失，口腔干燥，黏膜灼痛。

（3）慢性肥厚型（增殖型）：慢性肥厚型念珠菌口炎又称念珠菌白斑，可见于颊黏膜、舌背及腭部。由于菌丝深入到黏膜或皮肤的内部，引起角化不全、棘层肥厚、上皮增生、微脓肿形成以及固有层乳头的炎细胞浸润，而表层的假膜与上皮层附着紧密，不易剥脱。组织学检查，可见到轻度到中度的上皮不典型增生，有人认为，念珠菌白斑病有高于4%的恶变率，特别是高龄患者应提高警惕，争取早期活检，以明确诊断。

本型的颊黏膜病损，常对称地位于口角内侧三角区，呈结节状或颗粒状增生，或为固着紧密的白色角化斑块，类似一般黏膜白斑。腭部病损可由义齿性口炎发展而来，黏膜呈乳头状或结节状增生；舌背病损，可表现为丝状乳头增殖。肥厚型念珠菌口炎，可作为慢性黏膜皮肤念珠菌疾病症状的一个组成部分，也可见于免疫不全综合征和内分泌功能低下的患者。

（4）慢性萎缩型（红斑型）：慢性萎缩型念珠菌口炎又称义齿性口炎，多发生于戴义齿的患者。损害部位常在上颌义齿腭侧面接触之腭、龈黏膜，多见于女性患者。临床表现为义齿承托区黏膜广泛发红，形成鲜红色弥散红斑。在红斑表面可有颗粒增生，舌背乳头可萎缩，舌质红。

2. 与念珠菌感染有关的疾病

（1）念珠菌性唇炎：可伴有口角炎。患者自诉口干、灼痛及刺激痛。病程数月至数年。念珠菌感染引起的慢性唇炎，多发于高龄患者，一般发生于下唇，可同时有念珠菌口炎或口角炎。

（2）念珠菌口角炎：本病的特征是常为双侧罹患，口角区的皮肤与黏膜发生皲裂，邻近的皮肤与黏膜充血，皲裂处常有糜烂和渗出物，或结有薄痂，张口时疼痛或溢血。此种以湿白糜烂为特征的真菌性口角炎，应与维生素 B_2 缺乏症或细菌性口角炎区别，前者同时并发舌炎、唇炎、阴囊炎或外阴炎，后者多单发于一侧口角，细菌培养阳性（以链球菌为主）；而念珠菌口角炎多发生于儿童、身体衰弱患者和血液病患者。年长患者的口角炎多与咬𬌗垂直距离缩短有关，口角区皮肤发生塌陷呈沟槽状，导致唾液由口角溢入沟内，故常呈潮湿状态，有利于真菌生长繁殖。儿童在寒冷干燥的冬季，因口唇干裂继发的念珠菌感染的口角炎也较常见。

四、诊断

明确诊断口腔念珠菌病，除依靠病史和临床表现外，还需要实验室检查证实损害组织中存在病原菌。念珠菌实验室检测方法包括涂片法、分离培养、组织病理学检查、免疫学和基因诊断等。一般来说，临床上常用的方法是前 3 种。

1. 涂片法　只能发现真菌而不能确定菌种，对于口腔黏膜干燥的患者阳性率也较低。

（1）直接涂片：取口腔黏膜区假膜、脱落上皮等标本，涂一薄层于载玻片上，滴入 10% KOH 溶液，微加热以溶解角质。光镜观察，可见折光性强的芽生孢子和假菌丝，从而在数分钟内提供念珠菌感染的证据。

（2）革兰染色：用棉签或竹片刮取损害组织后趁湿润时固定，常规革兰染色呈阳性。

（3）PAS 染色：标本干燥后用 PAS 染色，芽孢呈红色，假菌丝较蓝，较便于观察。

2. 培养法　将标本接种于沙氏培养基，经 3 ~ 4d 后，形成乳白色圆形突起的菌落。若接种在玉米琼脂培养基上，则菌落发育更旺盛，中心隆起。镜检若查见厚壁孢子，可确诊为白念珠菌。

（1）棉拭子法：用棉拭子在病损区取材。

（2）唾液培养法：收集非刺激性唾液 1 ~ 2ml 接种。

（3）含漱液浓缩法：取 10ml 灭菌磷酸盐缓冲液充分含漱 1min，离心后弃上清，取 1ml 接种。

（4）纸片法：应用选择性培养基与化学指示剂吸附于混合纤维素酯微孔滤膜印制的圆片，取刮片标本接种其上，37℃培养 24h，可出现棕黑色菌落。

3. 免疫法　用间接免疫荧光法测定血清和非刺激性混合唾液的抗念珠菌荧光抗体。因存在较强的免疫交叉反应性，故假阳性率（误检率）较高。

4. 活检法　对于慢性或肥厚性损害可进行活检，将组织切片用 PAS 染色，镜下可见增生的口腔黏膜上皮细胞间有芽生孢子和菌丝。

5. 基因诊断　近年来，分子水平的研究使得对念珠菌的认识突破了表型鉴定的局限，应用基因分型方法对念珠菌进行种间鉴别和种内分型，为临床诊断和流行病学研究提供了更能反映物种本质的工具。

五、治疗

口腔念珠菌病以局部治疗为主，但严重病例及慢性念珠菌感染常需辅以全身治疗才能奏效。

1. 局部药物治疗

（1）碳酸氢钠溶液：浓度为 2% ~ 4% 用于哺乳前后洗涤口腔，以消除能分解产酸的残留凝乳或糖类，使口腔成为碱性环境，可阻止白色念珠菌的生长和繁殖。轻症患儿不用其他药物，病变在 2 ~ 3d 内即可消失，但仍需继续用药数日，以预防复发。也可用本药在哺乳前后洗净乳头，以免交叉感染或重复感染。

（2）甲紫水溶液：口腔黏膜以用 0.5% 浓度为宜，每日涂搽 3 次，以治疗婴幼儿鹅口疮和口角炎。

（3）氯己定：0.12% 溶液或 1% 凝胶局部涂布，冲洗或含漱，也可与制霉菌素配伍成软膏或霜剂，其中亦可加入适量去炎舒松，以治疗口角炎、义齿性口炎等（可将霜剂涂于基托组织面戴入口中）。以氯己定液与碳酸氢钠液交替含漱，可消除白念珠菌的协同致病菌——某些革兰阴性菌。

2. 抗真菌药物治疗

（1）制霉菌素：局部可用5万~10万U/ml的水混悬液涂布，每2~3h1次，涂布后可咽下。也可用含漱剂漱口，或制成含片、乳剂等。儿童（1~2岁）口服10万U/次，每日3次；成人口服每次50万~100万U，每日3次。

（2）咪康唑：散剂可用于口腔黏膜，霜剂适用于舌炎及口角炎，疗程一般为10d。

（3）氟康唑：为新型广谱高效抗真菌药。成年人首剂200mg/d，以后每日1次，每次100mg，疗程为10~14d。

（4）伊曲康唑：对氟康唑耐药的感染可以选用伊曲康唑治疗，100mg/d，疗程为10~14d。

3. 综合性治疗　除用抗真菌药物外，对身体衰弱，有免疫缺陷病或与之有关的全身疾病及慢性念珠菌感染的患者，常需辅以增强机体免疫力的综合治疗措施，如注射转移因子、胸腺素、脂多糖等，补充铁剂、维生素等。

4. 手术治疗　对于念珠菌白斑中的轻度、中度上皮异常增生，经以上药物治疗后（疗程可达3~6个月），可能逆转或消失。对于此种癌前损害，在治疗期间应严格观察白斑的变化，定期复查，若治疗效果不明显或患者不能耐受药物治疗，应考虑手术切除。

六、预防

（1）避免产房交叉感染，分娩时应注意会阴、产道、接生人员双手及所有接生用具的消毒。

（2）经常用温开水拭洗婴儿口腔，哺乳用具煮沸消毒，并应保持干燥，产妇乳头在哺乳前，最好用1/5 000盐酸氯己定溶液清洗，再用冷开水拭净。

（3）儿童在冬季宜防护口唇干裂，改正舔唇吮舌的不良习惯。

（4）长期使用抗生素和免疫抑制药的患者，或患慢性消耗性疾病的患者，均应警惕念珠菌感染的发生，特别要注意容易被忽略的深部（内脏）白念珠菌并发症的发生。

第七章

口腔颌面部手术

第一节　牙槽外科手术

一、义齿修复前手术

义齿修复前手术亦称修复前外科。活动义齿修复要求承担义齿基托的骨组织和软组织必须有良好条件，包括以下几点：

（1）有足够的骨组织支持义齿基托。

（2）骨组织有足够的软组织覆盖。

（3）无倒凹、无悬突。

（4）无尖锐的嵴尖或骨尖。

（5）颊、舌沟有足够的深度。

（6）无妨碍义齿就位及固位的系带、纤维条索、瘢痕、肌纤维、增生组织等。

（7）上、下颌牙槽嵴的关系良好。

在拔牙时就应考虑以后的修复问题，兼顾好对软硬组织最大限度的保存。提高拔牙水平应被视为义齿修复前手术的第一步。尽可能多地采取微创化的拔牙方法，减少对牙槽骨的损伤。对多个连续牙齿拔除后，如有扩大的牙槽窝可以手指压迫牙槽窝内外侧的骨板，使扩张的牙槽窝复位，预防以后形成骨突或倒凹；对折断松动的牙槽骨去除修整应想到以后必须有足量的骨支持义齿基托等等。

（一）系带矫正术

系带（或瘢痕索条）如在牙槽嵴上的附丽过于接近牙槽嵴顶部，会影响义齿的固位。如系带介于中切牙之间，也会影响正畸治疗，应完全切除，并包括切除深入骨中缝之间的纤维组织。这两种情况是不同的，前者称系带成形术；后者（为正畸目的）称系带切除术。

系带成形术的步骤如图7-1。也可以用Z成形术（图7-2）。

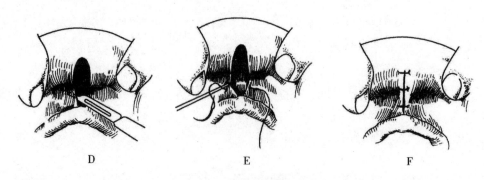

D　　　　　　　　　　E　　　　　　　　　　F

图 7-1　唇系带成形术

A. 助手拉起上唇，暴露唇系带；B. 在系带牙槽骨附着处两侧切开黏膜，从附着处骨膜上锐性分离直到进入上唇处之上；C. 以钳夹下端，自下而上将其切除，骨膜即暴露，仍附着于牙槽骨；D. 将黏膜

边缘从其下方组织游离；E. 将游离的黏膜拉向中线缝合，缝合时，牙槽骨部分应穿过骨膜，以保持唇沟的深度；F. 缝合完毕

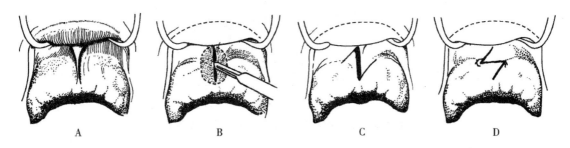

图7-2　唇系带成形术

舌系带过短，亦影响义齿固位，应行舌系带切除术（图7-3）。

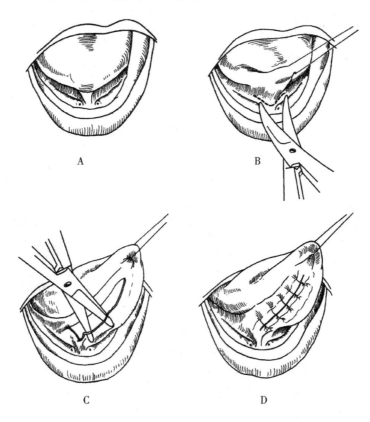

图7-3　舌系带切开术

（二）鼻中隔降肌附着过低矫正术

鼻中隔降肌肥大并附着过低，主要发生于两中切牙邻面之间，其肌纤维在上方呈扇形展开并与口轮匝肌交织在一起（图7-4）。牵拉上唇时，其宽广的扇形基底部变白，切牙乳头亦呈苍白。由于基底宽广，全部切除将使上唇变形，故手术时应只将其附着于牙槽突的部分上移（图7-5）。

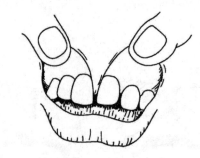

图7-4 鼻中隔降肌附着过低,牵拉上唇时的情况

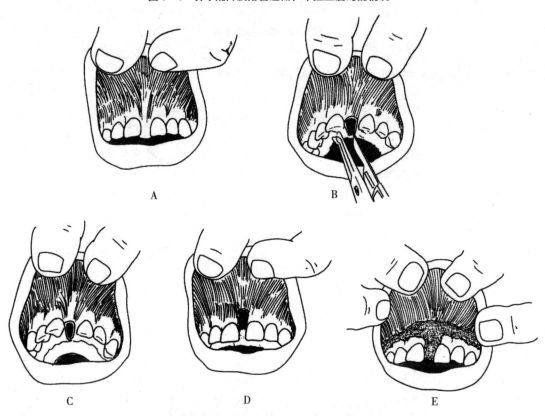

图7-5 鼻中隔降肌附着过低矫正术

A. 示术前,肌纤维与致密的胶原组织融合并延伸至二中切牙之间;B. 将其从二中切牙间切断,直至骨面。有时并需向腭侧游离并切除;C. 在此肌的两侧沿其起始处切开,将其从附着的骨面上游离并上推;
D. 上推至唇沟,在此处将其缝合于骨膜上;E. 创面放置碘仿纱条

(三)牙槽骨修整术

其目的为去除或矫正妨碍义齿修复的牙槽突上的骨尖、骨突、倒凹、锐嵴、上前牙槽嵴前突等。一般应在拔牙后2~3个月时进行,此时拔牙创已基本愈合,骨的吸收及改建活动已减慢。

小范围修整时,做弧形切口,弧形的顶端朝向牙槽嵴顶;切口大小以翻瓣后恰能显露所修整部位为度。大范围修整术的切口如图7-6。

翻瓣从唇颊面骨板光滑处开始,用较薄、较锐利的骨膜分离器。牙槽嵴顶部因拔牙创愈合的关系,纤维组织或瘢痕较多,翻瓣较难。注意翻瓣时勿越过唇颊沟,以减轻术后肿胀。

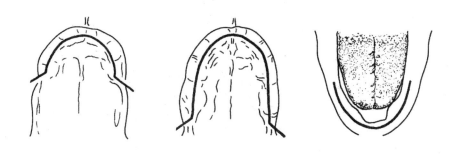

图 7-6　无牙颌大范围牙槽修整术的切口

用咬骨钳、骨凿或涡轮机钻（圆钻）去除骨突或骨尖，再以骨锉修平骨面冲洗清除碎屑后缝合（图 7-7）。

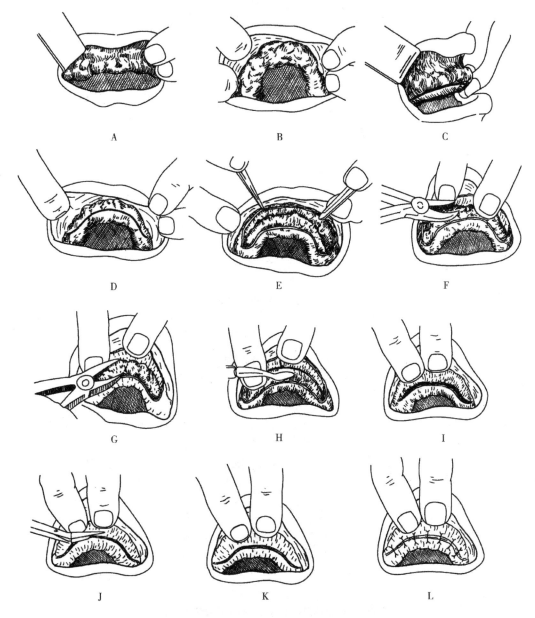

图 7-7　牙槽骨修整术

A、B. 示骨突情况；C、D. 切口；E. 切开并从骨面上游离；F、G. 以咬骨钳除去骨突；H. 用骨锉修平；
I、J. 黏骨膜瓣复位，过多时修去；K. 修整后；L. 缝合修整舌侧骨突时，应注意避免使舌沟变浅，有时切口应位于舌侧（图7-8）。

轻及重的上颌牙槽嵴前突，矫正法如图7-9及图7-10。

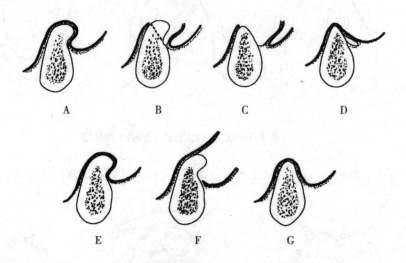

图 7-8　修整舌侧骨突时的不正确及正确方法

A. 临床情况；B. 在颊侧切开，修去骨突；C、D. 去骨突后缝合，舌沟变浅；E、F. 临床情况及舌侧切口；G. 缝合后可保持舌沟深度

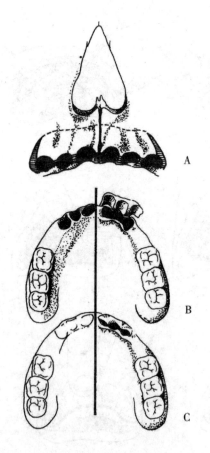

图 7-9　降低唇侧牙槽窝骨板以矫正轻度上颌前突

A. 虚线示牙槽骨板切断位置；B. 右侧示牙槽骨板凿断。左侧示牙槽中隔；C. 左侧示先将牙槽中隔去除，然后再凿断牙槽骨板。再以手指将凿断之骨板压向腭侧，使前突减轻

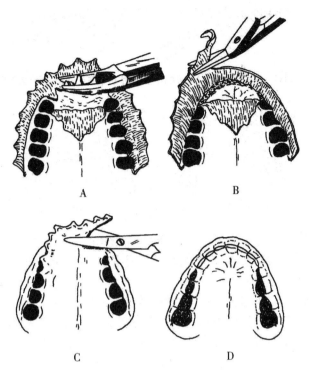

图 7-10　严重上颌前突矫正法

A. 咬去前突的骨质。示腭侧，唇侧已除去；B. 修去多余黏膜。示修整唇侧；C. 修整多余的腭黏膜；D. 缝合

（四）腭隆凸修整术

修整方法如图 7-11。

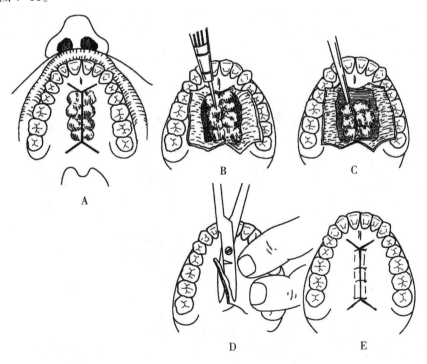

图 7-11A　腭隆凸修整术

A. 切口；B. 以钻将其分为小块；C. 以骨凿凿去；D. 修整骨面后再修整软组织；E. 缝合

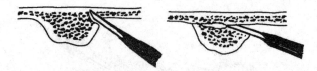

图 7-11B 凿除腭隆凸时骨凿的正确使用法（注意骨凿斜面的放置）

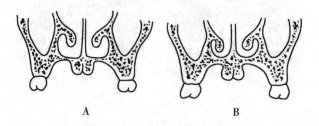

图 7-11C 鼻腔底的骨厚度

A. 示仅有一薄层骨板，极易穿通；B. 示骨板较厚

注意与鼻腔穿通的问题。术前应摄 X 线片，观察其与鼻腔的关系。手术翻瓣时应注意避免将过薄的黏膜瓣撕裂影响愈合，去骨时勿将其整块凿除，用钻先将其分为小块，再凿除。

最好在术前做一腭护板（在石膏模型上去除腭隆凸后制作），术后戴上。或在术区放碘仿纱条，用丝线或不锈钢丝固定于两侧牙上加压。

如与鼻腔仅隔以一薄层骨板，为避免穿通，最好以涡轮钻（用圆钻）细心将其去除。

下颌隆凸如需修整时，原则与此相同，手术翻瓣时注意避免损伤过薄的黏膜瓣。

（五）上颌结节肥大修整术

上颌结节肥大多见于无牙颌患者，大多数是由于过多的纤维组织引起。有的与上颌磨牙牙周病有关，或为无对的下垂磨牙远中软组织增生。在下颌磨牙无对而有上颌局部义齿，但未覆盖上颌结节区时，也可引起其肥大。

上颌结节肥大可使上、下牙槽嵴之间的间隙缩小，以致无足够空间容纳上、下颌义齿；或因肥大而在颊侧产生倒凹；或使牙槽部与升支内侧的间隙过小而不能容纳义齿；增生的纤维组织本身，由于其活动性，也影响义齿的固位。术前应考虑拍 X 线片确定上颌窦的位置，避免穿通上颌窦。

手术步骤如图 7-12。

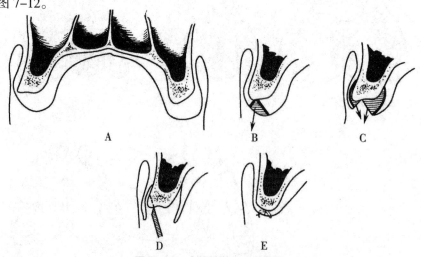

图 7-12 上颌结节肥大修整术

A. 上颌结节肥大；有骨突及过多软组织，无间隙可容纳义齿翼；B. 切口：注意颊腭侧切口方向；C. 除去过多软组织（水平线所示部位）；D. 去除骨突；E. 复位缝合

缝合时，如果黏膜瓣冗余，可梭形切除部分，但应切腭侧瓣，以保持颊沟的深度。

（六）上颌结节成形术

在上颌骨重度萎缩时，上颌结节可完全消失，使义齿固位不良。本法为使上颌骨后面与翼钩之间的深度增加，或在该处形成一沟，以利于义齿的戴入及固位。

图 7-13 示手术步骤。

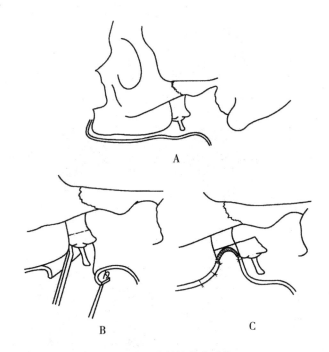

图 7-13 上颌结节成形术

A. 示上颌骨高度萎缩时，上颌结节消失；B. 在腭侧切开，暴露上颌
骨与翼板交界区。骨凿放置于交界处并在虚线处凿断翼板；C. 翼板
后移，黏膜瓣覆盖部分创面，形成新结节

（七）义齿性增生组织（缝龈瘤）切除术

不密合的义齿可引起颊沟（多发生于此部）产生纤维组织增生或瘢痕组织形成，应切除并以新义齿修复。此种增生组织一般有三种情况，如图 7-14。

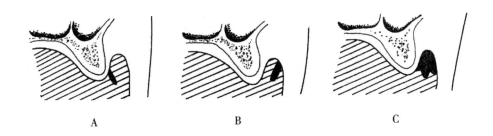

图 7-14 义齿性增生组织的三种情况

A. 基底完全位于牙槽突黏膜；B. 基底全部皆位于黏膜；C. 基底位于黏膜并使颊沟消失

第一种情况为病变的基底附着于牙槽突或龈黏膜。手术切除（图 7-15）后应以衬有丁香油氧化锌糊剂之托覆盖至少一周。术中注意保持骨膜完整，覆盖愈合后瘢痕甚少。

第二类为病变位于颊、唇或口底黏膜，切除后游离黏膜可直接缝合。

第三类为唇颊沟的组织广泛增生，切除后多需作唇颊沟加深术。

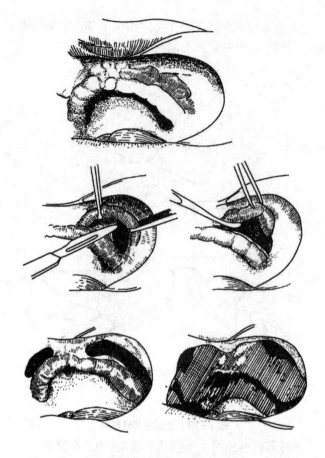

图7-15 示基底全部附着于牙槽突及龈黏膜，切除后所遗之有骨膜的创面，以衬有丁香油氧化锌糊剂的基托覆盖

（八）牙槽嵴顶增生组织切除术

多由于不良的义齿修复，引起骨吸收及软组织增生而致，大多发生于上下前牙部分，形成一软组织牙槽嵴顶。

上颌者，手术如图7-16。

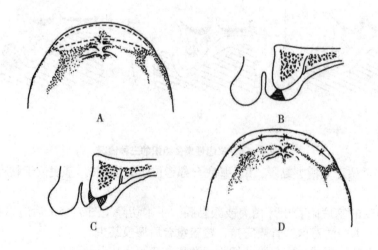

图7-16 上颌牙槽嵴顶增生组织切除术

A. 切口；B. 切口方向及切除组织；C. 切除两侧（水平线所示）增生组织；D. 缝合

位于下颌者，步骤如图 7-17。

上颌手术时，前牙槽嵴高度的丧失不影响义齿固位（在后牙槽嵴有足够高度及颊沟有足够深度时）。下颌手术时，要保持较多的舌侧黏骨膜瓣，其切口选择应如图 7-17 所示，以保持舌沟及唇沟的深度。

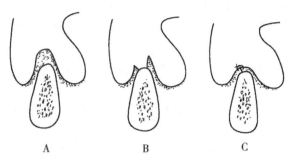

图 7-17　下颌牙槽嵴顶增生组织切除术

A. 临床情况；B. 切口及切除增生组织；C. 缝合

（九）唇颊沟加深术

目的是改变黏膜及肌肉的附丽位置，使之上移（在上颌）或下移（下颌），从而相对地增高了牙槽嵴，增加义齿的稳定。

1. 上颌唇颊沟加深术　常用者有黏膜下前庭成形术及皮片（或黏膜）移植前庭成形术。

（1）黏膜下前庭成形术：适用于黏膜下无过多纤维组织增生并有足量黏膜可供延伸者。以口镜置于唇沟并向上推，如上唇明显随之向上，说明黏膜量不足。

做自鼻棘切至切牙乳头的正中垂直切口，用剪向两侧远中作黏膜下分离，直至上颌结节。先游离牙槽嵴顶黏膜，再沿唇颊面向上游离至所需高度。向远中分离至颧牙槽突时，如受阻而不能绕过，可在该处做一垂直切口，再由之分离至上颌结节。分离后，形成一骨膜上黏膜瓣。明显突出而妨碍义齿就位的前鼻棘，可将其凿除。

缝合切口，加高并重衬义齿至新形成的高度，戴入，以不锈钢丝穿过义齿及牙槽嵴固定至少 1 周。去除后，取印模，立即重衬义齿并戴入（图 7-18）。

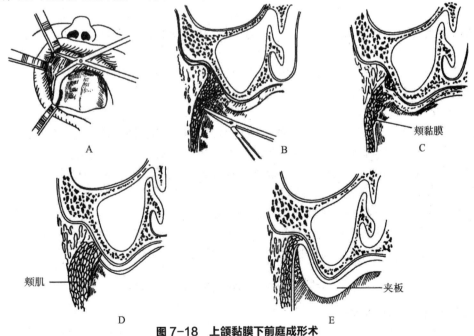

图 7-18　上颌黏膜下前庭成形术

A. 正中垂直切开后，作黏膜下游离并切断肌肉附着处；B. 黏膜下潜行游离；C. D. 在骨膜上切断颊肌；E. 以夹板保持前庭沟深度

2. 上颌皮片或黏膜移植前庭成形术　在附着黏膜与非附着黏膜交界处，从一侧颧牙槽突到另一侧颧牙槽突，切开黏膜。作骨膜上锐剥离，形成一黏膜瓣。前部的剥离应接近梨状孔（勿穿破鼻黏膜），妨碍义齿就位的前鼻棘可凿除。尖牙凹处游离应达眶下孔附近。

游离黏膜瓣的边缘拉向上缝合于骨膜上，形成新的牙槽嵴高度。暴露的创面用中厚或厚断层皮片移植，或用黏膜片移植。腭、颊、唇均可提供黏膜片。应用成品的脱细胞真皮基质组织补片移植可替代自体供区取皮（黏膜）。

以无菌锡箔测量应植黏膜区的大小，将此箔片置腭部，按其外形切取腭黏膜片。注意只切取黏膜，骨膜仍保留。可先掀起一端，以皮肤钩拉紧，然后剥离。供区渗血可以电凝或温盐水纱布压迫止血。黏膜片固定缝合于骨膜上，特别注意高度处的缝合。加长义齿翼，衬碘仿纱布，戴入加压，以固定移植片。义齿用不锈钢丝穿过牙槽嵴固定于上颌。

亦可取颊黏膜片，每一侧约可供 4.5cm×1.5cm 大小。拉钩拉紧颊部，丝线横穿黏膜，进针口及出针口的距离与准备切取的黏膜片宽度相同。提起丝线，切取黏膜上皮全厚片。供区可拉拢缝合，缩小创面，盖碘仿纱条。固定义齿 7 天后取下，清洗创口，再衬后戴入，一般 2 周愈合。重衬时，义齿翼应较原有者短 1～2mm，避免刺激。

一般术后有 20%～30% 的收缩度，移植时应考虑其补偿问题。

移植后 4 周，做新义齿。

2. 下颌皮片或黏膜移植前庭成形术　方法似上颌者，但需作唇颊侧及舌侧。舌侧手术时，需降低颏舌肌、颏舌骨肌及下颌舌骨肌等的附丽；颊侧手术有损伤颏神经的可能。手术较复杂而效果不佳。如骨吸收不严重，不需切断并降低口底肌肉时，可行此术，否则，最好以牙槽嵴增高术代之。

（十）牙槽嵴增高术

牙槽嵴增高术适用于颌骨高度萎缩，牙槽嵴延伸术不能解决义齿修复问题者。方法较多，介绍两种。

1. 植骨法　植骨可用髂骨或肋骨。肋骨移植现用者较少，因约有 50% 将被吸收。髂骨，无论是用松质骨还是皮质骨松质骨皆有者，效果都较好。植骨后应有良好固定，4 个月后再作前庭成形术及义齿修复。

从一侧磨牙后区到另一侧磨牙后区做牙槽嵴顶切口，掀起一全厚黏骨膜瓣，分离出颏神经，将其位置降低（用圆钻在颏孔下方作槽，将颏神经下移并放置于槽内），避免以后因加压使其损伤。从髂骨嵴取 8cm×3cm 骨段，再加上 25～30ml 网状骨髓。将骨块切成 1～1.5cm 宽的块（最好用摆动锯）。皮质骨应去薄，但勿完全除去。

在下颌骨移植床之皮质骨上钻多个小孔，然后植骨，用不锈钢丝穿下颌骨固定。通常移植骨块需切成三段植入。网状骨髓则植入移植骨块与下颌骨之间，以协助固定并增加接触面积。用水平褥式连续缝合关闭伤口，注意应无张力。以间断缝合加强创口关闭，使完全与外环境隔离。颊侧游离范围应广泛，使其松弛。必要时可切断舌侧下颌舌骨肌附丽，使舌侧瓣松弛。

上颌的手术方法相似。

2. 羟基磷灰石植入法　羟磷灰石植入牙槽嵴增高术近年来应用日益广泛，是一较好而有前途的方法。羟磷灰石有骨引导作用，如与有骨诱导作用的骨形态形成蛋白（BMP）结合使用，则效果更好。

在牙槽嵴正中做垂直切口，向两侧作潜行剥离，在牙槽嵴顶部形成隧道。向后剥离困难时，可在尖牙或前磨牙部做附加切口。以生理盐水调羟磷灰石及 BMP（比例约为 33：1，羟磷灰石用致密微粒型）。以特制注射器及针头注入，手指在外辅助成型后，关闭创口。

4 个月左右，可形成一骨性连接的新牙槽嵴，故也可称为牙槽嵴再造术。

法植入后的变形以及羟磷灰石不降解问题尚未完全解决，有其应用的局限性。

二、口腔上颌窦瘘修补术

（一）新鲜的口腔上颌窦交通

拔牙时如怀疑已穿通上颌窦，宜作鼻吹气试验以证明之。让患者捏紧鼻孔（或以棉球紧塞鼻孔），在张口时，用力经鼻呼气。如已交通，则可闻空气经创口而出；或可置数丝棉纤维于拔牙创口处，如有空气逸出，则吹动棉纤维；如拔牙创有血存在，则空气逸出时有气泡形成。禁忌用器械探入窦内，或用液体冲洗以探查是否口腔已与上颌窦交通，因皆有引起上颌窦受口腔菌丛感染的危险。

如上颌窦无明显感染，可立即修复，以待血块机化，拔牙创愈合而封闭通道。
最简单的修复方法如图 7-19。

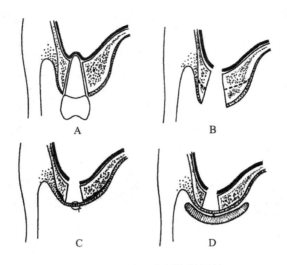

图 7-19　口腔上颌窦新鲜瘘的封闭

A. 拔牙前情况；B. 拔牙后，瘘形成。按虚线部位去除部分牙槽骨，降低牙槽嵴高度，以利于将两侧黏膜拉拢缝合。缝合不能有张力；C. 两侧黏膜拉拢缝合；D. 上盖碘仿纱布数层并将其固定于邻牙，以保护创口

更好的方法是用颊瓣修复（图 13-20）。

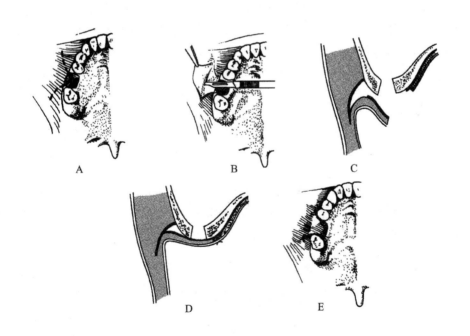

图 7-20　颊瓣修复口腔上颌窦瘘

A. 切取一有宽广基底的颊瓣。在骨膜下剥离，越过前庭沟；B、C. 在瓣之基底部做水平切口，仅切断骨膜，使瓣松弛。切断时如出血，可用热盐水纱布加压止血；D. 水平褥式缝合；E. 缝合后，缝线在 2 周后拆除，用颊瓣有困难时，可用腭瓣（图 7-21）。

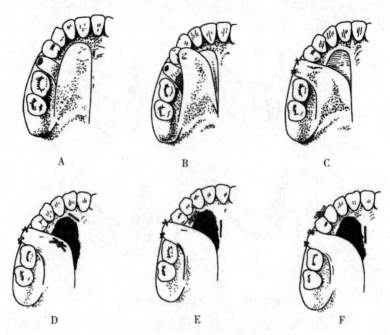

图 7-21　腭瓣修复口腔上颌窦瘘

A. 不正确操作；B、C. 正确操作。应切除创口周的软组织（尤其是腭部）。腭瓣旋转困难时，可在最困难处切除一小块 V 形组织。作褥式及间断缝合；D、E、F. 暴露骨面用碘仿纱布覆盖并固定，图示供选用的几种固定法

不论用何种方法关闭交通口，其表面必须覆盖保护。用碘仿纱条并固定于邻牙保护之即可。

术后应给予麻黄碱滴鼻液并告以正确使用：患者应仰卧，头垂于床沿处，使头部稍低于躯干，并稍偏向患侧。然后滴 3 滴溶液于患侧鼻内，至能觉出药味时再起立。每天 2～3 次，可减轻充血肿胀，保持上颌窦在鼻腔内的开口开放通畅。同时给以抗生素。

（二）口腔上颌窦瘘

如已形成慢性瘘管，则应先消除上颌窦感染。可通过瘘口以温盐水冲洗上颌窦，每周 2～3 次，直至流出的液体清亮为止，同时给以麻黄碱滴鼻液及抗生素治疗。用抗生素时，应考虑到约有 12% 为厌氧菌感染，21% 为厌氧及需氧菌混合感染。

治疗后瘘口常缩小，多可试用硝酸银液或三氯醋酸液烧灼瘘管上皮，或用小刀削去上皮，待其自然愈合。仍不愈合时，用前述颊或腭瓣关闭瘘口。术时应先切除一部分软组织，以保证覆盖瘘口之颊或腭瓣有骨质支持，切除注意事项如图 7-22。

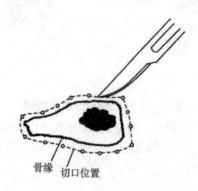

骨缘　切口位置

图 7-22　口腔上颌窦瘘修复前创口周之软组织切除

先确定骨缘，距骨缘 2～3mm 处切开软组织，翻转之，使能与转移之颊或腭瓣贴合，或切除之，目的为使转移瓣下方有骨支持

第二节　口腔颌面部创伤及外科手术

一、颌骨骨折牵引复位颌间固定

1. 适应证　上颌骨低位水平（Le Fort Ⅰ型）骨折；下颌骨闭合性单发和轻度移位的骨折，骨折线呈有利型。发生在单侧的髁突移位性骨折。骨折骨的牙齿条件可供栓结夹板。

2. 禁忌证　可能出现或伴发呼吸困难者，如全身麻醉术后、心肺疾患、精神病患者，以及合并颅脑损伤或颅脑损伤康复期生活尚不能自理等，禁忌颌间固定。

3. 手术步骤　将牙弓夹板弯制成形，与牙齿唇颊面贴合。沿牙颈部水平放置，形成后牙的补偿曲线和斯皮曲线。用 0.3mm 钢丝将牙弓夹板拴在牙齿上，双侧第一磨牙间的每颗牙齿都要栓结，以便牵引力能均匀分布，防止个别牙受力过度集中。

前牙开𬌗，后牙早接触，或一侧开𬌗，另一侧早接触时，可在早接触区放置一块 2mm 厚的橡皮垫，然后牵引开𬌗区，使骨折复位。骨折复位后，进行牵引固定。牙齿承托区骨折牵引复位时，在牙弓夹板横跨骨折线处切断夹板（以便骨折能移动复位），然后作分段夹板牵引。牵引复位后，用钢丝作硬性固定。上颌骨骨折颌间固定以下颌为基础牵引上颌，牵引上颌时必须增加头颏固定，以便上托制动下颌。

下颌骨骨折固定 4～6 周，上颌骨骨折 3～4 周，髁突骨折 2～3 周。视骨折复杂程度可适当延长固定，或保留单颌夹板，继续固定 1～2 周。拆除牙弓夹板前，应仔细检查关系，同时复查 X 线片，检查骨折愈合和关节间隙的改变。

二、髁突骨折切开复位内固定术

1. 适应证　双侧髁颈移位性骨折，升支垂直高度降低，前牙开𬌗；髁颈脱位性骨折，咬合紊乱；髁颈下重叠移位或脱位性骨折；髁突矢状骨折，髁突残端外脱位。手术一般在伤后 12 小时内或骨折 5～7 天时进行为宜。

2. 手术步骤　髁颈高位骨折，取耳屏前弧形或手杖形切口，切口耳屏前部分的下缘不超过耳垂下，上缘止于耳轮角前方，切口斜行部分以 120°～150° 角弧形或直线向前上，位于颞浅动脉额支后方。翻瓣应在颞深筋膜浅层，面神经颞支即位于颞浅筋膜和腮腺咬肌筋膜融合的结缔组织层下。深入髁突时，从腮腺后极和外耳道软骨之间进入，直达髁颈后缘。此过程中，会遇到来自颞浅动脉或面横动脉的分支以及向后伸入外耳道软骨裂隙的腮腺鞘纤维束，应注意处理。依关节囊表层向前翻起，切开关节囊暴露骨折。面横动脉常自髁颈深面穿出进入腮腺实质，遇该动脉，予以结扎处理。

经耳屏前切口入路者，可以发现关节盘均随骨折块移位，复位骨折块前，先将关节盘复位，并缝合固定。注意单纯经耳屏前入路复位骨折，由于手术空间很小，容易造成骨折块游离，致使骨折愈合等同于游离植骨，术后可能会出现骨吸收。

低位髁颈和髁颈下骨折，取颌后切口。切开皮肤、皮下，达咬肌表面。离断咬肌附着后份，上推咬肌暴露升支。为了扩展手术视野，可以游离腮腺下极并上推。同时切开升支后缘的腮腺鞘深筋膜增加软组织提拉程度。作为手术入路的另一种选择，也可以在耳垂下作颌后切口，沿腮腺咬肌筋膜表面先前翻瓣直至腮腺前缘，于面神经下颊支和下颌缘之间沿神经走向切开腮腺前缘 1～2cm 以增加视野，钝剥离拉开咬肌直达骨折部位。

骨折复位前，先用巾钳将下颌升支牵引向下，以扩展复位空间，再寻找骨折块，并将其牵拉向外，但要保留翼外肌附着不使骨折块游离。识别骨折线走行、骨折断面形状，并试作解剖复位，以确定骨折块回复路径和接骨板放置部位。在这一过程中，可能因强行剥离瘢痕和撕拉取骨时造成的上颌动脉出血。遇此情况，首先作紧急压迫止血，如果是血管破损，容易找到出血点，予以钳夹、结扎即可止血；如果血管断裂，血管断端缩入肌肉中，很难找出出血点，这时要积极采取颈外动脉结扎止血。

选择适当规格的小型接骨板，弯制成形。将接骨板先固定在骨折块上，待解剖复位并暂时性颌间固定后，再固定骨折线下方的升支段。注意每个骨段至少要固定两颗螺钉，每颗螺钉都要穿透对侧皮质骨，把持在双侧皮质骨上。髁颈骨折一般用单板放在髁颈后外侧缘固定（图 7-23A）。髁颈下骨折要用双板固定。

一个放在髁颈后外侧缘，另一根放在髁颈前和乙状切迹外侧作张力带补偿固定（图7-23B）。斜断面或矢状骨折可以直接用螺钉穿接固定。

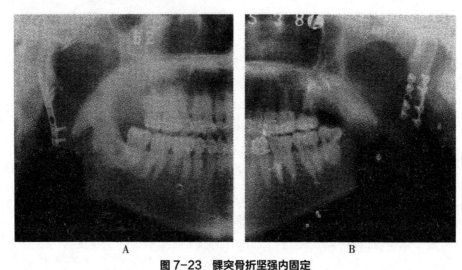

图7-23　髁突骨折坚强内固定

A. DCP后缘固定；B. 小型接骨板双板固定

经解剖复位和坚固固定后的髁突应能自如地随下颌运动，无任何障碍。下颌自然闭合时，殆关系自动恢复。关闭切口前，必须作此检查。术后一般无须颌间固定，但更多的情况是，为了稳定关节时需要7～10天的颌间弹性牵引。

有时，因髁突粉碎必须摘除，可能会造成升支垂直距离缩短。这时，可以考虑行升支垂直截骨提升进行关节成形。升支提升时，其上端要准确就位于关节窝内。

对于髁突陈旧性骨折，常常因骨折错位愈合和瘢痕挛缩，复位困难，可以作升支垂直截骨，然后复位。方法是距升支后缘5～7mm，从乙状切迹中部向下达角前切迹，垂直截开升支全层骨。移开升支截骨块，在颞下窝下找到髁突骨块，折断并将其复位于升支截骨块的骨折断面上。如果骨折断面呈斜面状，可以用2～3颗接骨螺钉将髁突与升支骨折断面加压固定。如果骨折断面是垂直横断面，则用两个小型接骨板连接固定。再将升支截骨块原位放回，并用小型接骨板坚固固定。这种方法术后会出现一定程度的髁突吸收。

三、下颌角骨折切开复位张力带固定术

1. **适应证**　下颌角有利型或移位不大的骨折可以采用张力带固定。多发骨折、不利型或严重移位的骨折还需在下颌角下缘附加固定。下颌角斜面状骨折，可以采用拉力螺钉或皮质骨螺钉按拉力方式作穿接固定。

2. **手术步骤**　采用磨牙后区角形切口，暴露骨折和外斜线。撬动远中骨折块，使骨折断面对合。仔细检查下方骨折线内是否有肌肉嵌顿，并予以清除。如果骨折线上牙齿移位，阻碍骨折复位，应予以拔除。外斜线处是张力部位，下颌角下缘是压力部位，张力部位经撬动复位后，压力部位可自动闭合。

由后外向前内的斜面状骨折（有利型骨折）可以用单颗拉力螺钉或皮质骨螺钉按拉力方式做穿接固定（图7-24A），固定部位一般只能容纳一颗螺钉，螺钉直径2.4mm，长度必须保证螺钉能把持在双侧皮质骨上。如果骨折呈垂直断面状或是由后内向前外的斜面状，用小型接骨板沿外斜线固定（图7-24B）。骨折线每侧至少用两颗螺钉固定，螺钉为单层皮质骨螺钉，一般不会伤及牙根和下牙槽管。对于不利型骨折或严重移位的、多发的和粉碎性骨折，仅作张力带固定不足以维系骨折的稳定性，可以在张力带固定的基础上，经口外入路或经皮穿刺借助穿颊拉钩在下颌角下缘用接骨板作补偿固定。

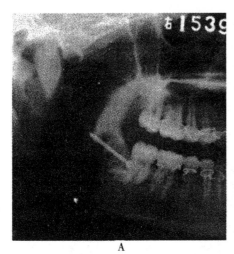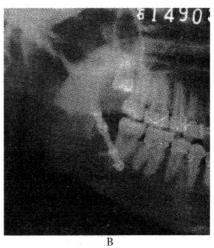

图 7-24 下颌角骨折张力带固定

A. 拉力螺钉固定；B. 小型接骨板固定

张力带固定是将接骨板沿张应力轨迹（即下颌角外斜线）放置，以中和功能负载产生的弯曲应力，并将弯曲应力转化为轴向压力，从而建立稳定固定。张力带固定强度越高，距离"应力零位力线"越远，所产生的动力加压效能就越明显，固定稳定性也就越高。而且这种方法从口内入路，创伤小，不会损伤面神经下颌缘支。

四、下颌体及颏部骨折切开复位内固定术

1. 适应证 下颌体及颏部移位、粉碎、缺损性骨折。根据骨折类型，可选择多种固定技术。拉力螺钉固定适用于下颌骨层片状骨折、斜面状骨折和小骨折块固定。要求骨折无缺损，断面可以紧密接触，并有足够的骨面支撑。小型接骨板坚强内固定适用于除大范围粉碎性骨折和骨缺损性骨折以外的所有类型的下颌骨骨折。

2. 手术步骤 除开放性骨折外，所有闭合性骨折均从口内入路。切口在颊侧移行沟上 0.5cm 黏膜处做水平切开，直达骨面。暴露骨折后，充分松解骨断端，并试作解剖复位。有牙颌需作暂时性颌间固定，用钢丝作硬性结扎。

拉力螺钉固定前，骨折断面、骨折片、骨折块必须达到解剖复位，并用复位器或骨夹钳保持骨折复位状态，直到固定完成。拉力螺钉形似木螺钉。螺钉无螺纹部分应固定在靠近钉头的骨块上，有螺纹部分固定在远离钉头的骨块上，钻孔直径等于螺钉杆直径。拉力螺钉可以独立使用，也可以与接骨板联合使用，辅助接骨板固定斜面状骨折，这时接骨板只起到平衡作用。

拉力螺钉固定中，容易出现的问题是骨折片太薄或骨折块太小，不能容接螺钉拉力旋紧时产生的挤压力，发生碎裂，手术中要注意避免。

小型接骨板固定时，按张应力线放置。小型接骨板刚度较弱，通常作双板平行固定，间距至少 5mm。每根接骨板必须仔细弯制，使之与骨面精确贴合。如果采用锁定接骨板和螺钉，接骨板的弯制则需要精确贴合，而且固定稳定性较好。固位螺钉为 2.0mm 皮质骨螺钉，钻孔用 1.5mm 钻针，在冷却状态下低速钻孔，深度穿透外侧皮质骨即可。螺钉长度一般为 6～8mm，单层皮质骨固定。在骨折线每侧至少固定两颗螺钉。

五、上颌骨骨折切开复位内固定术

1. 适应证 上颌骨中、高位骨折（Le Fort Ⅱ、Ⅲ型骨折），伴咬合关系紊乱；低位和矢状骨折，骨折片有嵌顿，不能闭合性复位者。

2. 手术步骤 手术从上颌唇颊侧移行沟上 0.5cm 黏膜水平切口入路。上颌骨中、高位骨折常常伴有颧骨和眶底骨折，同期手术时需附加睑缘下切口和眉弓外切口（详见颧骨骨折切开复位内固定术）。

　　上颌骨骨折移位多数因外力所致，造成上颌骨后退、下垂或向一侧偏斜，伤后一周内的骨折，容易撬动复位。时间较长的骨折，发生纤维愈合，特别是骨折片有嵌顿时，复位有一定困难，可以剥离鼻底和鼻侧壁黏膜，沿鼻棘凿断鼻中隔与上颌骨连接，将上颌钳插入鼻底，牵引下降上颌，然后使之复位。

　　拼对𬌗关系，作暂时性颌间固定。托下颌向上，使骨折线闭拢，用"L"型小型接骨板沿颧牙槽嵴和梨状孔边弯制成形，与骨面贴合，进行固定。

　　上颌骨骨折复位一般不同时根治上颌窦，除非上颌窦已有感染，而且这种感染可能继发骨折感染，才考虑同期行上颌窦刮治术。

　　上颌骨骨折时常伴有眶底骨折，经上颌窦探查，如果发现眶底破裂，眶内容物下垂，需做睑缘下切口，复位眶内容物，修补眶底。

　　上颌骨陈旧性骨折最好在骨折 3 个月后择期手术，因为骨折未发生骨性愈合前行截骨手术，很容易形成双重骨断裂，影响复位和固定。Le Fort Ⅱ 型截骨适用于上颌骨中高位陈旧性骨折继发面中部和鼻眶部后缩畸形，要求上颌骨高度基本正常，可整体移动。

　　陈旧性骨折手术前取牙印模做石膏模型，用蜡片取正中𬌗关系记录。单纯上颌骨骨折，选择非解剖式架上，直接转移𬌗关系；上、下颌联合骨折，特别是髁突有骨折移位时，应选择解剖式架，并借助面弓转移模型。在模型上做水平和垂直标志参考线，根据 X 线片提示的骨折线切割模型，恢复骨折前𬌗关系。注意，有些长时间的陈旧性骨折，牙齿会产生不正常磨耗，有些在骨折发生时伴有牙齿移位并错位固着，它们都会影响𬌗关系拼对，需要在模型上调𬌗并标记调点。模型拼对完成后，在模型上制作唇弓和定位板，一般用单板即可。如果牙齿缺失较多，不能牢固地拴结唇弓，在取牙模型前应先作单尖牙和第一磨牙带环。

　　根据术前模型外科，按正颌 Le Fort Ⅰ 型截骨术式进行截骨。需要注意的是截骨线尽可能与原骨折线吻合。中低位骨折的翼板多数在骨折时已有断裂，凿开翼上颌连接时会感到缺少支撑，不易完全断开，用力劈凿又容易造成翼板碎裂，血管损伤，引起出血。上颌骨骨折时常伴有鼻中隔断裂、扭曲和错位，继发不同程度的鼻塞，手术同期应尽可能从鼻底矫治鼻中隔。另外，鼻底黏膜多有损伤性瘢痕，剥离鼻底黏膜显露硬腭鼻腔面时，很容易造成黏膜撕裂，继发术后鼻出血。对于矢状骨折一侧骨块垂直移位，上颌水平截骨折断降下后，必须沿矢状骨折线分块。矢状骨折线腭侧黏膜常有裂痕，分块复位时很容易造成穿孔，形成创伤性腭裂，要严密缝合。

　　由于颅底平面与平面成 45° 角，上颌高位骨折通常沿颅底斜面向后下滑行移位，错位愈合后，面中 1/3 变长，后牙平面下降。对此，采用 Le Fort Ⅰ 型截骨矫治，必须通过磨短后部骨块，抬高后牙平面矫正错𬌗。

　　Le Fort Ⅱ 型截骨采用头皮冠状切口或者双侧内眦旁弧形切口暴露鼻根区和眶内下缘。游离保护泪器和内眦韧带，用微型骨锯横行断开鼻额缝，绕过泪沟后方截开眶内侧壁，转而向外下截断眶下缘，再从口内截断颧上颌缝，上颌骨下份和翼上颌连接的截骨类似于 Le Fort Ⅰ 型截骨，最后用弯凿经鼻额缝向下、向后凿断鼻中隔骨部（筛骨垂直板和犁骨）与颅底连接。借助上颌持骨钳松解骨块，使 Le Fort Ⅱ 型截骨块整体向前移位，直到校准关系和面形。眶下、眶底局部凹陷和缺损用自体髂骨填充修补。

六、颧骨骨折切开复位内固定术

　　1. 适应证　颧骨骨折移位造成面部畸形、张口受限、眼功能障碍，应尽早切开复位，并行内固定。

　　2. 手术步骤　采用口内上颌移行沟上黏膜切口，根据需要可附加眉弓切口和下睑缘下切口。如果颧骨体粉碎性骨折或颧骨骨折伴发颧弓骨折移位，需做头皮冠状切口。在做眉弓切口时要注意在眶外缘内侧距颧额缝约 10mm 处有眶外侧结节，其内面附着睑外侧韧带、外直肌固定韧带、提睑肌腱膜和眼球悬韧带，暴露骨折时沿骨膜下分离，切勿撕脱。下睑缘下切口距睑缘下 2 ~ 3mm，沿眶隔膜外向下至眶下缘途中，注意勿损伤眶隔膜，以免眶脂体脱出丢失。

　　颧骨骨折内陷移位，复位比较容易。用单齿钩经口内插入颧骨颞面，上提颧骨使之复位。如果颧颞缝分离，骨折间隙内常有软组织嵌顿，需经眉弓外切口暴露骨折，解除嵌顿，进行复位。颧骨骨折旋转移位，必须经口内、眉弓外、下睑缘下三处入路，多点协同复位，同时对位颧牙槽嵴、颧额缝、眶下缘。颧骨外移位，复位比较困难，尽可能广泛暴露骨折，找出骨折分离和嵌顿部位，撬动骨折块使之完全松解，然后复位。颧骨体粉碎性骨折或颧骨骨折伴发颧弓骨折移位，最好直接做头皮冠状切口充分显露骨折区，将骨折块逐个对接复位。

颧骨上颌突和颧弓前2/3有强大的咬肌起点附着，有向下、向后牵拉颧骨的力量，加上骨重力下垂作用，可以使复位后的骨折块发生再移位。颧骨位于面侧最突点，术后如保护不当，稍受外力也可发生再移位，所以颧骨骨折要求稳定固定。

如果骨折移位仅仅在下端内陷或外翘，复位后只固定颧牙槽嵴处即可，如果骨折内陷并有下垂，还必须固定颧额缝。对于有旋转移位的骨折，一定要作三点固定，包括颧牙槽嵴、颧额缝和眶下缘。

颧骨骨折错位愈合后，骨折线消失，很难沿原骨折线重新截开复位。可以选择颧骨截骨矫治术。

首先在颧弓段，参照骨折错位愈合线截开颧弓，截骨线斜行由前外向后内，尽可能形成较大的骨接触面。然后，分离眶外侧壁骨膜，同时经下睑缘下入路分离眶底骨膜，用脑压板保护眼球，沿眶外缘和眶下缘内侧5mm，用微型摆动锯截开眶壁。上端于颧额缝处，参照骨折错位愈合线由前上向后下斜行截骨，与眶外侧壁截骨线相连，前端同样参照骨折线纵行截开眶下缘，与眶下壁截骨线相连。最后经口内入路，截开颧上颌连接，并沿颧牙槽嵴绕向颧骨颞面，用骨膜剥离器保护周围软组织，沿颞面弧形拐角用复锯向上截出一切口，插入骨凿，截开颧骨体，与上部眶壁截骨线相连。根据术前设计，并参照对侧颧骨外形，移动截骨块，摆正位置。截骨间隙的骨缺损区作游离植骨。

如果颧骨粉碎并错位愈合，颧骨体颊面塌陷或颧骨体下移内陷，外形隆凸消失，则应通过局部植骨矫治畸形；而颧骨颊面局部隆起，双侧外形不对称，可通过局部磨削去骨矫治畸形。

3. 颧骨陈旧性以及粉碎性骨折　由于解剖标志的丧失，使用传统方法骨折复位难度较大，面型矫治效果往往并不能令人满意。数字化外科技术的出现和应用，使得这一类型创伤疾病的治疗更为精确可控。数字化外科技术是数字影像技术、立体定向技术、电子计算机技术和人工智能技术与外科医学相结合，以数字技术产品（图像软件、导航仪等）辅助外科诊疗的系列技术。其应用贯穿于疾病治疗的术前精确诊断、术前模拟规划、术中实时导航和术后效果验证。

通过计算机断层扫描技术可以获得患者的影像学数据，实现术前的精确测量。在计算机设计和计算机制造技术的基础上，使用数字化外科设计软件对患者面部数据进行相应的三维重建和分割，并模拟手术移动骨块位置，进行术前规划，设计相应复位导板。结合快速成型技术，制作三维头模和导板辅助手术。

然而，完美的术前设计并不意味着就可以在术中完美地实现，将术前设计精确地转移到实际手术中，并实现实时验证是其中最重要的一步。计算机辅助外科手术导航系统的出现有效地解决了这一问题，其原理是将患者术前面部数据输入导航工作站，通过定位器和示踪器将患者实时的面部情况和工作站中显示的面部数据进行匹配，从而实现术中动态追踪指示器相对患者解剖结构的当前位置，使其准确显示在导航工作站中患者的影像资料上。术者可通过显示器从各方位观察到当前的手术入路及各种参数，如角度、深度等，导航误差国内外报道均控制在2mm以内，从而实现术中精确定位，提高了手术效果的预测能力。

七、全面部骨折整复术

全面部骨折是指同时累及面上、面中及面下1/3的骨折。

1. 适应证　全面部骨折造成面部畸形、张口困难、咬合紊乱；全身情况稳定，无急性感染或高耐药致病菌感染；面部软组织无明显缺损。

2. 手术步骤　手术入路主要采用头皮冠状切口、经皮切口下睑下切口、上下颌前庭沟切口及颌后切口联合应用，以达到充分暴露骨折断端的目的。头皮冠状入路可以很好地暴露鼻筛区上份、眶上缘、眶外缘以及颧弓的骨折线，并且经耳屏前延长切口，可以暴露髁突。经皮切口的下睑下入路可以暴露眶下缘、眶底、眶外壁及眶内壁的下份。此类切口有很多种做法，彼此间的主要区别在于切口的高低位置和切口路径，临床最常用的睑缘下切口，做在睑缘下（睫毛下）2mm，并贯穿整个下睑长度，其优点是瘢痕小，且易于向外延长而暴露整个眶外缘。上下颌前庭沟入路切口瘢痕较隐蔽，手术入路相对简单安全，是完成上下颌骨骨折手术的主要入路。当合并低位的髁颈或髁颈下骨折时可考虑采用颌后入路。

全面部骨折涉及面部多骨，任何一块骨折块的微小复位失误都有可能导致其他骨折块的错误复位。所以，全面部骨折的手术整复必须遵循一定的复位顺序。在全面部骨折病例中，下颌骨骨折的严重程度大都较面中份骨折要低，对于大多数病例，应首先考虑"先下后上"的复位顺序，即首先复位下颌骨，完成面下1/3的高度、宽度以及突度的重建，并以此作为面中份骨折的复位参考。而髁突作为下颌骨的特殊部位，其骨折移位或脱位不仅可造成下颌骨高度及宽度的改变，还可造成咬合平面移位，在实现全面部骨折功能与外形的重建的复位顺序中，髁突应该放在首位。面中份骨折复位应遵循"由外向内"的顺序，即首先完成颧骨复合体的复位，重建面中份的外部框架，这样，面中部的宽度及突度得到重建，上颌骨骨折复位在骨折连接区也就有了参考标准，通过颌间固定与下颌骨建立咬合关系则可确定上颌骨复位的位置，最后，完成鼻眶筛区骨折的整复和眼眶重建。以上复位顺序我们可以总结为"先下、后上、再中间；由外向内、再局部"。

通常情况下，全面部骨折固定过程中，面上份及面中份的线性骨折选用微型钛板固定，而伴有骨缺损或粉碎性的骨折采用小型钛板固定，以使骨折复位获得良好的稳定性；而对于下颌骨骨折，通常选用四孔或多孔的 2.0 小型钛板固定，对于伴有骨缺损或粉碎的下颌骨骨折可考虑采用 2.4 重建板固定。

全面部陈旧性骨折通常会发生严重的骨折偏离，特别是骨折断端改建和丢失，使骨折块难以如同新鲜骨骼一样在手术中能够准确地进行复位。因此必须借助术前 CT 数据了解骨折的详细情况，在有条件的情况下，术前可利用数字外科设计技术及模型外科技术模拟手术过程，确定骨折块复位标准，并且术中配合导航技术实现全面部骨折的精确整复和重建，同时可以明显提高手术的安全性。

第三节　唾液腺外科手术

一、舌下腺切除术

（一）局部解剖要点

舌下腺位于口底黏膜下及下颌舌骨肌间，前与对侧腺体接近，后接下颌下腺深份延长部。舌下腺导管部分直接开口于口底黏膜舌下皱襞处，因而和黏膜紧密相连；部分开口于下颌下腺导管。下颌下腺导管和舌神经在腺内关系密切；下颌下腺导管自后下向前上开口于舌系带旁，舌神经自后上外向前下行，在下颌下腺导管下面（相当于第一、二磨牙处）绕向前上入舌。舌深静脉位于腺内侧后下行入面深静脉。

（二）适应证

（1）舌下腺囊肿。

（2）舌下腺良性肿瘤。

（三）麻醉和体位

全身麻醉或舌神经传导阻滞加局部浸润麻醉下进行。取仰卧位。如果在坐位下进行，则以背后倾 30° ～ 45° 为佳。

（四）手术步骤

1. 切口　用开口器维持开口状态，用口镜或压舌板压舌向对侧，显露患侧口底，确认下颌下腺导管开口及舌下皱襞位置，在舌下皱襞作弧形切口，长 4 ～ 5cm。切口与牙龈缘平行，后方达第二磨牙近中（图 7-25）。

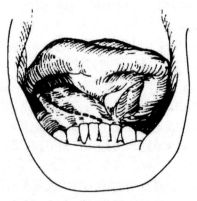

图 7-25　舌下腺切除手术切口

2. 切除腺体　如系舌下腺囊肿，切开黏膜前可在黏膜与囊壁或舌下腺之间浸润麻药，有利于分离。

切开口底黏膜，显露舌下腺及囊肿。

舌下腺前份有分泌管通向黏膜表面及下颌下腺导管，用眼科组织剪剪断。自舌下腺表面分离周围组织，提起舌下腺前端，继续分离舌下腺的深面及内侧面，同时分离靠近腺体的舌下腺囊肿的囊壁，分离切断后继续分离舌下腺后份，在其与下颌下腺前内相接处将其全部游离，如连接紧密不易分离，则可先钳夹后再剪离，遗留的残端予以缝扎。

3. 保护下颌下腺导管和舌神经　分离至第一磨牙水平时，注意保护下颌下腺导管和舌神经，并注意慎勿伤及舌深静脉。如不慎将下颌下腺导管剪断，应将导管两断端游离并做好标记，手术结束时作导管端 - 端吻合，或将导管近腺端侧壁缝于黏膜一侧的切缘，形成新的开口，以免导管阻塞，切忌将导管结扎。

4. 创面处理　冲洗创面，仔细检查创口有无出血点，特别是舌下腺后部，须彻底止血。黏膜复位后缝合 3 ~ 5 针即可，不宜过紧过密，切勿将下颌下腺导管缝扎。创口内置橡皮引流条，应将其缝合固定，以免进入创口内。

（五）术后处理

（1）术后 1 ~ 2 天，去除创口内引流条。

（2）保持口腔清洁，用含漱剂漱口，3 次 /d。

（3）术后 7 天，口底黏膜拆线。

（六）并发症的预防及其处理

1. 急性下颌下腺肿胀　是因为下颌下腺导管被结扎所致，常在术后数小时内即发生。应将可疑缝线拆除，松解被结扎的导管。

2. 出血和血肿　舌下腺后内方深面有舌下动静脉分布到舌下腺的分支，分离不当可引起活泼性出血。严重者可紧急填塞纱布止血，然后助手将口底托起，调整好灯光，准备好吸引器，边撤纱布，边吸血，显露出血点，钳夹结扎出血的血管。术后如出现严重的继发性出血，必要时需作颈外动脉结扎。出现血肿时，应将其引流并严密注意患者呼吸，严重呼吸困难时需考虑气管切开。术中妥然止血，口底切口关闭时不宜过紧以利引流，这些措施有利于预防出血和血肿形成。

3. 舌神经损伤　由于手术分离解剖舌神经，术后可能出现短时期的麻木感，一般可逐渐恢复。可辅助给予维生素 B_1 及维生素 B_{12} 治疗。

二、下颌下腺切除术

（一）局部解剖要点

下颌下腺位于下颌骨下缘和二腹肌前、后腹形成的下颌下三角内。腺体深面紧邻舌骨舌肌、舌下神经、舌神经及下颌舌骨肌后份。浅面位于颈阔肌深面。腺体深面有一延长部绕下颌舌骨肌后缘向上，并由此发出下颌下腺导管与舌下腺后端紧邻。下颌下腺为颈深筋膜浅层完整包绕，和周围界限清楚。面动脉在二腹肌和茎突舌骨肌前缘伸出，绕行于腺体后上部的压沟，在咬肌附丽前下方复出，前上行分布于面部。

（二）麻醉和体位

仰卧、头偏一侧并稍后仰，肩稍垫高。全身麻醉或局部浸润麻醉下进行手术。

（三）适应证

（1）腺体内或腺体与导管交界处有唾液腺结石存在，引起临床症状者。

（2）长期反复发作的下颌下腺炎保守治疗无效，或腺体已严重纤维变性者。

（3）下颌下腺肿瘤。

（四）手术步骤

下颌下腺切除术中要注意保护好三条神经以及处理好两处血管。三条神经是面神经的下颌缘支、舌下神经和舌神经，两处血管是面动脉的近、远心端和面静脉。

1. 切口　离下颌下缘 1.5 ~ 2cm 并与之平行，做长约 6cm 的切口，切开皮肤、皮下组织及颈阔肌，切开颈阔肌时应注意与皮肤垂直。

2. 结扎面动脉及面静脉，保护面神经下颌缘支　处理好这两条血管是保护好下颌缘支的关键。下颌缘支在下颌下缘处、面动脉的浅面（或深面）越过下颌下缘上行至下唇。寻找血管的方法是在颈阔肌切开后，在咬肌附丽的下方找出下颌下淋巴结，面动脉及面静脉正走行于其前、后缘之间，顺动脉走行方向作钝分离，即可发现面神经下颌缘支（图7-26）。然后在淋巴结下缘水平分别结扎面动脉及面静脉。分离过程中若不慎伤及血管造成出血，切勿盲目钳夹，以免损伤下颌缘支。结扎血管后即可在此水平向前后切开组织，将皮瓣向上牵引，面神经下颌缘支随组织上移，不必做进一步分离解剖。

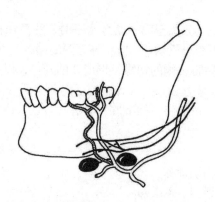

图7-26　面神经下颌缘支和面动脉、面静脉、淋巴结关系模式图

3. 游离腺体、结扎面动脉起始部，保护舌下神经　切开颈深筋膜，显露下颌下腺浅面，将腺体向上提起，钝、锐分离相结合逐步游离腺体。显露二腹肌腱，顺二腹肌前腹游离腺体前缘。游离腺体后缘时，以钝分离方法贴腺体剥离，此时可找到面动脉近心端，确认后予以双重结扎。舌下神经在面动脉下方，几乎和面动脉平行在二腹肌后腹及茎突舌骨肌前缘出现，在舌骨舌肌浅面向前上行入舌，和下颌下腺虽紧邻，但无直接关系。如不切断二腹肌腱，不打开舌骨舌肌，一般不致损伤。

4. 切断下颌下腺导管，保护舌神经　将腺体上内侧自下颌骨周围组织分开，充分显露下颌舌骨肌后缘并向前牵拉，将腺体尽量向外下方向牵拉，钝分离显露舌神经。在手术野舌神经呈V字形弯曲向上，V字形的尖端下方可见下颌下神经节，有小分支进入腺体。将小分支剪断，舌神经即与腺体分离，V字形消失呈浅弧形。进一步显露下颌下腺导管，将其游离至口底平面，即可钳夹，剪断，结扎。如系下颌下腺导管后部结石，断离结扎时应尽量顺导管追踪向前，以免存留结石。如系局部麻醉，分离下颌下神经节时，患者痛感较重并有明显的舌被牵拉感，特别是下颌下腺有慢性炎症时，组织粘连较紧，在断离下颌下腺导管时慎勿切断舌神经（图7-27）。

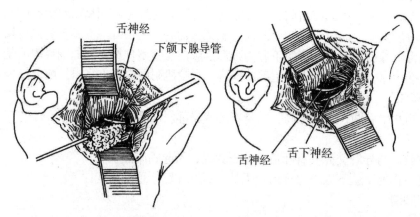

图7-27　下颌下腺切除术，显示舌神经、舌下神经、下颌下腺导管等的关系

5. 经过以上处置，下颌下腺即可完整切除　冲洗创面，结扎活泼出血点。创口内置橡皮引流条，分层缝合颈阔肌、皮下组织及皮肤，然后加压包扎以消除空腔。亦可放置负压引流球，采用负压引流。

（五）术后处理

（1）术后24～48小时撤除创口内引流条，加压包扎至拆线。如系负压引流，48小时撤除引流，可以不再加压包扎。

（2）5～7天后拆线。

（3）如为慢性下颌下腺炎，应用抗生素预防感染。

（六）并发症的预防及其处理

1. 血肿　止血不完善或血管结扎不牢固所致，电刀切割组织时亦可因血凝块脱落而致继发性出血。严重的血肿可影响呼吸，应打开创口仔细止血。首先清除血凝块，探查活泼出血点，看清出血点后钳夹止血。面动脉近心端结扎线松脱可造成致命性出血，必要时可紧压出血点，延长下颌下切口，做颈外动脉结扎。

2. 呼吸困难及吞咽痛　双侧下颌下腺切除，特别是双侧舌骨上淋巴清除术者，由于手术涉及下颌舌骨肌、二腹肌及舌骨舌肌等邻近组织，术后反应性肿胀严重时，不但出现吞咽疼痛，而且可引起呼吸困难。应用激素可减轻肿胀反应。一般性的吞咽痛是术后常见现象，系下颌舌骨肌和舌骨舌肌等咀嚼肌术后肿胀反应所致，一般术后2～3天即好转。

3. 神经损伤　主要是面神经下颌缘支和舌神经损伤，舌下神经损伤极罕见。神经若未切断，一般在3个月以内均能恢复正常功能，少数损伤严重者恢复时间延长。为促进神经功能恢复，可给予维生素 B_1 及维生素 B_{12}，辅以红外线理疗或面肌功能训练等。

三、腮腺切除术

（一）局部解剖要点

腮腺是一个不规则、有多个突起的单叶腺体。面神经出茎乳孔后斜向或水平向前进入腮腺，在腺内首先分成颞面及颈面两大主干，由此再分出各个分支，相互吻合在腺体交织成网状。面神经末梢分支按其分布支配范围不同，分为颞支、颧支、颊支、下颌缘支及颈支。腮腺也以面神经为界分为深、浅两部（通常称之为深、浅叶），浅部腺体较大，深部腺体小。面神经在腺体内并不是在同一平面上，上份位置较深，往下则位置较浅。颈外动脉自下向上走行于腺体深面，相当于下颌骨髁颈处分出上颌动脉及颞浅动脉。下颌后静脉在下颌支后缘后，并几乎与之平行下行，面神经位于其浅面。腮腺内淋巴结95%以上位于腮腺浅部，并分布于下颌后静脉周围及腺体后下部。

（二）麻醉和体位

手术在全身麻醉下进行。仰卧位，头部可垫枕，面部偏向健侧。

（三）适应证

腮腺切除术根据切除范围可以分为3种术式：腮腺浅叶切除术、全腮腺切除术及部分腮腺切除术。不同术式有其相应的适应证。

1. 腮腺浅叶切除术　是传统的手术治疗腮腺疾病最常用的术式，包括病变（如肿瘤）及腮腺浅叶切除，解剖面神经术，其适应证为：

（1）腮腺浅叶良性肿瘤。

（2）腮腺慢性炎症经保守治疗无效。

（3）腮腺瘤样病变。

2. 全腮腺切除术　包括病变（如肿瘤）及全腮腺切除，解剖面神经术，其适应证为：

（1）腮腺深叶良性肿瘤。

（2）腮腺低度恶性肿瘤。

（3）体积较小、面神经未受侵犯的腮腺高度恶性肿瘤。

3. 部分腮腺切除术　是指肿瘤及其周围0.5cm以上正常腮腺组织切除，对于适应证选择合适的患者，具有减轻面神经损伤及面部凹陷畸形、降低味觉出汗综合征的发生率、保留部分腮腺功能等优点。其适应证为：

（1）位于腮腺后下极的Warthin瘤。

（2）体积较小（1.5cm直径以内）的腮腺浅叶多形性腺瘤或其他良性肿瘤。

（四）手术方法及步骤

1. 保存面神经、腮腺浅叶及肿瘤切除术

（1）切口及翻瓣：自耳屏前颧弓根部，顺皮纹（将耳屏向前轻推即可清楚显示）切开向下，绕过耳垂，距下颌支后缘 1.5 ~ 2cm 并与之平行向前下达下颌角下。切开皮肤、皮下组织及前下处的颈阔肌。翻瓣的方式有 2 种。传统的方式是在腮腺咬肌筋膜浅面翻瓣，皮瓣自筋膜浅层掀起，达腮腺前缘前约 1cm。另一种方式是在腮腺咬肌筋膜的深面翻瓣，直接显露腺体结构，将腮腺咬肌筋膜包含在皮瓣中，使其在皮瓣与腮腺床之间形成一道屏障，隔离支配汗腺分泌的交感神经末梢和支配腮腺分泌的副交感神经末梢的错位再生，从而预防味觉出汗综合征的发生。翻瓣到达腮腺前缘后，应采用钝剥离，以免损伤面神经末梢支。

（2）显露面神经及腺体切除：显露面神经的方法有二：一是从末梢追踪至主干；二是从主干向末梢支分离。从末梢追踪至主干最常采用的解剖标志是腮腺导管，因其位置恒定并较粗大，易于寻找。显露腮腺导管的方法是用甲状腺拉钩牵拉皮瓣向前，腮腺前缘最突出处，约在颧弓下缘下 1.5cm，顺腮腺导管走行方向钝分离，在其上或下方可以发现呈银灰色的面神经颊支（图 7-28）。从主干分离解剖面神经常用的解剖标志是外耳道软骨三角突。显露的方法是拉耳垂向上，顺外耳道软骨下面及乳突间处分离腮腺上后缘。为扩大视野，可充分游离腮腺后缘，将腺组织向前牵拉。顺外耳道软骨向深部分离，显露外耳道软骨三角突，其尖端指向前下 1cm 处，即可找出面神经主干（图 7-29）。

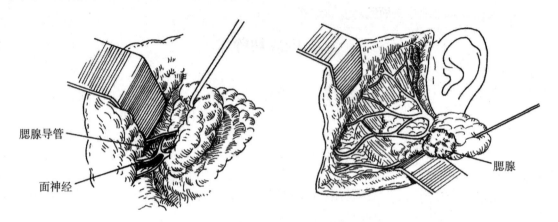

图 7-28　显露腮腺导管，从末梢开始解剖面神经

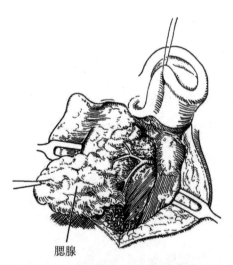

图 7-29　从主干开始分离解剖面神经

腮腺腺体组织和面神经之间常有一薄层纤维结缔组织，易于将其分开。解剖分离面神经应在神经浅面循其走行平行推进，切忌在某一点过深，以免深部出血而在止血过程中误伤面神经。分离腺体时如遇出血显著，宜压迫片刻看清出血点，切忌盲目钳夹，因为神经周围常有小血管伴行，有时稍加压出血即可自行停止。在加压止血时可在其他部位分离解剖，以缩短手术时间。应当强调的是，除非必需，一般应在面神经表面分离腮腺组织，而不宜将面神经从周围组织全部游离，以减少对神经的创伤。如分离解剖技术合适，常可见到一层富于毛细血管的筋膜包裹着神经。

解剖分离面神经就是切除腮腺及肿瘤的过程。由于腮腺是不规则、具多个突起的腺体，不可能将腺体全部切净，因此，在断离腺体时，应将一些小分支导管结扎，以防止残留腺体继续分泌而发生唾液潴留或腺瘘。

（3）腺体及肿瘤切除后，冲洗创面，结扎活泼出血点，置橡皮引流条或负压引流球。分层缝合皮下、皮肤，加压包扎。如系橡皮条引流，一般加压包扎一周；如系负压引流，加压包扎2天后即可撤除。

2. 保存面神经、全腮腺及肿瘤切除术　腮腺深叶肿瘤的切除是在解剖面神经切除浅叶的基础上，将面神经充分游离保护，在二腹肌后腹及茎突舌骨肌上缘寻出颈外动脉将其结扎切断，并在下颌髁颈附近结扎颈外动脉远心端。在下颌角及下颌支后缘处离断茎突下颌韧带。此时深叶腺体及肿瘤可以充分游离，在保护面神经情况下可将其摘除。

切除腮腺深叶肿瘤时确认二腹肌后腹及茎突是极其重要的，因为在其深面即为颈内动、静脉，应避免损伤。

有些腮腺深叶肿瘤瘤体较大，在摘除时需离断下颌骨，充分显露手术野，以利于肿瘤摘除。离断下颌骨的部位有三：一是在下颌支和下颌体交界处锯断；二是从"乙"状切迹斜向后下纵行截开下颌支；三是在下颌骨体颏孔前方截骨。第一种截骨部位的缺点是锯断下牙槽神经可致永久性下唇麻木，第三种截骨部位既可充分显露肿瘤，又可避免下牙槽神经损伤。肿物摘除后应将下颌骨复位固定。

3. 保存面神经、部分腮腺及肿瘤切除术　部分腮腺及肿瘤切除术不同于单纯肿瘤摘除的剜除术，是一种根治性手术，但是适应证的选择应该恰当。

手术切口可较腮腺浅叶切除术短，如肿瘤位于耳前区，下方切口到下颌角下即可，不必向下颌下区延长，如位于腮腺后下极，上方切口绕过耳垂即可（图7-30）。

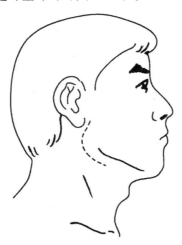

图7-30　腮腺后下部肿瘤部分腮腺切除术切口

翻瓣同腮腺浅叶切除，但较小，显示耳前区或腮腺下部腺体即可。

显露面神经，切除肿瘤及其周围部分正常腮腺是手术的主要过程。肿瘤位于腮腺后下极者，在咬肌表面、面神经下颌缘支离开腮腺处觅及下颌缘支，然后循其走行分离解剖至颈面干，将肿瘤及后下部腺体组织一并切除，保留颈面干前、上部腺体及腮腺导管（图7-31）。肿瘤位于耳前区者，可不刻意解剖面神经，而在肿瘤周围0.5～1.0cm正常腺体组织内分离切除肿瘤及其周围组织。如涉及面神经，则将其相关部分解剖分离。

微信扫码
◆临床科研
◆医学前沿
◆临床资讯
◆临床笔记

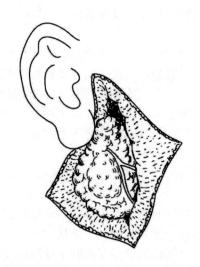

图 7-31　显露面神经下颌缘支、颈面干及腮腺后下部肿瘤

部分腮腺切除术常用于腮腺 Warthin 瘤的切除，根据 Warthin 瘤的临床特点，手术时应注意以下问题：①Warthin 瘤的发生常和腮腺区淋巴结有关，而腮腺后下部以下颌后静脉为中心淋巴结较多，因此术中要将腮腺后下部腺体一并切除；②腮腺后缘、胸锁乳突肌前缘常有淋巴结存在，术中应将这一部分淋巴结清除，以免出现新的肿瘤。

该术式保留的腮腺组织较多，断离腺体组织时应细心分离并结扎分支导管，以免发生腺瘘。冲洗创口，分层缝合并置负压引流或橡皮条引流，加压包扎。

（五）并发症的预防及其处理

1. 唾液潴留或涎瘘　残留的腺组织继续分泌可致唾液潴留，自发破溃（大多从切口处）则形成涎瘘。术中分离和结扎分支导管以及缝扎残余腺体是最好的预防方法。一旦发生唾液潴留，可抽吸后加压包扎，一般 1～2 周后即有效。在此同时可口服小剂量阿托品，以抑制唾液腺分泌。如无效而有涎瘘形成，可考虑放射线治疗，一般给予 10～15Gy，但对年轻人要慎用。

2. 面神经功能减弱或麻痹　轻柔操作可避免。但有些情况难免神经创伤，如肿瘤紧贴面神经或肿瘤位于腮腺深层组织时。只要面神经未被切断，3～6 个月均能程度不等地恢复。为促进面神经功能恢复，可肌内注射维生素 B_1 及维生素 B_{12}，并配合理疗和面肌功能训练。

手术中应特别注意对颞面干及其分支的保护，以免发生术后眼裂闭合不全而致角膜损伤。较为严重的面瘫睡眠时应戴眼罩。对恢复无望的病例可考虑眼裂缩小术，使眼裂能基本闭合而使角膜免受创伤或作静态修复性手术。

3. 耳垂麻木　耳垂麻木非常常见，为耳大神经支配耳垂的末梢支被切断所致。术中分离保留耳大神经可避免或减轻耳垂麻木。

4. 味觉出汗综合征　又称 Frey 综合征，较常见，其发生率各家报告不一，有报告 100% 发生，大多数报告在 70% 左右。临床表现为在进食时术区某一部分有潮红出汗现象。其发生的原因是司分泌的节后副交感神经纤维长入到被切断的支配汗腺的节后交感神经纤维中，于是当味觉刺激或咀嚼活动时，副交感神经兴奋，出现了术区皮肤出汗和潮红现象。采用腮腺咬肌筋膜深面翻瓣以及部分腮腺切除术可以明显降低味觉性出汗综合征的发生率。

第四节　颌骨囊肿手术

一、适应证与术前准备

术前摄 X 线片检查，以明确囊肿的范围以及与邻近组织的关系（如囊肿与牙根、上颌窦等的关系）。术前应排除颌骨中心性血管瘤可能。手术应在无急性炎症时进行。应考虑是否需同时行上颌窦根治术或植骨术。对于已有病理性骨折或在手术后有发生骨折可能者，应事先做好斜面导板或颌间结扎准备。多次手术后复发、骨质破坏过多的大型下颌骨囊肿（尤其是角化囊肿），可考虑病变下颌骨截骨术并立即植骨。对囊肿内可保留的牙，可于术前先进行根管治疗，待术中再行根尖切除。

对于巨大囊肿，或者囊肿已波及邻近重要器官时，全部摘除有可能造成骨折，或手术不可能将囊壁全部刮除时，也可行袋形手术。袋形手术亦称成形性囊肿切开术。该手术消除了囊腔中的压力，囊肿可逐渐缩小，周围骨组织能随之生长，到适当的时候可以再作囊壁刮除术，有些病例囊肿能完全消退，不需再行手术。

二、切口设计

切口以能充分显露手术野，便于彻底清除囊壁为原则。接近牙槽突的下颌囊肿及上颌囊肿可在口内作切口；囊肿位于下颌骨体、下颌角及下颌升支，可在口外下颌骨下缘 1.5 ~ 2cm 处作切口，也可采用口内切口。口内入路摘除囊肿，无论是弧形或梯形切口，均以黏骨膜瓣必须能全部覆盖囊腔并有骨壁（超过囊腔 5mm 以上）支持为原则。

三、麻醉和体位

除小型囊肿及袋形手术采用局部麻醉外，一般选用全身麻醉，这样有利于术者彻底刮除囊肿。口内入路一般采用仰卧正位；下颌骨囊肿采用口外入路者，患者仰卧，头偏向健侧。

四、操作步骤

口内切口除小型囊肿可在口腔前庭处切开外，其余建议采用沿龈缘切开的梯形切口。切开后，翻转黏骨膜瓣，用骨凿在骨壁最薄处开一小洞，然后用骨钳去除囊肿表面的骨质。如骨壁已破坏，囊膜与骨膜粘连时，应仔细分离或将粘连的骨膜一并切除，以免残留复发。用骨膜分离器或刮匙将囊膜自骨壁剥离，将囊肿全部摘除，冲洗切口，止血后缝合。如囊腔内有牙根尖暴露，但该牙仍能保留，则应行根管治疗及根尖切除，以尽量保存患牙。

下颌囊肿采用口外切口时，按切口线切开皮肤、皮下组织及颈阔肌，结扎面动脉及面静脉，注意保护面神经的下颌缘支。翻起骨膜，去骨后将囊肿摘除，然后分层缝合，放置引流，加压包扎。手术时尽可能保留下牙槽神经血管。囊肿范围过大，骨质缺损较多，可能发生骨折者，术后需作颌间结扎暂时固定；已发生病理性骨折者，宜作内固定。

上颌囊肿如范围较广，手术时与上颌窦穿通，且上颌窦有炎症，可同时进行上颌窦根治术，将囊壁与上颌窦整个黏膜同时刮除，严密缝合口内切口，同时在下鼻道开窗，骨腔内填塞碘仿纱条，并从下鼻道开口处引出。

角化囊肿容易复发（文献报道其复发率为 13.7% ~ 62.5%），角化囊肿也可发生恶变，因此手术刮除要求更彻底；在刮除囊壁后用石炭酸或硝酸银等腐蚀剂涂抹骨创，或加用冷冻疗法，以消灭子囊，防止复发，必要时还可考虑在囊肿外围切除部分骨质。如病变范围太大或多次复发的角化囊肿，应考虑截骨术，并立即植骨。

小型颌骨囊肿摘除后所遗留的死腔不需特殊处理；较大型的下颌骨囊肿刮治后的骨腔，可将遗留的骨腔边缘尽量用咬骨钳或骨凿去除，使近圆形的骨腔变为似浅碟状的骨腔，这样可减小死腔，有利于愈合。

由于大多数囊肿刮治后的骨腔能任遗留在骨腔内的血块机化，最后骨化，改建成自体骨质，因此一般不必在骨腔内植入自体骨或生物材料等。

袋形手术即从口内在囊腔最薄处打开囊肿切除部分囊壁及黏膜，并将黏膜与囊膜相互缝合，使囊腔与口腔相通。术后佩戴术前预制的带引流管的牙托（图 7-32），以使术后引流通畅，便于冲洗，达到消除囊腔压力，促进囊肿缩小的目的。

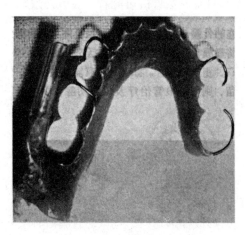

图 7-32　保持引流通畅的带管牙托

五、术后处理

注意口腔卫生，防止食物残渣附着或残留在创口内。口外引流条一般在术后 1~2 日删除，并加压包扎 7~10 日。口内或下鼻道引流之碘仿纱布可于 3~5 日逐次抽除。口内创口不能一期缝合被迫开放填塞者，应注意换药直至骨腔壁上有肉芽生长、上皮覆盖为止。术后给抗菌药物。袋形手术术后可每隔 1 ~ 2 天冲洗一次。

第五节　颌骨切除术

一、下颌骨切除术

（一）局部解剖要点

下颌骨是扁平骨，分为垂直部分的下颌支和水平部分的下颌体，两侧下颌体在中线融合，构成弓形。下颌骨切除术中主要是离断附丽于下颌骨的肌肉。下颌骨的外侧面主要是附丽于下颌角的咬肌。内侧面由前向后有：附丽于颏棘的颏舌肌和颏舌骨肌、二腹肌凹的二腹肌前腹、内斜线的下颌舌骨肌、下颌角内侧的翼内肌、下颌喙突的颞肌腱及髁突前的翼外肌。下颌骨的血运供给主要来自上颌动脉的下牙槽动脉支。上颌动脉是在腮腺内平下颌骨髁突颈起始于颈外动脉，前行经髁突颈深面入颞下凹，在翼外肌浅面入翼腭凹。围绕上颌动脉周围、翼内、外肌和颞肌间有翼静脉丛。因此，在下颌骨切除术中进行至此区域及断离下颌髁突时最易发生出血。

（二）下颌骨切除术式种类及术前准备

下颌骨切除术一般是指包括下颌支及下颌骨体在内的一侧下颌骨切除。此外，根据病变性质及部位不同，尚有节段性下颌骨切除术、保留下颌骨下缘及下颌支后缘的矩形切除术以及下颌骨边缘性切除术等。为矫正因下颌骨切除术后的面容及功能畸形，尚可在下颌骨切除术后同时进行一次植骨术。

下颌骨切除术如要切除下颌颏棘及其附丽肌肉，应酌情考虑作气管切开术，以防止舌后坠而发生机械性窒息。

下颌骨切除术前应予口腔洁治。恶性肿瘤切除下颌骨者，宜在术前做好斜面导板，以预防患侧瘢痕及健侧闭合肌群牵拉致健侧下颌偏移而影响咀嚼功能。拟行同时一次植骨者，宜在健侧制作牙弓夹板，以便正确对位咬合关系以及植骨后辅助固定。全身麻醉要求经鼻腔插管。供骨区应在术前 3 天备皮，每日 1 次。

（三）麻醉及体位

全身麻醉或局部麻醉。仰卧，头偏向健侧。

（四）手术步骤

1. 一侧下颌骨切除术

（1）切口：起自耳垂下 2 ~ 3cm，距下颌支后缘 2cm 左右，切开皮肤、皮下组织及颈阔肌，和下颌下缘平行并距其 2cm 左右向前切开达颏部。下唇切开与否视病情需要，如切开一般在唇正中作切口。

（2）翻瓣及显露下颌骨外侧面：在颈阔肌深面、颈深筋膜浅层内分离结扎面动脉及面静脉，保护面神经下颌缘支。充分显露下颌骨下缘，切开骨膜，自骨面剥离。如系恶性肿瘤或良性肿瘤穿破骨膜，宜在骨膜外软组织剥离。在下颌角部断离咬肌附丽，自骨面剥离。下颌支后缘骨膜切开后，宜从骨面用骨膜分离器将其钝分离，直达髁突颈部，可以避免损伤下颌支后缘组织。充分显露下颌支外侧面，并将附丽于下颌喙突的颞肌腱剪断。这一点对下颌喙突有膨胀性病变者尤其重要，必须在断离前剪断喙突周围附丽肌，避免在摘除下颌骨时由于喙突骨质变薄、牵拉而裂断，残留部分组织由于颞肌向上牵引，造成肿物切除不彻底而构成以后肿瘤复发的基础。出血腔隙用明胶海绵或纱布填塞。

（3）离断下颌骨：在颊侧牙龈缘切开，使之与口外相通，尽可能多地保存龈颊沟部黏膜。舌侧龈及骨膜是否预先分离，视不同情况而定。如计划一次植骨而舌侧并无显著性破坏，可事先平行于牙龈切开，并用骨膜分离器分离舌侧龈及骨膜达下颌骨下缘，否则宜在断开下颌骨后再断离舌侧组织。断离二腹肌前腹在下颌骨附丽时，宜钳夹后切断并缝扎止血。断骨部位宜在单尖牙与侧切牙间，其优点是不致损伤附丽于颏棘的肌组织，术后残留的健侧下颌骨患侧偏斜不明显，功能效果较佳。在前磨牙部位断骨如不植骨或其他代用品，健侧下颌将严重偏向患侧而无对殆关系。离断下颌骨，断端以骨蜡止血（图 7-33A）。

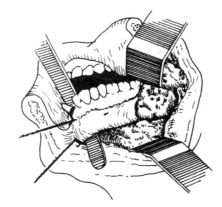

A. 锯断下颌骨

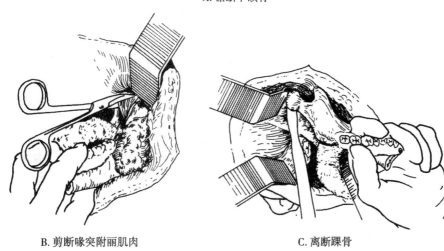

B. 剪断喙突附丽肌肉   C. 离断髁骨

图 7-33 下颌骨切除术

（4）切除下颌骨：下颌骨锯开后，用持骨钳或直接用手握持锯开的下颌骨向外牵开。边牵边断附丽于下颌体舌侧的下颌舌骨肌、残留于喙突内侧的颞肌腱（图 7-33B）。在下颌角内侧逐渐切断翼内肌，在接近下颌孔附近时钳夹切断下牙槽动脉并予双重结扎。然后将断离的下颌骨以下颌髁突为轴向外轻旋转，即可显露附丽于髁突的翼外肌以及颞下颌韧带，将其贴骨面剪断，自关节凹将髁突剥离（图 7-33C），至此即可将下颌骨切除。在以下颌髁突为轴向外旋转时切忌用力过猛，以免扭断上颌动脉造成出血，如遇出血应尽快将标本取下，填塞纱布，压迫片刻后逐层去除，结扎活泼出血点。为能达到有效压迫止血目的，应在取出下颌骨前，将颞下凹区器械（主要是血管钳）全部撤走，否则难以压迫止血。

（5）创面处理：下颌骨切除后应检查标本的完整性，冲洗创面后结扎活泼出血点。缝合口腔黏膜，以褥式加间断缝合为佳，并在黏膜下层缝合数针。断离肌组织不必缝合，置橡皮引流条后直接缝合颈阔肌、皮下及皮肤，然后加压包扎。

2. 节段性下颌骨切除和一次游离骨移植　节段性下颌骨切除是指截除下颌骨的某一段，如下颌支、部分下颌体、下颌联合部等，同时取髂骨一次修复。髂骨移植修复下颌骨体效果最为理想，涉及下颌支者植骨效果较差，而颏部植骨，无论从功能及美容效果均难以达到理想要求。

口腔颌面部恶性肿瘤紧密邻接或累及下颌骨也常作节段性下颌骨切除。如口底癌切除部分下颌体、腮腺癌累及下颌支而将其切除等，这些情况同期植骨应慎重考虑。

节段性下颌骨切除步骤基本同前述一侧下颌骨切除术。为保证植骨手术成功，应注意以下几方面：①皮肤切口应离下颌下缘3cm，即稍偏下一些，这样可避免切口和植入骨块直接相通的可能性。不要切开下唇，保证软组织有良好血运；②尽量争取保存原下颌骨膜，有利于骨成活。尽量缩短口腔和术创相通时间，口腔黏膜及黏膜下要严密缝合，特别是在断端牙槽骨部位，不能使骨面外露；③以正常咬合关系作好健侧颌间结扎。植入骨块大小要适度，可采用嵌入式或嵌贴式固定。在对好健侧牙合关系的前提下，如植入骨和受体骨间有缝隙存在可放入松质骨；④最好以残留之骨膜将植入骨包裹并缝合固定好，但缝合线不宜过多过紧。绝对避免植骨块周围有死腔存在，以减少感染机会；⑤如置橡皮引流条，引流条不宜和植入骨块相接；⑥颌间结扎固定可在2周后去除。适当的咀嚼活动刺激有利于骨生长。

3. 矩形下颌骨切除　有些下颌骨病变仅限于牙槽突水平部分，或虽达根尖水平以下但下颌皮质骨完好，可以作根尖水平或稍下的矩形切除。其优点是能维护患者正常面容，经义齿修复后，又能较好地恢复功能。

用电锯较易操作，如无此设备可先用牙科圆钻打孔，然后用裂钻连孔成线。由于牙槽骨下方之下颌骨较厚，不易将其舌侧板打开。因此，在用骨凿或骨刀劈开时要谨慎，避免用力过猛，造成拟保存之骨质折断。

（五）并发症的预防及其处理

1. 呼吸困难　半侧下颌骨切除术后由于加压包扎过紧可致患者呼吸困难，可采取松解包扎和半坐位缓解症状。经以上处理仍不能缓解且有发展趋势者，可能有创内出血，应打开检查。如有窒息情况，须尽快剪开包扎敷料，牵舌向外或插入气管导管，紧急行气管切开术。

2. 感染　下颌骨切除术后在颞下凹部位易形成死腔而继发感染，在此区做良好的加压包扎极其重要。如虑及加压包扎过紧影响呼吸可作单眼式加压包扎。

同期植骨后感染常常导致植骨失败，而骨感染现象的临床表现较软组织出现为晚，一般在植骨术后2～3周。因此，临床上常在植骨术后持续应用抗生素2周，3周以后如无感染现象，才能表明同期植骨术后成功。此期如有感染现象并不表明植骨失败，常常是局限性的感染。经冲洗换药及简单搔刮术后，植入骨块仍可成活。但植骨术后高热不退，术区肿胀不断发展，白细胞计数居高不降，多形核白细胞比例增加并有中毒颗粒出现，表明植入骨块已成机体内异物，必须取出。

3. 涎瘘　下颌骨切除术后发生涎瘘有两种情况：一是由于腮腺创伤；二是由于切口愈合不良，形成口内、外相通的瘘道。前者通过加压包扎不难解决，后者则需再次手术。

切口愈合不良所致的口内、外瘘，首先要确定口内瘘口所在位置，有时口腔内瘘口甚小，不易找到，此时，可从口外瘘口注入1%亚甲蓝，仔细观察口腔内亚甲蓝溢出位置，确认后将其严密缝合。少数情况下可变外瘘为内瘘，此种情况多系口腔内创面大而无法缝合者，可在创面松填碘条，将皮肤瘘口缝合。

二、上颌骨切除术

（一）局部解剖要点

上颌骨形态不规则，可分为体部及前、后、上、内四面，但这些面均无明确分界线。体部内为空腔称上颌窦。上颌骨无强大肌肉附丽，和邻骨有四处骨性连接：①前外上和颧骨的上颌突相接；②内上部按前后顺序依次和鼻骨、额骨、筛骨及腭骨的眶突相接，这些骨质同时构成眼眶内侧壁下半部；③上颌骨下部为牙槽突、腭突，与犁骨、腭骨的水平部相接；④后面为上颌结节或称颞下面，近中线部分和蝶骨翼突前面、腭骨垂直部分相接并共同构成翼腭管。上颌骨的血运供给来自上颌动脉，在翼腭凹内分出眶下动脉和腭降动脉以及上牙槽后动脉和蝶腭动脉。

　　上颌骨切除术就是要离断上述四处骨连接。保留眶板（上颌骨的上面）的部分上颌骨切除较简单，而作包括翼突在内的全上颌骨切除时，尚需切断附丽于翼突的翼内、外肌。

（二）麻醉和体位

全身麻醉，经口腔插管。仰卧位，咽后部宜填以纱布，防止血液及口腔分泌物顺气管插管下流。

（三）手术方法及步骤

1. 上颌骨全切术（图 7-34）

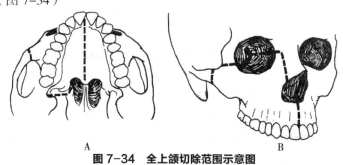

A　　　　　　　　　　B

图 7-34　全上颌切除范围示意图

　　（1）切口：自上唇鼻唇沟中线切开上唇，至鼻小柱基底时，转向外平行于鼻孔底切开，绕鼻翼在鼻背外侧向上切开达内眦下约 1cm，沿眶下缘平行睑裂切开达外眦下约 1cm 为止。此切口有多处拐弯，在拐弯处切口宜作圆弧形而非角形，以有利于美容及伤口愈合。将眶下缘处切口作于近睑缘处，以期伤口愈合后获得较好的美容效果，如切口选择过于偏向睑缘及眼轮匝肌膜受损，经长期随诊观察，下睑活动常受影响并有轻度睑外翻。

　　（2）分离皮瓣：在哪个层次翻瓣以及分离皮瓣的范围，视病变情况而定。在不影响彻底切除的前提下，可以在骨膜下掀开皮瓣。如骨膜不能保留，则争取保留面肌组织，以得到术后较好的功能效果。但当分离面肌组织时，因出血较多，宜用电切。在鼻唇沟附近的肌组织内，注意分离结扎面动脉，以及在内眦部注意结扎内眦动、静脉，有利于减少出血。在行皮下组织分离皮瓣术后面容将受严重影响，但有些病例为能根治，不得不这样做，有时甚至需将皮肤全层切除而应用皮瓣修复。

　　（3）断离骨连接：截除上颌骨，将易于出血的骨连接部位放在最后断离。从眶面及颧后确认眶下裂，导入丝锯将其锯开，并将鼻骨、额骨等连接部位离断，填入纱布止血。在断离上颌骨和翼突连接时，应通过 X 线片或 CT 仔细分析上颌窦后壁情况，如其完整，则可保留部分窦后壁而避免腭降动脉损伤，或在凿开窦后壁与翼突后将骨凿留置该处，迅速断开上颌骨腭突及腭骨水平部，取下标本。此时往往出血最迅猛，一方面要在断离标本前和麻醉医师取得联系，观察患者是否处于最佳血压状态以及是否做好输血准备；另一方面要求术者以"稳、准、捷"的技术，尽快取下截除之上颌骨，并填塞止血。检查切除标本的完整性并将术区活泼出血点结扎。

　　（4）创面处理：冲洗创面，审视有无可疑残留瘤组织，彻底清创。从大腿或腹部取薄断层皮片修复创面，填塞碘仿纱布，戴上预制的上颌牙托，缝合切口。眼裂内置消炎眼药膏，做单眼颊面包扎，以加强皮片和皮瓣组织贴合，促进生长愈合。

　　2. 保留眶板的部分上颌骨切除术（图 7-35）　作上颌梨状孔水平的低位上颌骨切除，面部可以不做切口，如作切开，眶下的横切口是不必要的。水平断骨时尽量保留鼻腔底黏膜，上颌窦可开放，酌情刮除窦腔黏膜。如颊侧牙龈基本保留，也不必植皮护创。如在眶下缘水平保留眶板，其手术操作同全上颌骨切除术。

　　3. 包括翼突在内的全上颌骨切除术

　　（1）切口及分离皮瓣同全上颌骨切除术。

　　（2）横断咬肌、显露下颌喙突：以钳式开口器撑开口腔，顺颧弓下缘离断全部附丽于该部位咬肌，再紧贴下颌喙突离断附丽于该部位的颞肌腱，即可清晰显露喙突。自乙状切迹中点斜向前下锯断下颌喙突并将其摘除。

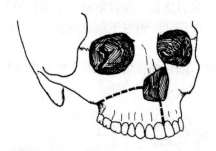

图 7-35　保留眶板的低位上颌骨切除

（3）结扎上颌动脉，凿断翼突：下颌喙突去除以后，即可在翼内、外肌浅面扪及从后向前走行的上颌动脉的搏动。顺其走行在翼内、外肌浅层筋膜内仔细分离，将其觅出并结扎、切断之。顺此断面可扪及翼内、外板后缘。先将翼外肌切断，然后用手指钝分离呈圆柱状的翼内肌，并紧邻翼内、外板间将其离断。此时，可扪及翼外板及颅骨，两者在术区通过触诊呈直角关系，确认后将翼突距颅底约 1cm 处从根部用骨刀凿开或用骨剪剪断，置明胶海绵及纱布填塞止血。

（4）断离上颌骨其他部位骨连接，其操作及创面处理同一般上颌骨切除术。

（四）并发症的预防及其处理

上颌骨切除术的主要问题是断离骨体标本时出血显著，要求术者尽快而稳妥地将标本取出。结扎颈外动脉对减少术中出血无太大帮助，而结扎上颌动脉显著有利于减少出血。

上颌骨的内上角部分由于骨质较薄，极易折裂而残存，眶板有破坏的病例应仔细审视，应将其全部切除。

分离上颌骨眶面时，应注意保护骨膜，如有破损应待上颌骨切除术后对位缝合好，勿使眶内容之脂肪组织外露，否则将致术后下睑水肿，损伤严重者长时间不易消退。

手术后应督促患者练习开口活动，否则瘢痕挛缩可致开口困难，不能顺利完成义颌修复，带来诸多生活及社会活动障碍。

手术后需作放射治疗者，应待创面所植皮片基本成活后开始，一般是在手术后 3 ~ 4 周。如在术后 10 天左右拆除口腔内碘仿纱条时皮片已基本成活，也可早日开始。

第六节　颈淋巴结清扫术

一、局部解剖要点

颈部淋巴结主要分两大组，即沿颈内静脉走行的颈链和沿副神经走行分布的脊副链。颈淋巴清扫术基本上是在颈深筋膜深层，即椎前肌筋膜浅层进行。原则上是纵行的器官组织不可损伤，它包括颈总及颈内动脉、迷走神经、膈神经等。左侧尚应注意妥善处理胸导管，以避免乳糜瘘的发生。

颈淋巴清扫术是一种在筋膜间隙间的局部解剖术，除要求术者有良好外科基本操作技巧外，熟悉颈部的层次解剖和重要解剖结构的毗邻关系也是至关重要的。

二、适应证

口腔颌面恶性肿瘤最常用的颈淋巴清扫术有三种：经典性颈淋巴清扫术、改良性颈淋巴清扫术和肩胛舌骨肌上颈淋巴清扫术。传统的颈清扫术仍然是治疗临床上有明显转移淋巴结的标准术式。但该术式的并发症高，不可滥用，其适应证有：N3 转移灶、多个多组淋巴结转移、颈部放疗后的复发灶、明显的淋巴结外扩散，转移累及皮肤。只要有合适的适应证，且不影响手术的彻底性，就应行保留重要解剖结构的改良性颈淋巴清扫术。单纯保留副神经就可明显减少颈清扫术的并发症。因此，只要副神经不被转移灶累及，即使是临床上可触及肿大淋巴结（淋巴结不粘连）也应常规保留。但对颈部淋巴结肿大者不宜保留胸锁乳突肌和颈内静脉。依原发灶所在部位的淋巴结引流特点而定，cN_0 口腔癌患者只需行第 Ⅰ、Ⅱ、Ⅲ 区淋巴的清除术，即肩胛舌骨肌上颈淋巴清扫术。

三、麻醉和体位

一般选用全身麻醉。患者仰卧头偏向健侧，患侧肩下垫小枕使锁骨上凹区抬起并使头部后仰。

四、操作步骤

（一）经典性颈淋巴清扫术

1. 切口　最常用 Schobinger 切口或称类矩形切口，起自下颌下区，距下颌骨下缘 1.5 ~ 2cm 并与之平行切开，向后在乳突尖下 2cm 弯向下，沿斜方肌前缘稍斜向前下，越过锁骨近中线 1/3 处，达胸前部 3 ~ 5cm。切开皮肤、皮下组织及颈阔肌。

2. 分离皮瓣　在颈阔肌深面、颈深筋膜浅层之间锐分离。颈阔肌在下颌下及锁骨上凹区清晰而易辨认，而在胸锁乳突肌上端，浅筋膜和颈深筋膜浅层直接相连，无颈阔肌组织，不要把胸锁乳突肌纤维当作颈阔肌切开。分离皮瓣向前，达胸锁乳突肌前缘即可，勿过分向中线剥离。皮瓣掀起后，可见颈外静脉自上向下外越过胸锁乳突肌，颈皮神经在胸锁乳突肌后缘中点越过后缘在其浅面向上、中、下各方向分布。

3. 切断胸锁乳突肌　在锁骨之附丽，结扎颈内静脉下端先切断呈圆锥形的胸锁乳突肌的胸骨头，然后在锁骨上缘切断其锁骨头。断离锁骨头时逐层切开肌纤维，结扎活泼出血点。推胸锁乳突肌组织向上，显露肩胛舌骨肌中间腱及下腹，将其切断、结扎并向上内牵引。在锁骨上 2cm 切开颈鞘，分离颈内静脉。在手术过程中，注意分开颈动脉和颈内静脉间的迷走神经，确认颈内静脉周围无重要解剖结构附着后，用 7 号、4 号及 1 号丝线结扎、切断。

4. 清除锁骨上凹脂肪及淋巴结　在切开颈内静脉同高的水平线切开锁骨上凹筋膜，用钝、锐分离方式，自椎前筋膜将脂肪垫组织推起。左侧者要注意勿损伤胸导管。受损的表现是在创面渗出液中可见到一些闪闪发光或是乳白色的液体，如有这种现象应将此区组织缝扎，直至此现象完全消失为止。在椎前肌筋膜层锐分离向上，此时可见臂丛、膈神经位于筋膜层深面。在带状肌外侧可见到纵行的舌下神经袢，可以切断。在颈后三角区切断副神经。在切断结扎甲状腺上或下静脉时，应距颈内静脉 1cm 而不是紧贴其结扎切断，以免滑脱出血。在舌骨体下缘切断肩胛舌骨肌上腹，迫近下颌下区。

5. 清除下颌下及颏下淋巴结　结扎颈内静脉上端单纯颈淋巴结清除术可从下颌下区向后，手术操作如下颌下腺切除术，切断二腹肌肌腱，在下颌支中 1/2 处结扎颈内静脉。如系颌颈联合根治术，则应先结扎断离颈内静脉，将下颌下区组织和颌骨联系在一起。

结扎颈外静脉上端，切断腮腺下极以及胸锁乳突肌在乳突的附丽，显露二腹肌后腹，将二腹肌切断，即可显示位于此肌深面的颈内静脉，将其结扎切断，继续向下颌下区推进，也可将胸锁乳突肌等组织向上牵拉并将二腹肌后腹切断拉向后，在相当于下颌支 1/2 水平将颈内静脉结扎，继续向下颌下及颏下区解剖。

6. 冲洗创面　结扎活泼出血点，置橡皮管（管上剪小孔数个）从肩部另作切口引出，分层缝合颈阔肌、皮下及皮肤。引流管接负压引流，可使颈部皮瓣与创面紧贴，但下颌下及腮腺区、锁骨上凹仍需适当加压包扎，防止积液及继发感染。

（二）改良性颈淋巴清扫术（Ⅲ型改良性颈清扫术）

1. 切口　对口腔癌可采用改良 Schobinger 切口。

2. 分离皮瓣　同传统术式。

3. 游离胸锁乳突肌　沿胸锁乳突肌前、后缘分别纵行切开颈深筋膜浅层，在胸锁乳突肌深面潜行剥离，游离胸锁乳突肌。也可在锁骨上缘 1 ~ 2cm 处切断胸锁乳突肌，向上分离掀起，待清除完毕后再予缝合。这样有利于暴露，但如处理不当，可能造成该肌的部分萎缩。

4. 清除颈内静脉外侧区　在颈内静脉表面，沿其颈段全长切开颈动脉鞘，并充分游离颈内静脉、迷走神经及颈总动脉。将这些组织向前牵引，沿颈内静脉全长纵行切开其深面之筋膜。循椎前筋膜将颈内静脉外后侧区软组织，包括上自二腹肌后腹、下至锁骨上、外至斜方肌、内至颈内静脉这一区域内除副神经外的软组织全部切离。

5. 清除颈内静脉内侧区　将胸锁乳突肌、颈总动脉、迷走神经及颈内静脉向外侧牵引，自颈内静脉深面起循椎前筋膜浅面向前内解剖至肩胛舌骨肌，向上至下颌下区，肩胛舌骨肌可保留或去除。

6. 切断腮腺下极并缝扎断端清除颏下及下颌下三角　同传统术式。

（三）肩胛舌骨肌上颈清扫术

1. 切口　切口始于乳突向下至舌骨，后向上至中线，在下颌角下离下颌角至少2横指。如果原发病灶能通过口腔切除，此切口即已足够；如果原发灶无法经口腔切除或是因为口内肿瘤需与颈部的标本一同切除，则切口应向上沿中线切开下唇。

2. 分离皮瓣　在切开颈阔肌时应注意避免损伤耳大神经和颈外静脉。可先向上翻瓣，找出面神经下颌缘支及后边的耳大神经和颈外静脉，予保留。

3. 游离胸锁乳突肌　沿胸锁乳突肌前缘纵行切开颈深筋膜浅层，在胸锁乳突肌深面潜行剥离，结扎至该肌肉的血管束，游离胸锁乳突肌中上2/3段，后界至少至胸锁乳突肌后缘。

4. 清除颈内静脉外侧区　将已游离的胸锁乳突肌尽量向后上牵开，在颈内静脉表面，从下向上切开颈动脉鞘，注意避开颈内静脉表面的淋巴结，充分游离颈内静脉、迷走神经及颈总动脉。将这些组织向前牵引，沿颈内静脉纵行切开其深面之筋膜。循椎前筋膜将颈内静脉外后侧区软组织，包括上自二腹肌后腹、下至胸锁乳突肌与肩胛舌骨肌交界处、后至胸锁乳突肌后缘、内至颈内静脉这一区域内除副神经及颈丛和分支外的淋巴结及软组织全部切离。

5. 清除颈内静脉内侧区　将胸锁乳突肌、颈总动脉、迷走神经及颈内静脉向后外侧牵引，自颈内静脉深面起循椎前筋膜浅面向前内解剖至肩胛舌骨肌，向上至下颌下区。注意保护舌下神经及其向前下行走的降支。

6. 切断腮腺下极并缝扎断端　清除颏下及下颌下三角同传统术式，但一定要注意保留面神经的下颌缘支。创面处理同传统术式。

五、并发症的预防及其处理

根治性颈淋巴结清除术按前述方法仔细解剖操作，一般不致发生什么问题。主要是在结扎颈内静脉下端时，不要误伤迷走神经，断离颈内静脉时必须夹持完全后再切断，以免发生气栓。在分离至颈内、外动脉分叉部时，必要时可注射1%~2%普鲁卡因1~2ml，以预防颈动脉窦综合征的发生。断离腮腺下极时应做缝扎，以预防术后涎瘘的发生。功能性颈淋巴清扫术术后可能发生的并发症大体同传统颈淋巴清扫术，但因保留了副神经，一般术后肩综合征的发生率较低，程度也较轻。肩胛舌骨肌上颈淋巴清扫术的并发症很少，几乎不会出现严重并发症。

微信扫码
◆临床科研
◆医学前沿
◆临床资讯
◆临床笔记

第八章

乳牙列和混合牙列的早期正畸治疗

儿童处在生长发育的活跃阶段，这段时期内由于功能紊乱或者替牙障碍等因素均可影响牙、颌、面的正常发育。及早发现并适时地去除影响发育的致病因素，矫治可能或已经发生的错殆畸形，诱导牙列向正常功能形态发育，是防治牙列咬合紊乱的重要措施。

第一节　咬合情况的检查

合理的治疗基于全面的检查和正确的诊断。因此，全面了解患儿的状况，进行详尽的检查非常重要。

一、问诊

1. 主诉　需要明确患者的主诉，了解患儿及家长最关注和最迫切希望解决的问题。

2. 既往病史询问患儿有无全身疾病，询问孕期母亲的身体状况，患儿出生时及出生后患病情况、出生后的发育情况。根据出现的咬合问题，询问婴幼儿时期的喂养方式，牙齿替换中有无出现问题，有无口腔不良习惯等。

3. 家族史　许多错殆畸形有家族遗传倾向，所以询问家族史非常重要。询问了解患儿父母及亲属有无相似的咬合异常情况，必要时可进行检查。

二、临床检查

（一）面部检查

1. 正面观　面部双侧是否对称，面上、面中、面下 1/3 的比例是否协调。

2. 侧貌形态

（1）侧面观患儿为直面型、凸面型或凹面型；为正常型、低角型或高角型。

（2）检查口唇闭合是否自如，有无开唇露齿。

（二）口内检查

（1）患儿所处牙列发育阶段：是乳牙列、混合牙列还是恒牙列。

（2）牙弓近远中向及垂直向关系

①磨牙关系：是中性关系、远中关系还是近中关系。

②尖牙关系：是中性关系、远中关系还是近中关系。

③前牙覆盖：是否正常，有无深覆盖。

④前牙覆殆：是否正常，有无深覆殆或开殆。

（3）牙弓的宽度关系有无后牙反殆或后牙锁殆。

（4）检查牙列有无拥挤及拥挤的程度。

（5）检查上下牙弓中线与面部中线是否一致。

（6）检查有无唇系带附着过低，舌系带过短问题，有无腭盖高拱。

（7）检查有无牙齿数目、形态、结构及萌出异常，有无牙周问题和颞下颌关节问题。

三、X 线检查

1. 全口曲面体层 X 线片　观察乳恒牙发育的整体状况和牙齿替换状况，了解有无牙齿先天缺失，有无多生牙的存在，有无牙根畸形和吸收，有无牙齿异位或阻生。

2. 根尖片　全口曲面体层 X 线片由于有些部位组织结构重叠较多，影像可能显示不清，可加照根尖片显示细节情况。根尖片上既可观察乳牙牙根吸收程度及继承恒牙牙齿发育状况，也可显示多生牙、缺失牙、阻生牙及牙体、牙周、根尖周病变等情况。

3. X 线头影测量片　通过对 X 线头颅定位照相所得的影像进行测量，对牙颌、颅面上各标志点描绘出一定的线、角进行测量分析，从而了解牙颌、颅面软硬组织结构的关系，为牙颌、颅面检查提供极为重要的检查手段和诊断依据。

4. 锥形束计算机体层摄影（cone-beam computed tomography，CBCT）　简称锥形束 CT，CBCT 相对于传统 CT 具有空间分辨率高和辐射剂量小等优点。在确定阻生牙或多生牙的三维空间位置方面具有独特的优势，还可用于颅面牙颌的三维结构重建。

5. 手腕骨 X 线片　通过观察手腕部各骨的钙化程度，判断患儿的生长发育状况，帮助确定开始治疗的时机。

四、模型记录

石膏模型可以记录治疗干预前的原始状态，有利于对比观察治疗过程中及治疗后牙弓的变化情况。模型上可以检查记录上下牙列的关系是否协调，牙弓拥挤度情况，咬合高度情况，牙齿的倾斜度等。

五、面𬌗照相

可以记录治疗前、治疗中、治疗后的各种变化。面部照相一般需拍摄正面像、正面微笑像和侧面像；口内照相一般需拍摄正中颌位时的正面像、左右后牙区的侧位像，以及开口时上下牙的𬌗面像。

第二节　前牙反𬌗

前牙反𬌗俗称"地包天"或"兜齿"，是我国儿童中较为常见的一种错𬌗畸形。国外文献报道白种人乳前牙反𬌗的患病率为 4% 左右，北京大学口腔医学院的资料报道乳前牙反𬌗的患病率为 8.1% 左右，为白种儿童的 2 倍，与日本人种接近。

一、临床表现

乳前牙反𬌗可表现为个别前牙及多数前牙反𬌗。个别前牙反𬌗是指单个或者 2 个牙齿的反𬌗，常常是牙列拥挤的一种局部表现；多数前牙反𬌗指 3 个以上的上颌前牙与对胎牙呈反𬌗关系（图 8-1）。

前牙反𬌗按照发病机制又可分为牙源性、功能性和骨性反𬌗。牙源性前牙反𬌗多由于牙齿错位、牙轴不正所致，常常与牙列拥挤有关；功能性反𬌗是指上下颌骨大小基本正常，下颌功能性前移导致的前牙反𬌗；骨性反𬌗则是由于上颌骨发育不全或下颌骨发育过度，或者二者皆有，导致前牙反𬌗、磨牙呈近中关系。

个别恒前牙反胎可能是局部异常所致，一旦发现，大多数病例须立即进行治疗。否则，延误治疗时机，往往导致一些复杂的并发症，如牙弓长度丧失。反𬌗还可引起𬌗创伤（图 8-2），常常合并下切牙唇侧牙龈退缩和牙周袋的形成；在受累的中切牙唇侧面，也多有一些不易觉察的磨耗面。

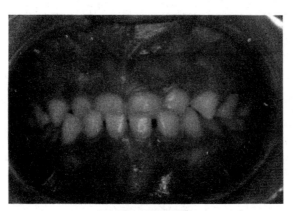

图 8-1　前牙反𬌗

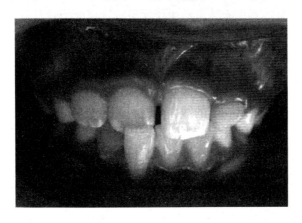

图 8-2　前牙反𬌗造成𬌗创伤

二、病因

（一）遗传因素

前牙反𬌗有明显的家族倾向，将近一半的前牙反𬌗患者，一至三代的血缘亲属中有类似错𬌗存在。前牙反𬌗也可以是综合征的表征之一，例如 Down 综合征、颅骨锁骨发育不全等。

（二）全身性疾病

1. 佝偻病、垂体功能亢进　等疾病可导致下颌前突畸形。

2. 呼吸功能异常　当患者患有慢性扁桃体炎、腺样体增生或肥大时，为保持呼吸道通畅和减小压迫刺激，舌体常向前伸并带动下颌向前，形成下颌前突、乳前牙反𬌗。

（三）先天性疾病

先天性唇腭裂是前牙反𬌗的重要病因之一，前牙反𬌗或全牙列反𬌗是此类疾病伴发的最为多见的一类错𬌗畸形。其他一些先天性疾病也可以是乳前牙反𬌗的病因，例如先天性梅毒可引起上颌骨发育不足，先天性巨舌症可造成下颌骨过大等。

（四）后天因素

1. 乳牙期局部障碍　乳前牙外伤可能引起正在发育的继承恒牙牙胚位置改变，萌出后发生反𬌗；由于外伤或龋齿导致乳牙牙髓坏死，引起乳牙脱落延迟，恒牙萌出位置异常；无牙髓的乳牙常常不能发生正常的牙根吸收，也会引起发育过程中的𬌗关系异常。

乳尖牙磨耗不足可能产生早接触。由于乳牙期𬌗关系不稳定，颞下颌关节形态未发育完成、可动范围大，任何原因造成的早接触及𬌗干扰很容易引起下颌运动路径的改变，形成乳前牙反𬌗或者前牙及一侧后牙反𬌗。

乳磨牙邻面龋导致牙冠近远中径减小，邻近牙齿位置发生改变，形成早接触及𬌗干扰，造成咬合关系的不稳定。

乳牙早失对殆的发育影响较大。尤其当多数乳磨牙早失时，迫使患儿多用前牙咀嚼，下颌则可能逐渐向前移位，日久形成下颌前突，乳前牙反殆。

2. 吮吸功能异常　婴儿出生后即有吮吸动作，这是婴儿赖以生存的一个基本条件。婴儿出生时，下颌处于远中位置，借助哺乳来调整，若为母乳喂养，能给下颌以适当的功能性刺激，可以使下颌从远中向前调至中性位置。若为人工喂养，可由于奶瓶位置及喂养姿势不正确，或橡皮奶头大小不适，使婴儿下颌前伸过度，造成下颌前突畸形。

3. 口腔不良习惯　下颌前伸、咬上唇等口腔不良习惯可造成乳前牙反殆。

此外，下述情况常常引起前牙区个别牙反殆：①多生牙导致恒切牙位置发生扭转和舌向移位；②牙弓长度不足通常引起上颌侧切牙舌向萌出，于是发生前牙反殆。

三、治疗

乳前牙反殆的病例中，牙源性和功能性反殆比较常见，针对此类反殆目前提倡积极早期矫治。此期的治疗目的在于去除咬合干扰，恢复下颌正常咬合位置，解除前牙反殆，促进上颌骨的发育，避免畸形发展严重，增加将来正畸治疗的难度。一般在 3 ~ 5 岁，患儿能够配合的时候进行矫治，短时间内可以取得良好的治疗效果。

（一）调磨乳尖牙

适用于由于乳尖牙磨耗不足造成的前牙反殆。在消除咬合干扰后，有些前牙反殆可自行纠正。

（二）舌板咬撬法

通过使用木制窄条舌板，对于在牙齿萌出初期出现轻微反殆症状的患儿，咬撬法常常能够在短时间内奏效。而如果牙齿已经完全萌出，咬撬法常常不能取得理想的治疗效果。咬撬法的实际操作效果与患儿及家长的合作性密切相关。

咬撬法的正确方式是：将舌板放在反殆牙的后面，以下颌颏部为支点对患牙施以唇向压力，每次至少 5 min，间隔 1h 以上再次施力，每天开展的次数越多越好。

（三）下颌斜面导板

1. 适应证　①多颗切牙反殆；②牙齿排列整齐；③反覆殆较深（戴入斜面导板后，后牙脱离接触，有抬高后牙的作用，若覆殆较浅，易形成前牙开殆）。

2. 治疗方法　一般采用下颌尖牙间联冠式斜面导板（图 8-3），应用玻璃离子水门汀黏戴于下颌前牙。斜面导板与下颌切牙长轴成 45°的倾斜度。儿童在咀嚼闭合吞咽时，斜面导板引导上颌切牙唇向移动。戴用斜面导板时，后牙离开 2 ~ 3mm。戴用后每周复诊检查，逐次调磨降低斜面斜度。有时可配合使用 2×4 技术或者殆垫舌簧活动矫治器。

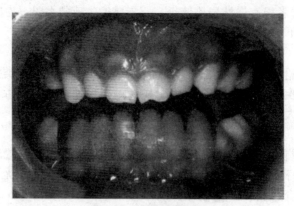

图 8-3　下颌斜面导板

斜面导板长期戴用会使后牙升高，形成前牙开殆。斜面导板戴用时间一般为 2 周左右。如果超过 1 个月仍无明显改善，应及时更换其他类型的矫治器。

3. 注意事项　戴用斜面导板时，应告知家长避免牙齿外伤，可适当限制儿童的活动，防止击打和摔倒时，黏戴斜面导板的下切牙出现移位或脱出。由于患儿只能用切牙咀嚼，应嘱患儿进软食。

（四）上颌𬌗香簧活动矫治器

1. 适应证　①前牙反𬌗；②上颌前牙牙轴呈舌向或直立；③前牙反覆𬌗不深（𬌗垫有压低后牙、升高前牙的作用，戴用时间久可增加前牙覆𬌗）；④牙弓内可放置足够的固位装置。

2. 治疗方法　取上下牙弓的印模灌制石膏模型。令下颌后退至上下前牙对刃位，取该位置的𬌗蜡记录，在石膏模型上制作矫治器。矫治器以上颌 Hawley 保持器为主体，同时附加𬌗垫和双曲舌簧（图 8-4）。𬌗垫的高度以脱离前牙反𬌗的锁结关系为宜，双曲舌簧的弹簧平面应与上切牙长轴垂直。

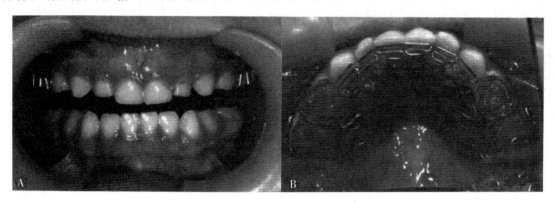

图 8-4　上颌𬌗垫舌簧活动矫治器

A. 戴用正面像；B. 戴用𬌗面像

戴入矫治器后，下颌自然处于后退位，前牙为对刃状态，解除上前牙唇向移动的阻碍。矫治过程中，打开舌簧 1 ~ 3mm 加力，推动上前牙向唇侧移动。

每 2 ~ 4 周复诊加力，舌簧加力不宜过大，特别是年轻恒牙和外伤牙。一旦反𬌗关系解除，建立正常覆盖关系，就应逐次磨除𬌗垫。建立正常覆𬌗后无须保持。

患者积极配合、认真佩戴矫治器对治疗极为重要。除刷牙清洁时取下之外，其他时间都应佩戴，特别是行使咀嚼功能时不要摘下。当反𬌗解除后应注意调整上下乳前牙的咬合早接触点。

（五）局部固定矫治器（"2×4"）

4 个切牙粘贴托槽，2 个磨牙粘贴带环，组成了"2×4"矫治器（图 8-5）。有时在儿童不配合、活动性矫治器难以奏效的情况下，固定矫治器更能显示其优势。

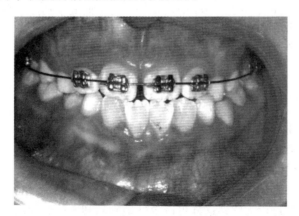

图 8-5　"2×4"固定矫治器

使用"2×4"固定矫治器时，如果反覆𬌗浅（2 ~ 3mm），不影响托槽的粘贴，通常可不做后牙𬌗垫，原因是镍钛丝在排齐牙列过程中，由于矫治力施于反𬌗牙上，上下前牙接触会产生疼痛不适，患儿会主动避免咬紧牙齿，从而消除反𬌗锁结关系，反𬌗常常随着牙齿排列整齐得到矫治。

如果反覆𬌗深（>3mm），可在后牙𬌗面直接堆放玻璃离子水门汀，与对颌牙咬合出𬌗面解剖形态，防止咬合时对殆牙对托槽的碰撞。随着反殆牙不断唇向移动，可以逐步调磨后牙的水门汀殆垫高度，直至完全磨除。也可以配合使用树脂材料制作的活动性殆垫，后者更适合于长期佩戴。

（六）上颌前方牵引

对于上颌骨发育不足所致的前牙反殆，在适当的发育时机采用上颌前方牵引治疗，可以取得明显的矫治效果。

四、注意事项

进行反殆矫治前需向家长交代早期矫治的目的，随着儿童的生长发育，反殆有复发的可能性以及需要二期正畸矫治甚至颌面外科手术的可能性。若患儿存在顽固的下颌前伸等不良习惯，需告知家长去除这种不良习惯的重要性，以及不良习惯对保持矫治后效果的影响。

反殆纠正后，需要注意检查乳尖牙有无咬合过紧或者磨耗不足的情况，视情况进行调整。矫治完成后若覆殆深度理想，则可不需保持；若覆殆较浅或个别牙齿有舌向复位的可能性，需继续戴用矫治器保持治疗效果，使矫治后的前牙位置稳定。

第三节　后牙反殆

后牙反殆（posterior crossbite）是指在正中殆位时上后牙颊尖咬在下后牙颊尖的舌侧。反殆可以是个别牙反殆，也可是单侧或双侧后牙的反殆。多数后牙反殆常造成上颌发育受限，形成上牙弓狭窄。单侧多个后牙反殆可使面部不对称，下颌偏向反殆侧。后牙反殆还可合并前牙反殆，可影响咬合功能、颌面部发育，影响颞下颌关节健康。

一、临床表现

后牙反殆可分为：牙源性反殆、功能性反殆以及骨性反殆。

1. 牙源性反殆　仅为一颗或几颗后牙倾斜萌出所致，而基骨位置正常。常见于替牙期上颌牙齿的腭向萌出和（或）下颌牙齿的颊向萌出引起的后牙反殆。长期吮指习惯可引起上颌牙弓变窄，引起后牙反殆。

2. 功能性反殆　是患儿为了避开功能障碍引起的不适，下颌侧移达到舒适位置而发生的反殆。偏侧咀嚼习惯如一侧深龋，只能用另一侧咀嚼，导致长期一侧后牙失用（废用），可以引起对侧后牙的反殆；再如长期有一侧托腮的习惯，对一侧下颌产生不正常的压力，可使下颌逐渐偏向另一侧，也可引起另一侧多数后牙牙殆。

在下颌息止殆位时，功能性反殆的上下颌中线是一致的，而处于功能咬合位时，下颌却发生了偏移。模型检查也可发现，上下颌牙弓是对称的。

3. 骨性反殆　由于上下殆骨间宽度发育的不协调，上颌发育过窄，下颌发育过宽造成。例如唇腭裂患者，上颌及上牙弓宽度发育不足，常有双侧后牙反殆。

二、治疗

乳牙期和替牙期较为严重的后牙反殆需要及时进行矫治，避免影响颌面部的正常生长发育。早期矫治能够获得较好的功能及美观效果，可以减少后期正畸治疗的复杂性。

（一）后牙反殆的矫治时机

如果患儿能够很好配合，乳牙期就可进行后牙反殆的矫治。如果就诊时第一恒磨牙即将萌出，可以等到第一恒磨牙完全萌出后一并进行治疗，这样可以更好地判断和矫治后牙反殆。乳磨牙早失可能导致需要推迟治疗计划，直到混合牙列晚期或恒牙早期有足够的基牙条件时再开始治疗。

恒牙期个别后牙的反殆一般不需要单独进行矫治，可以与其他错殆畸形在综合矫治中同时解决。

（二）矫治方法

首先应消除病因，如戒除不良习惯、对有干扰的乳尖牙进行调磨等。然后根据情况选择不同的矫治方法。

1. 交互牵引治疗技术

（1）适应证：上颌个别牙舌向错位或过度颊向错位引起的反殆或正锁殆。

（2）矫治方法：上下颌后牙分别放置带环或粘贴托槽，用橡皮圈进行对颌牙齿的交互牵引，建立正常后牙咬合关系。必要时可做𬌗垫，解除上下牙齿的锁结关系。若间隙严重不足，可能需要进行片切或间隙开展。

上颌牙槽基骨多为网状骨，所以上颌牙较易作颊向、舌向移动，下磨牙根分岐骨质致密，较难发生倾斜移动，所以下颌牙齿常选做支抗牙。若下颌牙齿要做倾斜移动，一定要准备足够支抗，才能产生牵引效果。

2. 活动性上腭扩展矫治器

（1）适应证：用于乳牙及混合牙列期多数上后牙腭倾反𬌗的矫治。

（2）矫治方法：在活动矫治器腭中缝部位，相当于第二乳磨牙齐平处埋入螺旋扩弓装置。该矫治器每周加力2次，每次加力旋转扩大器半圈，即0.5mm的扩展距离，患者可以在家中自行加力。当建立正常后牙覆盖后，使用原矫治器保持3～6个月。活动性矫治器需要患儿有良好的依从性，能够合作佩戴。

3. 固定式上腭扩展矫治器　固定式上腭扩张矫正器的种类较多，能够有效治疗乳牙列及混合牙列的后牙反𬌗。

（1）W形腭弓矫治器：W形腭弓矫治器是用直径0.8～0.9mm的不锈钢丝制作"W"形的腭弓，焊接在上颌第一恒磨牙的带环上，适用于替牙早期年龄较小的患者。W形腭弓矫治器的优点是患儿能较好地合作佩戴，矫治效果明显。缺点是制作及黏戴困难，特别是要求双侧弓丝紧密贴合在反𬌗牙列舌侧缘，而又不损伤软组织。每月调整加力时，需摘除磨牙上的固位带环，加力后再黏戴。

（2）四角圈簧矫治器（图8-6）：四角圈簧矫治器的作用原理与W形腭弓矫治器相似，但作用力较W形腭弓矫治器柔和。

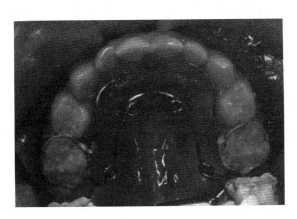

图8-6　四角圈簧矫治器

（3）带有螺旋扩大器的固定扩弓装置（图8-7）：临床上较为常用，通常在上颌第一前磨牙和第一恒磨牙上放置带环，通过腭杆连接为一个整体，中间与螺旋扩大器相连。在混合牙列早期，视牙齿替换情况，前部带环可放置于第一乳磨牙或第二乳磨牙上。加力时直接在口腔内旋转加力，加力方法与前面讲述的活动性上腭扩展矫治器相同。根据加力的方式可以分为快速腭开展和慢速腭开展。快速腭开展一般每天调节螺旋扩大器2次，每次1/4圈（每圈1mm），连续加力1～3周。快速腭开展使磨牙更趋向于整体移动，通常会在腭中缝分离时在上中切牙间出现间隙。近年有学者提出慢速腭开展概念，是指相对快速腭开展而言，使用更缓慢的加力。一般隔天调节螺旋扩大器1次，每次1/4圈，约每周能获得1mm的开展量。以较慢的速度进行腭开展，能达到和快速腭开展同样的效果，但腭中缝组织能更好地适应，对组织的损伤小，且比快速腭开展效果稳定，并可获得更近于生理的反应。注意告知家长保管好加力钥匙，并在加力钥匙上系好安全绳，防止患儿误吞。

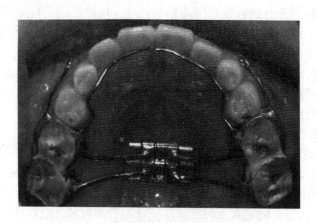

图 8-7　带有螺旋扩大器的固定扩弓装置

第四节　口腔不良习惯

一、吮指习惯

婴幼儿出现吮吸行为源于其对营养的生理需求以及对安全感的心理需要。吮吸行为分为两种：营养性吮吸和非营养性吮吸，前者指获取营养的行为如母乳或奶瓶喂养，而后者指为寻求温暖及安全感而吮吸手指、安抚奶嘴或玩具等。

非营养性吮吸习惯(finger or thumb sucking)形成于婴儿出生后的最初几个月，在 12 个月左右达到高峰。在 1 岁以内，几乎所有的婴儿都会有非营养性吮吸的现象。美国的一份研究结果显示：1 岁到 4 岁，吮指的发生率从 31% 降到了 12%。一般认为，出生后的最初 2 年，儿童有吮指动作是正常的，且大多数儿童并不会发展成吮指习惯。因此，家长直定期观察孩子的举止。如吴吮指动作逐渐减少，则不需紧张。相反，如果吮指习惯顽固，且不断加重，引起牙列和骨骼变化，则应予以重视。

（一）病因

吮指的病因不明，弗洛伊德的精神分析理论认为，吮吸在黏膜上会产生愉快的感觉。而随着儿童心理上的成熟，他们会趋向放弃这种习惯带来的愉悦。多数正常儿童在 2 岁或 3 岁时终止吮指习惯。如果看到有 5 岁或更大的孩子吮指，则可能是某种潜在的心理问题的表现。

吮吸不足理论认为，吸吮是婴儿与生俱来的欲望。当大量的吮吸需求没有被满足时，就表现出非营养性吮吸。有研究证实母乳喂养时间短与吮指不良习惯有关。另外，也有认为吮指与饥饿时寻求安慰、紧张焦虑、父母与孩子感情交流不够等因素有关。

（二）不良习惯造成的影响

吮指习惯持续会对牙列产生影响，造成错𬌗畸形，尤其是持续到混合牙列期时。吮指的压力可以造成上前牙前突、影响下前牙萌出，导致前牙深覆盖、前牙开𬌗。在后牙区可以造成上颌牙弓宽度减少以及后牙反𬌗，另外，腭盖高拱以及末端平面和磨牙关系改变也有报道。

吮指造成错𬌗畸形的类型与拇指或示指放置的位置、习惯的持续时间、强度和频率有关。研究表明，吮指习惯与Ⅱ类错𬌗的发生显著相关，而且持续时间越长，形成Ⅱ类错𬌗的可能性越大。在 6 岁以前终止这一习惯，其对咬合造成的不良影响通常是可逆的。

（三）治疗

吮指习惯的纠正一般分不同的年龄。

1. 一般认为　吮指习惯在 4 岁前停止，对咬合的影响很小，是暂时性的。因此，在 4 岁之前一般不加干预，主要是教育家长进行严密观察。

2. 4 ~ 6 岁　主要是采用语言教育、提醒或奖励的方法鼓励孩子戒除不良习惯。

（1）语言教育主要是告知孩子吮吸会造成牙颌面的改变，影响美观。

（2）提醒治疗是采用一些方法提醒孩子不要把手指放到嘴里。如将手指缠上胶布或绷带，或者戴用不分指的手套，在手指上涂苦味剂。一定要向孩子讲清楚这些只是提醒而不是惩罚措施。

（3）奖励方法是孩子和家长之间建立起一个约定，孩子在规定的时间内戒除不良习惯就会得到奖励。自制一份日历，若孩子一整天没有不良习惯，则在日历上贴上一颗小星星。在规定的时间段结束时，达到了约定的条件，则给予奖励，该过程中应不断地口头表扬鼓励孩子。

3. 6岁以后若不良习惯持续孩子确实有愿望希望戒除不良习惯，只是做不到，可以采用口内矫治器的方法，矫治器的使用不应造成痛苦，不应干扰咬合关系，它的功效只是起一个提醒器的作用。

通常可戴用腭栏（图8-8），也可使用唇挡矫治器（图8-9）。通过干扰手指放入口内及降低吮吸愉悦感来戒除吮指习惯。对于已经发生上牙弓缩窄的患儿，可以采用四角圈簧。矫治器的圈簧可以用来提醒孩子不要把手指放入口内。四角圈簧可以同时矫正后牙反𬌗和戒除吮指习惯。

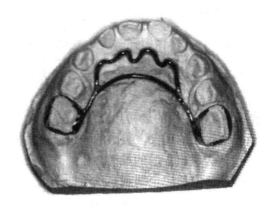

图8-8　腭栏矫治器

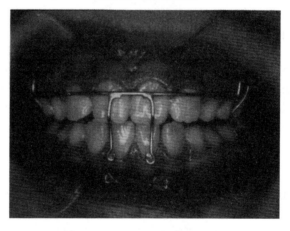

图8-9　唇挡矫治器

使用口内矫治器一般于3~6个月内可获得明显改善，然后需要继续保持6个月。矫治器的成功需要孩子的合作。开始戴用时会有发音和进食的不习惯，很快就可适应。

父母在矫治口腔不良习惯中的作用是很重要的。通常，家长会对不良习惯及其可能导致的后果表现出过分不安。这种焦虑会导致家长对患儿的责备和惩罚，进一步增加患儿的紧张情绪，从而加重不习惯的发生。因此，在患儿克服不良习惯之前，创造良好的家庭氛围是必要的。

二、吐舌习惯

由于婴儿特有的生理解剖特点，婴儿在吞咽过程中，舌体位置是前移的，这种婴儿型吞咽持续到4~5岁才能转变为成熟的吞咽模式。因此对于儿童的吐舌现象不要轻易地看成是舌不良习惯。

一般认为顽固的吐舌习惯（tongue thrusting）与前牙开𬌗和上前牙前突有关。通常可以采用带有舌刺的上颌活动矫治器（图8-10）进行纠正，也可采用带有腭转轮的固定矫治器。

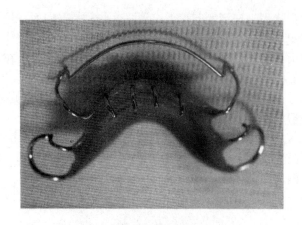

图8-10　带有舌刺的上颌活动矫治器

三、异常唇习惯

以咬下唇最为常见，常伴有覆盖增加，上前牙前突，下前牙舌倾；可以采用带有唇挡的上颌活动矫治器进行干预。

四、磨牙症

磨牙症（bruxism）是一种非功能性的牙齿磨耗。通常发生在夜晚，如果症状持续时间过久，会导致乳牙和恒牙磨损。长期的磨牙症还可能导致牙周疾病或颞下颌关节异常。

磨牙症的原因还不清楚，一般认为有局部因素、全身因素和心理因素。局部因素理论认为磨牙症是对𬌗干扰或者口腔局部刺激的反应。全身因素包括肠道内寄生虫、过敏和内分泌疾病等。心理因素理论认为磨牙症是性格紊乱或压力增加的表现。

治疗时应针对上述病因一一进行排除。首先检查有无𬌗干扰，必要时可进行调𬌗治疗。同时应进行全身因素的检查以排除其他的全身性疾病。如果认为有心理因素的存在，可建议患者进行心理咨询和治疗。

口腔内可制作树脂软𬌗垫，防止牙齿进一步磨损，同时可缓解肌肉的紧张。有部分患者使用软𬌗垫后戒除了磨牙习惯，可能与肌肉张力得到缓解有关，但一些顽固的患者使用软𬌗垫后没有取得理想的效果。

五、口呼吸

口呼吸（mouth breathing）的病因有鼻咽腔的各种疾病，如鼻窦炎、鼻炎、鼻息肉、鼻甲肥大、咽扁桃体肿大等；频发的上呼吸道感染；呼吸道的过敏反应；上唇过短，闭唇困难等。

口呼吸的患者常常伴有上颌缩窄，后牙反𬌗；或前牙开唇露齿，上前牙深覆盖，甚至开𬌗等表现。

治疗应首先去除病因，治疗可能存在的呼吸道疾病；对于牙弓狭窄的患儿，可采用扩大牙弓的矫治方法；指导患者进行唇肌训练，必要时可配合使用前庭盾。

六、偏侧咀嚼习惯

发病原因包括：牙弓一侧有龋坏，甚至伴有牙髓及根尖周炎；乳牙早失，或其他疾患导致长期使用健侧咀嚼；乳尖牙磨耗不足，存在𬌗干扰，迫使下颌偏侧移动，并形成单侧咀嚼不良习惯；单侧颞下颌关节疾患；以及习惯性偏侧咀嚼。

治疗首先应去除引起偏侧咀嚼不良习惯的各种病因，如早期治疗龋坏、牙髓炎、根尖周炎等。教育患儿主动使用废用侧进行咀嚼，逐渐形成双侧咀嚼，纠正偏侧咀嚼不良习惯。对于早失的乳磨牙及时制作功能性缺隙保持器，对于恒牙早失应尽早修复。对症状顽固的患儿，可在废用侧进行功能训练，逐步恢复咬合功能。

第五节　牙齿萌出障碍

一、第一恒磨牙异位萌出

（一）临床表现

异位的第一恒磨牙近中边缘嵴阻生在第二乳磨牙的远中牙颈部下方。X线片显示，第二乳磨牙远中根近牙颈部位的远中根面有小的吸收区或有弧形的非典型性的根吸收区，第一恒磨牙近中边缘嵴嵌入吸收区。

（二）第一恒磨牙异位萌出的临床危害

主要是造成间隙丧失，牙弓长度减少，常常造成第二乳磨牙的早失，导致牙弓的不完整。

（三）治疗方法

（1）早期发现可以追踪观察判断是否为可逆性异位萌出，对于判断为不可逆性的异位萌出，应当积极治疗。

（2）如果异位的第一恒磨牙与第二乳磨牙间锁结不严重，第二乳磨牙的牙根吸收不严重，可采取分牙的方法解除锁结，可用的方法有：分牙圈、分牙簧、铜丝结扎。

（3）当第一恒磨牙与第二乳磨牙间锁结较为严重时，可采用腭弓式的矫治器推第一恒磨牙向远中，即制作上颌腭弓，在其舌侧焊接向远中的牵引钩，在第一恒磨牙的𬌗面或颊舌侧黏接舌侧扣，在牵引钩和舌侧扣之间应用链状皮圈加力，从而对第一恒磨牙施加向远中的牵引力。该种方法操作较为简单，对患者配合要求不高，痛苦小，只要在牙弓双侧有可用的支抗牙即可采用。

（4）在未能早期发现第一恒磨牙异位萌出，或者牙弓条件不满足上述矫治的情况，如果第二乳磨牙的远中被完全吸收，而近中根完好，可采用截冠法诱导第一恒磨牙萌出。即在第二乳磨牙的近中根和腭根进行根管充填后，截除远中部分牙冠，修复剩余牙冠。此法仅为解除锁结，使第一恒磨牙能够萌出，但牙弓长度已经丧失，需要择期开展间隙。

（5）如果第二乳磨牙牙根吸收严重无法保留，可以拔除第二乳磨牙，采用口外弓推第一恒磨牙向远中。根据牙弓条件，也可采用固定矫治器或者腭弓式的矫治器推第一恒磨牙向远中，到达理想位置后，改做合适的间隙保持器。

二、恒尖牙异位萌出

（一）临床表现

恒尖牙的异位萌出可分为唇向异位和腭向异位，最常见的是上颌尖牙的唇向异位萌出。恒尖牙的近中唇向异位通常是由于牙弓长度不足。恒尖牙异位萌出时尖牙可以和第一前磨牙或侧切牙异位。异位的恒尖牙与侧切牙牙根较近时，有时会发生特发性的切牙牙根吸收，需要予以警惕。

应在10～11岁时通过临床和X线片检查筛选可能发生的上尖牙异位和阻生。临床检查应包括触诊尖牙区牙槽骨的颊侧是否存在尖牙的膨隆，可初步提示尖牙的位置。尖牙位置异常的其他临床表现有侧切牙牙冠过度远中和唇舌向倾斜。临床检查有尖牙异位或阻生的指征时，应进行X线片检查，包括评估尖牙的萌出路径、双侧位置的对称性、牙根发育情况、朝向相邻侧切牙和乳尖牙的方向，必要时进行牙齿的唇舌向定位。

（二）治疗方法

临床上应保护好乳尖牙，因为它是恒尖牙正常萌出的向导。其次及时治疗侧切牙和第一乳磨牙的根尖周病，也可防止恒尖牙位置的变异。

在发现上颌恒尖牙近中异位、X线片上显示与相邻侧切牙牙根重叠的情况下，可考虑去除相邻的乳尖牙，以促使恒尖牙朝向更为远中和垂直的方向萌出。研究表明如果异位的恒尖牙与相邻的恒侧切牙重叠不超过侧切牙长轴的中线，拔除乳尖牙后尖牙行萌出到正常位置的成功率为85%～90%。如果重叠超过侧切牙的长轴，拔除乳尖牙后恒尖牙行萌出到正常位置的概率有所下降。

拔除乳尖牙后需要定期复查，观察尖牙位置有无改善。必要时可能需要外科手术，或辅以正畸矫治。

三、中切牙之间的间隙

在混合牙列期，多数中切牙之间的间隙是由于尚未萌出的侧切牙和尖牙牙胚压迫中切牙牙根所致，当侧切牙和尖牙萌出后，间隙通常自动关闭。较大的中切牙之间的间隙常常由于多生牙、前牙形态过小、吮指习惯、唇系带附着过低以及切牙过突等造成。

需要分析造成间隙的原因并及时去除病因。当中切牙之间的间隙过大超过 4mm 时，可以考虑使用矫治器治疗，以改善牙列美观和为邻牙的萌出提供间隙。

拔除多生牙后，中切牙之间的间隙常常会行关闭。某些过小牙可进行修复治疗，建立其正常的形态和大小，从而消除间隙。去除吮指不良习惯。对于唇系带附着过低的病例可以在唇系带手术之前将间隙关闭，以免手术瘢痕影响关闭间隙。切牙前突可以通过内收切牙来治疗。

四、多生牙及其伴随的错𬌗

（一）临床危害

多生牙常常导致正常恒牙发育和萌出障碍，表现为恒牙迟萌或阻生、牙根弯曲、牙齿移位或萌出方向改变。伴随的表现有乳牙滞留、邻牙扭转、牙间隙的出现等。多生牙还可造成邻牙异常的牙根吸收。

（二）治疗方法

临床发现或怀疑有多生牙时，需要拍摄 X 线片明确诊断，并确定多生牙的数目和位置。常用的 X 线片有根尖片、全口曲面断层 X 线片和 CBCT。

已萌出的多生应应及时拔除，以有利于邻近恒牙的顺利萌出并减少恒牙的位置异常。对于埋伏的多生牙，如果影响恒牙的发育、萌出及排列，在不损伤恒牙胚的情况下应尽早拔除。若不影响恒牙胚发育和萌出，可延缓到恒牙牙根发育完成后再拔除。去除多生牙后，当恒牙牙根发育大于 2/3 时，如果可能，建议暴露未萌的恒牙，提供萌出通道。手术中应去除迟萌恒牙切端 1/3 的骨和软组织，有时还需要配合正畸治疗获取足够的间隙并将牙齿排列到正确的位置。

五、异位萌出的恒侧切牙

恒侧切牙异位萌出常常会压迫乳尖牙的根部，形成乳尖牙牙根吸收，甚至导致乳尖牙早失。

如果乳尖牙缺失是单侧的，尚未发生中线偏移，可以制作间隙保持器，如制作舌弓式间隙保持器焊接支撑卡阻挡侧切牙的远中移动。若乳尖牙单侧缺失，伴有严重切牙拥挤，中线有偏移倾向时，为了排齐前牙，可拔除对侧的乳尖牙，然后放置舌弓防止中线偏移，这有利于将来全面的正畸治疗。

六、前牙的助萌

前牙迟萌阻生是儿童牙科的常见表现，常常需要采取助萌措施，但在采取治疗前需要明确导致牙齿迟萌的原因，进行全面的检查明确诊断，同时了解受阻恒牙的牙轴方向、牙根发育状况、牙根是否弯曲等情况。

治疗首先去除妨碍牙齿萌出的不利因素。由于乳切牙过早脱落，坚韧的牙龈组织阻碍恒切牙萌出者，可在局部麻醉下，施行开窗助萌术，即切除受阻牙切缘部位增厚的牙龈组织，暴露整个切缘，牙齿即可很快萌出。由于牙瘤、多生牙或囊肿等阻碍牙齿萌出者，须手术摘除牙瘤等。必要时需要采用活动或固定矫治装置，外科手术暴露阻生恒牙后在牙齿表面粘贴托槽，逐步牵引出患牙。

弯曲牙由于冠根形成一定的角度，多数不能行萌出。可通过手术翻瓣结合牙齿牵引复位，使患牙排入牙列的功能位置上，这种情况往往需要全面的设计。

七、进展与趋势

儿童口腔科已经从最初简单的充填治疗朝向全面的口腔健康防护发展。引导乳恒牙正常的替换，建立正常的恒牙列咬合关系，是儿童口腔全面健康防护的一部分，因此儿童口腔检查时应对咬合情况进行详细的检查和评估，以便及早发现影响咬合发育的致病因素。

对于影响咬合发育的致病因素提倡早期积极治疗，有些致病因素如不及时去除可能会造成颌骨发育受限，面部发育不对称等，长期发展会导致生长模式的改变，到了发育阶段的后期，鉴别诊断相对困难，增加了治疗的难度和复杂性。因此，早期识别并适时地去除影响正常生长发育的致病因素，采用预防性或者阻断性的矫治方法，治疗正在或已经发生的错𬌗畸形，诱导牙列向正常功能形态发育，是防治发育期牙列咬合紊乱的重要措施。

微信扫码
◆临床科研
◆医学前沿
◆临床资讯
◆临床笔记

第九章

口腔正畸临床常用操作技术

第一节　正畸扩大牙弓技术

扩大牙弓是矫治牙列拥挤的主要方法之一。通过矫治器将牙弓的宽度或长度扩大，在牙弓上获得一定间隙，从而使拥挤错位的牙齿排列整齐。扩大上牙弓前段长度。可解除前牙反𬌗，扩大上牙弓后段宽度，可使下牙弓向前调整，使磨牙远中𬌗矫正，而呈中性𬌗，也可纠正反锁𬌗；下牙弓的长、宽扩大可矫治前牙深覆盖、深覆𬌗和后牙正锁𬌗。此外扩大牙弓后可调整上下牙弓长度或宽度的颌间关系不调。儿童处于生长发育阶段的恒牙早期或替牙期，扩大牙弓可获良好的效果。扩弓矫治器有活动和固定两类装置，活动扩弓矫治器有单颌扩弓和带翼扩弓两种。顾名思义，前者仅单独用于上牙弓或下牙弓，后者可同时同步扩大上下牙弓。

扩大牙弓是指用各种有效装置使上下牙弓横向增宽。使腭中缝开辟或牙齿颊向移动或和两者共同起作用，达到扩大牙弓的目的，是增加骨量，开拓间隙的重要手段。临床扩大牙弓的适应证包括：①面部尚协调者；②拥挤度小于 4.0mm；③牙弓狭窄者，第一磨牙宽度小于 33mm；④牙槽基骨丰满者；⑤小于 16 岁的儿童和青少年。其常用固定矫治扩弓的方法如下。

一、单颌扩弓活动矫治器

（一）种类
有扩大上颌牙弓和扩大下颌牙弓两种矫治器。

（二）单颌扩弓适应证
1. 扩大上颌牙弓的适应证
（1）上牙弓宽度狭窄，前牙轻度拥挤或唇向位，后牙反𬌗或对𬌗。
（2）上牙弓长度缩短，前牙舌向错位或轻度拥挤，宜扩大牙弓长度。
（3）基骨发育正常、丰满。如基骨发育不足，牙弓扩大牙齿移动超过基骨范围者将使矫治失败。
（4）乳牙根未吸收或根尖少量吸收。恒牙根已形成 2/3 以上者。
2. 扩大下颌牙弓的适应证
（1）下颌前牙轻度拥挤，下牙弓缩窄，后牙覆盖大，将牙弓宽度扩大。
（2）下前牙舌向位或伴有轻度拥挤，先天缺个别下前牙致牙弓前段长度缩短者，需扩大下牙弓的长度。

（三）单颌扩大牙弓活动矫治器的组成
与一般矫治器基本相同，有固位部分，加力部分和连接部分；连接部分就是基托或舌弓，固位部分就是卡环或唇弓；加力部分主要是扩弓簧、扩弓螺旋器、双曲簧、再曲簧等。

1. 扩弓簧　有单菱形、双菱形、椭圆形、倒 "W" 形（图 9-1），一般用直径 1.0 ～ 1.2mm（上颌）或 0.7 ～ 0.8mm（用于下颌）弹性硬质不锈钢丝弯制而成，根据扩大牙弓的不同需要，可采用不同形状、大小、和数目的扩弓簧，放置在舌侧塑料基托的一定位置上。

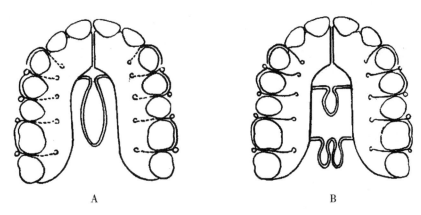

图 9-1 各种各样扩弓簧

A. 大椭圆形扩弓簧；B. 前为菱形后为"W"形

（1）菱形扩弓簧：可用直径 1.0mm 的不锈钢丝弯制，由口、体、底三部分组成，类似菱形，其两锐角相当于簧的口和底，口张开 2mm 朝向前牙区，簧长 10 ~ 12mm，两钝角均弯成弧形钝角，左右两钝角间径宽 6 ~ 8mm，簧的两末端形成连接体，分别固定于分裂的两部分基托内。在上颌，菱形的大小可因腭部宽度而改变，在下颌菱形簧的位置、大小与上颌不同，一般只能放在下切牙舌侧正对中线处，且要避开舌系带。

（2）倒"W"多曲簧：用直径 1.0 不锈钢丝，放置于腭弓后部相当于 76 ~ 67 的中央，与椭圆形或单菱形扩大簧配合使用。

（3）椭圆形扩弓簧：外形较长，中部较宽而网，口和底部都较窄似一椭圆形。如只用一个簧时，用直径 1.0 ~ 1.2mm 弹性不锈钢丝弯制。此簧的弹性及扩大范围不如菱形扩弓簧大。

2. 正畸扩弓螺旋器 种类很多，为成品。临床慢速扩弓每周一次转动 45° ~ 90°；快速扩弓，每次 45° ~ 90° 每日转动 2 次。

3. 副簧 有双曲簧、别针簧（图 9-2）、再曲簧等，不锈钢丝在前牙用直径 0.5 ~ 0.6mm、后牙可用 0.6 ~ 0.7mm。

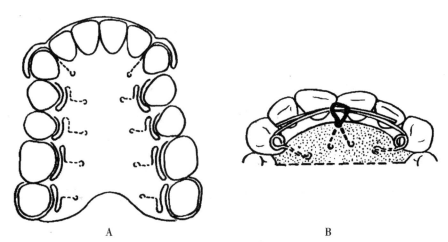

图 9-2 各种副簧扩弓簧

A. 双曲簧扩大双侧后牙区宽度；B. 别针簧及压簧丝

二、直钛镍丝结扎扩弓法

1. 扩弓原理 经 Typodont 模具上扩弓模拟及临床扩弓疗效分析，直钛镍丝结扎入托槽后，主要的力量使后牙弓段颊向移动，同时伴有轻度向前的分力。扩弓作用即利用钛镍丝的回弹性以及其"记忆功能"。

2. 适应证 此法适用于轻度拥挤的病例（拥挤量 <3mm）；牙弓轻度狭窄的病例或要整网牙弓者；

部分牙弓（前牙弓段）需要扩大者。

3. 扩弓方法　根据牙弓的长度，取两段直径为 0.014in 的钛镍丝分别结扎至上下颌牙弓的托槽内即可。为防止弓丝在牙弓内窜动，可在磨牙颊侧管前加制动装置，如焊锡球，或套一段空心管夹紧或在 1–1 正中位置弯 V 形曲。当上颌牙弓需要扩大更多些时，可在上颌牙弓托槽内同时扎两根 0.014in 的钛镍丝。下颌结扎一根。当仅要扩大前段牙弓时，钛镍丝可不进入颊侧管，但末端需退火弯成小圈（图 9-3）。

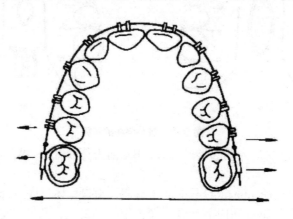

图 9-3　直钛镍丝扩弓法

如牙弓需扩弓较多时，使用两根 0.014in 的钛镍丝并用；扩弓较少时，可选用 0.016in 的单根直钛镍丝；当上下颌不需同步，如上颌需扩大多些，下颌扩弓少些，可利用双股和单股丝组合来实施扩弓；当需要前牙段扩弓时，直钛镍丝可不进入颊侧管，但末端需退火回弯形成小圈以免刺伤软组织；遇牙性前凸，为了防止扩弓分力导致前牙再向前移动，弓丝末端需退火回弯。经临床应用以来，一般扩弓 3 个月，后牙均可向颊侧移动 2 ~ 3.5mm。

三、主弓丝配合辅弓扩弓法

1. 扩弓原理　主要靠辅弓发挥作用。主弓丝本身无扩弓作用，它结扎入托槽，靠牢固的结扎，为辅弓扩弓提供支持。弯制辅弓大于牙弓 3mm。勾挂于主弓丝上。仅有后牙的颊侧移动和伴少量的腭中缝分离作用。

2. 适应证　为牙弓狭窄的病例；需要从扩弓获得较多的间隙者（如拥挤达 3 ~ 4mm）；上下颌均需扩大牙弓者。

主弓配合辅弓扩弓作用明显，加力调整 1 个月 1 次；扩弓不可过快，否则易引起后牙的倾斜移动，效果容易复发；加力太大时后牙区辅弓勾挂困难，可先勾挂一侧，再勾挂另一侧；改良的辅弓在尖牙处弯制一个环圈，一方面可与尖牙托槽结扎，以保证辅弓稳定，也可借助调节辅弓来加力；扩弓达到预期目的后，暂不急于拆去辅弓，可维持 3 个月再拆除辅弓，转入下一步矫治。如果过早拆去辅弓，舌侧应增加维持牙弓的横腭杆装置。

3. 扩弓方法　用直径 0.46mm 或 0.5mm 的不锈钢丝或澳丝，根据牙弓形态制作平直弓丝，结扎于牙弓形成主弓丝。辅弓弯制方法：取一段直径 0.9 ~ 1.0mm 的不锈钢丝，在中切牙之间钢丝对折形成竖突插入主弓丝之下，向远中延伸至尖牙的近中处各弯一环圈，辅弓进一步向远中延伸，当达到第一磨牙近中时，钢丝打直弯向下（下颌是向上），勾挂于主弓丝上。尖牙处的环圈借结扎丝固定于尖牙的托槽上，使辅弓更稳固，也便于调整加力。如上颌磨牙颊侧管附带口外弓圆管者，辅弓的末端也可直接插入其内进行扩弓（图 9-4）。

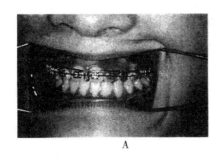
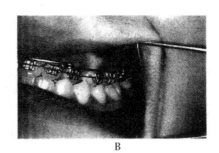

图9-4 主弓丝配合辅弓扩弓法

A. 正面观；B. 侧面观

四、多LOOP弓丝牙弓扩弓法

1. 扩弓原理 当前牙仅需少量向前扩展时，也可以仅设计磨牙近中的Stop曲。加上前牙区5个连续Loop。扩弓原理是利用多个Loop的作用，使弓丝的张力增加，同时弓丝的长度大于实际牙弓的长度，使全牙弓向唇侧和颊侧扩展。支抗通过弓丝的Stop曲抵住第一磨牙，以利前牙的Loop发挥作用。

2. 适应证 适合于前牙拥挤重叠且患者侧面外形允许前牙进一步唇展的患者；外科手术前的正畸去代偿治疗；前牙拥挤伴反𬌗的患者；深覆盖下切牙拥挤重叠且牙齿呈过高位者；前后牙呈反𬌗全上颌牙弓需扩大者。

3. 扩弓方法 用0.41mm或0.46mm的不锈钢丝或澳丝，在支抗磨牙的近中弯制Stop曲；在所有牙间连续弯制9个Loop。

弯制Loop时上中切牙间的Loop稍低些，以免损伤唇系带；9个Loop既不能压迫软组织，也不能过于突向唇侧，影响唇颊的活动；前牙覆𬌗较浅时，弓丝末端设计前倾曲，覆𬌗深时可设计后倾曲；遇有牙齿扭转时，调节相邻的两个Loop可加力扭正。

五、四眼簧扩弓器

1. 扩弓原理 扩弓两侧后牙互为支抗，扩弓效果来自腭中缝的劈裂和后牙的颊侧移动。加力时取出扩弓器，调节四个环圈使扩弓弓丝大于牙弓宽度为4～5mm，然后再插入固位扁管而起作用。

2. 适应证 牙弓狭窄的病例；上颌后牙为反𬌗者，拥挤较为严重而采用非拔牙矫治者。

3. 扩弓方法 6-6带环的舌侧焊扁管，以利固定弓丝。用直径1.0mm的不锈钢丝弯成有四个环圈的扩弓弓丝，固定靠弓丝双折后插入扁管，弓丝两侧的游离端弯成与前磨牙舌侧相一致并靠紧。腭侧扩弓弓丝离开软组织3.0mm为宜。也可应用改良法，经改良之后，扩弓弓丝更加稳定，更有利于扩弓作用的发挥。

制作腭侧的扩弓器时应离开腭侧黏膜2～3mm，以免变形压伤软组织；调整加力时，应注意其对称性，否则扩弓器易变形或就位困难；达到扩弓效果后不急于去除，维持3～6个月。维持期间可进行下一阶段的矫治。此矫治器既能用于上颌扩弓也能用于下颌扩弓（图9-5），下颌也可采用舌弓技术或其他扩弓方式，以防磨牙咬合关系错乱。

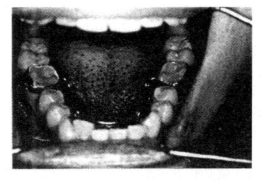

图9-5 下颌牙弓狭窄四眼扩弓簧扩弓

六、快速扩弓螺旋器扩弓法

1. 扩弓原理　以上颌腭中缝的开辟为主，同时伴少量的后牙颊侧移动。
2. 适应证　主要用于牙弓极狭窄者和后牙反𬌗者。
3. 扩弓方法　在64-46各牙上做带环，带环的舌侧与支架焊接，此支架的另一端与扩弓螺旋器焊接。焊接支架时包埋保护螺旋器，以免软化或变形。扩弓达到预期效果后舌侧增加固位舌弓，然后进行下一步矫治。除了支架式的之外，还有基托式快速扩弓矫治器（图9-6），作用相同，惟疗效略差。

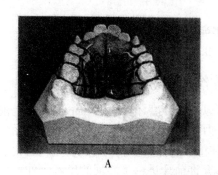
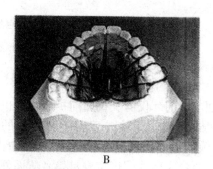

A　　B

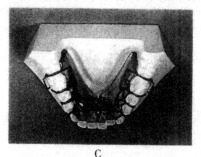

C

图9-6　基托式快速扩弓器

加力由患者或家属行进行，每天旋转1/4圈或1/2圈，上下午各加力旋转1次，每周复诊1次，观察扩弓效果，检查扩弓装置。扩大牙弓后扩弓器可留置一段时间。为节约时间一般换用Nance舌弓维持牙弓形态，唇颊侧贴托槽转入下一步矫治。

曾有报道，牙弓增宽1mm，颊侧组织增加压力0.69/cm²，扩弓过大后常导致复发，为防止复发，人们大多采用矫枉过正的办法，一般多扩大15%～20%可减少复发。

七、其他扩弓技术

（一）用预成的略大于牙弓的弓丝扩弓

1. 扩弓原理　利用弓丝的形状和弹性使牙齿轻度向唇颊侧移动，牙弓可缓慢扩大。
2. 适应证　主要用于牙齿轻度拥挤患者；牙弓形态需轻微改变者。
3. 扩弓方法　选用大于患者牙弓宽度2～3mm的预成弓丝（可用钛镍丝，也可用不锈钢丝或方的弓丝），然后逐一结扎入牙弓。选用的钢丝应有一定的刚度和韧性。有条件时，用钢丝电加热器使不锈钢丝加热至茶褐色，扩弓效果更好。

临床应用时，弓丝的牙弓形态应大于实际牙弓形态；加力时弓丝需由细到粗，循序渐进，后期由方弓丝取代网弓丝；用弓丝电加热器，使不锈钢丝加热至茶褐色，钢丝不易变形，可达到较好的扩弓效果。

（二）上下颌后牙交互牵引扩大牙弓

扩弓方法：上颌常规制作方丝弓矫治器，舌侧应做Nance舌弓。交互牵引侧的弓丝在牙间弯成竖突状，以供勾挂橡皮圈；下颌欲移动的牙上做带环，并在舌侧焊拉钩，加力时上下颌后牙成对的用橡皮圈交互牵引。

（1）扩弓原理利用对颌牙作支抗，通过橡皮圈上下颌后牙交互牵引达到扩大部分牙弓的目的。扩大牙弓依靠后牙向颊侧移动获得。适用于一侧多数后牙的反𬌗和跨𬌗（包括正跨𬌗和反跨𬌗）。

（2）单侧上颌牙弓需扩大的做法：原理与下颌牙弓扩大完全相同，实际的做法正好与前者相反即可。

注意当下颌后牙作支抗，交互牵引欲移动上颌后牙向颊侧移动时，下颌后牙宜连续结扎，下颌并制作舌弓以加强支抗，下颌后牙分次交替加力；当上颌后牙作支抗移动下颌后牙向颊侧时，上颌磨牙做 Nance 舌弓以增强支抗；选用直径适宜的橡皮圈，最好每天更换。

（三）布萨扩弓辅弓

主弓丝与常规方丝弓技术相同。另外所不同的是辅弓的弯制。扩弓辅弓用 0 ~ 41mm 的不锈钢丝弯制，共弯制 5 个 Loop 放在前牙 3–3 的牙间，另外弯 6 个竖突，分别插入 6 个前牙的垂直孔内，双侧末端弯成钩状，勾挂于两侧尖牙远中的主弓丝上。加力时，取出辅弓，扩大每个 Loop 后再插入主弓丝，即可起到扩大牙弓作用。

（四）用口外弓扩弓

应用特殊的口外弓，可使支抗磨牙向颊侧移动，从而起到扩大牙弓的作用。

（五）新式弹簧螺丝扩弓装置

此装置较前述快速扩弓装置更加简捷，患者也比较舒适，加力更加精确。分为缓慢扩弓和快速扩弓两种形式（图 9–7）。

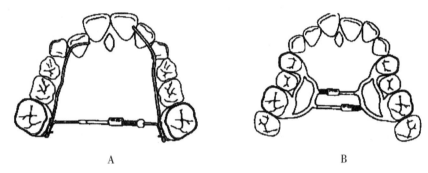

A　　　　　　　　　　　　　　　　B

图 9-7　新式弹簧螺丝扩弓器

（六）下颌唇挡（lip-bumper）的扩弓作用

利用下颌唇挡可使牙弓长度增加，同时也能使牙弓宽度增加。临床资料显示，正确应用唇挡，使后牙向远中和向颊侧移动。下切牙向唇侧倾斜和少许唇侧移动。唇挡尤其适合于替牙期为牙弓列开拓间隙，有时也作为加强支抗的一种方法。

（七）单侧后牙反𬌗的扩弓

有些患者一侧后牙关系正常，一侧后牙呈反𬌗关系。应用上述常规的扩弓方式效果不满意。常因扩弓造成正常侧的咬合紊乱。我们试用分裂簧扩弓矫治器，反𬌗侧没有带翼，正常侧有带翼，增加了支抗作用，少量的移动发生在上下颌同时进行，不会引起正常侧咬合紊乱，待反𬌗纠正之后，再应用固定矫治器完成全部矫治。

八、扩弓注意事项

一般而言，轻度扩弓作用，用直钛镍丝结扎的方法，或用较宽的弓丝结扎，即可达到解除拥挤，使牙弓形态由尖变圆。有些患者仅需前部牙弓向唇侧扩展，或正颌手术之前的去代偿作用，这时可用弓丝弯多个 Loop 的方式达到矫治效果。通常是尖牙至尖牙间共弯 5 个 Loop。在牙齿唇展的过程中，还可借双 Loop 使其间的牙齿进一步的扭正排齐。但对上颌发育不良，双侧后牙为反𬌗者，牙弓狭窄需要扩大牙弓较多时，用扩弓螺旋器或四眼簧扩器是其适应证。在扩弓治疗上还应注意：①主弓丝配合扩弓辅弓的适应范围较广，既可用于上颌也可应用于下颌。尤其适合于下颌扩大牙弓的患者，疗效更佳；②扩弓之后，疗效的复发是显而易见的，一般来说，或多或少的复发是不可避免的。为此专家们建议：在扩弓矫治过程中，矫枉过正，即适当的扩宽一些（一般多为 1 ~ 3mm），除去复发因素之外，使效果更加稳定和可靠；③凡扩弓的患者，保持的时间应相对长一些，对疗效的维持有益处；④扩弓应有严格的适应证，年龄因素也应充分考虑。一般认为，青少年（16 岁）的腭中缝逐渐骨性融合，而给扩弓带来困难。扩弓应尽早进行；⑤扩弓阶段结束之后，在进行下一个阶段治疗时，应注意先放入口内的扩弓维持装置，再开始下一阶段治疗；⑥扩弓有快速、慢速之分，一般而言，扩的快，复发快，损伤多；扩弓缓慢，疗程长，复发少，损伤轻。故在临床上应仔细选择应用；⑦扩弓疗法，上颌容易，下颌较难，这与其结构的差异有关，舌体也妨碍了下颌扩弓。故应特别注意下颌的扩弓；⑧咬合关系应随时检查。扩弓应上、下颌同步进行，否则将引起咬合关系紊乱，降低咀嚼功能；⑨应注意牙齿的轴倾斜度，应尽量避免牙齿颊向倾斜导致复发。

第二节 打开咬合的方法

用固定矫治技术治疗 Ⅱ 类 1 分类和 Ⅱ 类 2 分类错𬌗畸形的过程中，经常要遇到的是纠正深覆𬌗，即打开咬合的问题。其目的是要改正下颌过度 Spee 曲线和上颌的反补偿曲线，最终达到上下颌牙列的补偿曲线和 Spee 曲线正常，前牙覆𬌗覆盖关系协调。

有关打开咬合的问题常因疗程长，难度大而困扰着临床工作者，致使有些患者疗程很长而效果欠佳，甚至导致矫治失败。

一、Begg 细丝弓打开咬合

单从打开咬合的效果考虑，一般认为 Begg 矫治技术优于方丝弓矫治技术。现就 Begg 细丝弓技术有关打开咬合的方法介绍如下（图 9-8）：弓丝用 0.016in 澳大利亚细丝，弓丝于上下牙弓的第一恒磨牙与第二前磨牙交接部位（相当于颊面管前 3.0mm）弯制 40° ～ 45° 的后倾弯（Tip-backbend）使上下牙弓丝的前端接触上下颌前庭沟底，即从托槽沟底至前庭沟底约 14mm。当上下牙弓丝前端栓扎在托槽的槽沟内时，0.016in 细弓丝立即产生将前牙向牙槽骨内压入的力量，使上前牙在牙槽骨内向上移动。直到后倾弯产生的垂直压力消失为止。值得强调的是 0.016in 的澳丝的后端是斜插在内径为 0.036in（0.9mm）的磨牙颊面管内。因磨牙牙根的根周面积大于前牙，因此磨牙不会因支抗不够而导致向后倾斜。深覆𬌗可以有效而迅速地得到纠正。

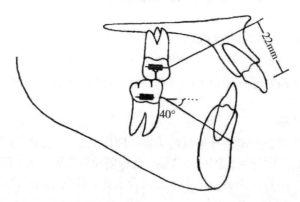

图 9-8　Begg 细丝弓打开咬合后倾曲角度 40°～ 45°，弓丝从托槽沟底至前庭沟约 22mm

在使用后倾弯打开咬合的同时，常同时使用 Ⅱ 类颌间牵引（使用 3/8in 的橡皮圈）（图 9-9）。具体是橡皮圈钩挂在尖牙前的尖牙小圈上，另一端钩挂在下颌磨牙带环的拉钩上，其拉力大约为 60g。Ⅱ 类颌间牵引的作用力一方面可使上颌前牙向后移动，同时借反作用力移动下颌后牙向近中移动，可以改正 Ⅱ 类远中𬌗关系至中性𬌗关系，也可以使下颌后牙伸长。值得注意的是颌间牵引对打开咬合的垂直力是不利的，因此，使用轻度的颌间牵引就显得非常重要。

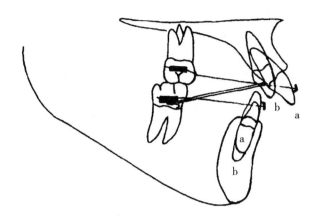

图 9-9 结扎弓丝后,加上 II 类颌间牵引

a. 为术前;b. 为术后

二、大平缓弧度曲打开咬合

为使上下牙弓整平,尤其是用于过陡的 Spee 曲线和反补偿曲线患者,开始时用较细的弓丝(0.30mm),每月更换 1 次弓丝,且弓丝逐渐加粗。其顺序为 0.30mm → 0.35mm → 0.40mm → 0.45mm → 0.50mm。既可使用不锈钢丝,也可使用澳丝或钛镍丝,但钛镍丝无法做环圈(相当困难)。通常在颊面管之前弯制环圈,此有利于结扎控制牙弓。若不结扎环圈,在打开咬合的过程中,有使前牙向前力量,增加了覆盖关系。根据我们的经验,在上颌应设计环圈,以利上颌牙弓的控制,但在下颌推下颌前牙向前的力量,有促进下颌生长发育,移动下前牙向前,并有减小覆𬌗覆盖的作用(图 9-10、11、12)。

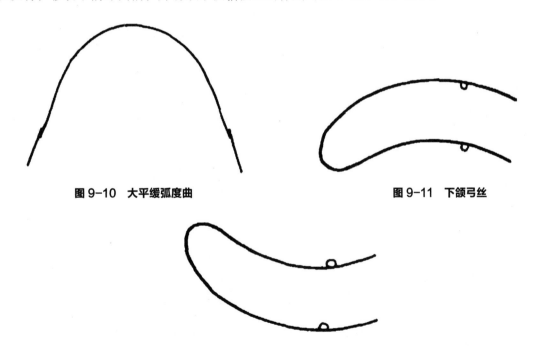

图 9-10 大平缓弧度曲　　　　　　　　　　**图 9-11 下颌弓丝**

图 9-12 上颌弓丝颊面管前的小圈与拉钩结扎,起到加大作用力和控制前牙唇倾的作用

三、上下颌不锈钢丝弯制 T 形曲或水平曲

上下颌用澳丝或仿澳丝直径 0.016in。在上下颌侧切牙与尖牙之间弯制 T 形曲。也可用 0.016in × 0.022in 方丝弯制,有压低上下前牙和升高后牙的效果。值得注意的是:上下颌磨牙前端 Q 曲,是设计还是不设计?经验提示:如果上颌前牙有散在间隙者,可利用 II 类颌间牵引的力量关闭间隙,不必设计 Q 曲,如上前牙无间隙,并有轻度拥挤,此时最好设计 Q 曲,利用双股结扎丝结扎,有使前牙向根尖方向移动,有利

于打开咬合，也有利于控制牙弓（图9-13）。

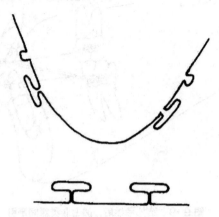

图 9-13　T 形曲常与 Ω 曲合用，用于打开咬合，也可以纠正开殆

四、固定矫治器配合微型平导板打开咬合

有些患者，用弓丝打开咬合疗效不满意，可考虑在上颌做小基板，设计平面导板，不设计卡环，仅 $\underline{34|34}$ 或 $\underline{45|45}$ 之间设计邻间钩。平面导板的高度使后牙抬高 3 ～ 4mm 为宜。尤其重要的是要让患者全天 24h 戴用，包括吃饭在内。尽管开始时不习惯，逐渐会习惯的。待咬合打开后，上下颌的弓丝应设计后倾弯，或大平缓弧度曲，以保持压低的效果。

五、钛镍丝预制的"摇椅弓"

上下颌均使用摇椅弓。具体做法是：用预成的 0.014in 钛镍丝，根据牙弓的长度，一般在第一磨牙的近中焊锡球，以防止弓丝从颊面管中脱出来。用拇指成型法，逐渐弯制弓丝为很陡的弧形呈摇椅状，弓丝弯制完成后，从侧面观，双侧对称并重叠。如不符合要求，做适当调整，也可用弯丝钳缓慢成型，注意不要有钳痕，防止折断。

使用的顺序是：0.014in 戴 1 个月，0.016in 戴 2 个月；0.018in 戴 2 个月，每月更替新的钛镍丝。

上颌弓丝的放置是弓丝的弧形与补偿曲线的弧度一致以增加补偿曲线。而在下颌，则弓丝的弧形与 Spee 曲线的方向相反。结扎丝结扎时，应注意从后面开始向前结扎，使前牙受力更大些。在上下颌使用摇椅弓时，弓丝的分力可使上下前牙向唇侧移动的作用，如果为 Ⅱ 类一分类的患者，上前牙则更向前凸出，为此，可采用在后部借助锡球与牵引钩牢固结扎，可避免上述不良后果。用钛镍丝弯制的摇椅弓打开咬合，到后期一般应换上不锈钢丝，以维持牙弓形状和维护打开咬会的效果（图9-14、15、16）。

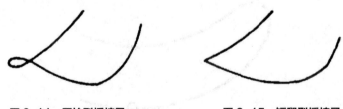

图 9-14　原始型摇椅弓　　　　　　　**图 9-15　短腿型摇椅弓**

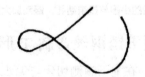

图 9-16　新式"L"型摇椅弓

六、长臂弓打开咬合

　　本技术特征模拟 Begg 细丝弓打开咬合的设计原理，利用弓丝的后倾弯（Tip-back-bend），直接作用于前牙，而使前牙咬合打开。为了使作用力不至于分散和消耗，可暂不贴前磨牙上的托槽，使弓丝形成长臂。利用此段长臂柔和而持续的弹力，打开前牙的咬合（图 9-17）。值得注意的是，根据咬合打开的要求选择应用粗细不等的弓丝以及后倾曲设计的角度。在使用上述长臂弓打开咬合时，可考虑同时作 II 类颌间牵引，以防止前牙在打开咬合时发生上前牙的唇倾。对需要加强磨牙支抗的病例，应注意设计相应的支抗装置，如腭杠、腭托或第二磨牙并用等（图 9-18、19）。

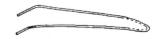

图 9-17　长臂弓附后倾曲，仅结扎前牙，前磨牙暂不贴托槽

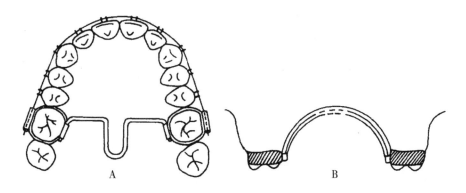

图 9-18　上颌应用腭弓加强支抗

A. 𬌗面观；B. 冠状面观

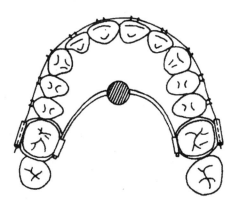

图 9-19　腭托

七、多用弓技术

　　下颌弓丝的颊面管的前方弯直角向前庭区延伸，形成桥状，绕过侧方达尖牙与侧切牙之间打直角上伸，使前段弓丝直接进入侧切牙和中切牙的托槽，然后结扎。尖牙处可用弹力线结扎，以使矫正力能同时打开尖牙咬合。弓丝的磨牙后倾弯一般设计为 20° ～ 40°，每月加力 1 次（图 9-20）。加力时，可取下弓丝也可不取下弓丝，直接用日月钳加力调整即可。如用方弓丝，为了防止切牙的唇倾，有必要给予弓丝3° ～ 5° 牙冠舌侧转矩力（Torque）。同时，将磨牙段方丝作内倾弯30°，并将牙根向颊侧转矩30°，以抵抗磨牙冠近中舌旋转。磨牙区后倾弯作30° 的弯曲，赋予其打开咬合的力量约为75g 力。此时，有必要考虑加大支抗的设计，如制作腭弓、腭托等。在临床实践中，应用圆丝及方丝均能收到良好的效果，但方丝效果更佳（图 9-21、22、23）。

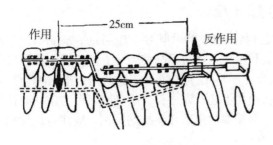

图 9-20　多用弓作用原理

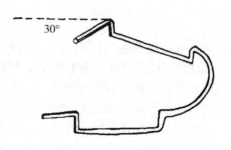

图 9-21　多用弓侧面观

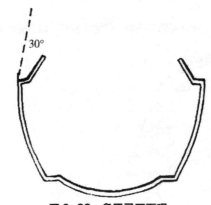

图 9-22　多用弓正面观

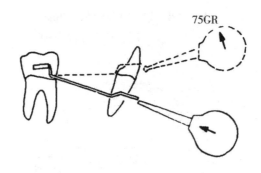

图 9-23　多用弓作用原理——主要用于替牙期深覆𬌗

八、阶梯状曲或水平曲打开前牙咬合

对上颌反补偿曲线或下颌 Spee 曲线过大的病例，为使 Spee 曲线整平，达到打开咬合的目的，可在尖牙的近中或远中（尖牙同时需要压低时），设计水平曲（又称靴状曲），常用弓丝为 0.4mm 或 0.45mm 不锈钢丝，如用澳丝弯制效果更佳。为使弓丝预成后就有力量，在弓丝前牙段与后牙段的弓丝比较，前牙段稍低 2 ~ 3mm。以后复诊加力时．可不拆卸弓丝，仅缩小水平曲就达到了加力的效果（图 9-24）。对于已打开咬合，在后期尚需保持疗效，或进一步需要打开咬合的患者，可在硬不锈钢丝上设计阶梯状弯曲。阶梯不宜过大，1 ~ 2mm 为宜。此法也适宜于个别后牙垂直向位置的调整。

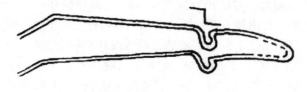

图 9-24　附阶梯形的长臂弓

九、Burstone 片段弓和其改良形式

此法将牙弓上的弓丝分为两部分，前牙段和后牙段。具体的弯制方法是弓丝从颊面管出来后折向前庭区拐弯，弓丝通过第二、第一前磨牙后向前延伸，在相当于尖牙和侧切牙之间转弯结扎于中切牙和侧切牙托槽。另外一侧弯制方法相同。另取一段不锈钢丝弯成节段弓丝结扎于尖牙和第一、二前磨牙的托槽内。从而起到压低前牙，而利用辅弓的反作用力伸长前磨牙。改变 Spee 曲线，纠正深覆𬌗（图 9-25）。近年来还有人在此方法上进行了改进，一是在弓丝的弯制形式上有所不同。另外，利用上下前磨牙上粘带拉钩的托槽，增加了上下垂直型盒式牵引。

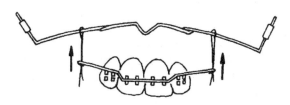

图 9-25　辅弓配合弹力牵引压低上前牙伸长前磨牙

十、口外弓打开咬合

此法尤其适用于口内支抗不足时。上颌一般是头帽加 J 钩（图 9-26），下颌常用颈带加 J 钩使用。在主弓丝的尖牙与侧切牙之间弯制一个钩曲，或小的水平曲，再制作一个 J 钩，J 钩一侧用橡皮圈连结在头帽上，另一侧则钩挂在弓丝的勾曲上。本方法主要用于夜间戴用。如能昼夜使用，则效果更好。如果白天用弓丝设计如上述打开咬合的方法，晚上再辅加头帽口外力，打开咬合会更有效。

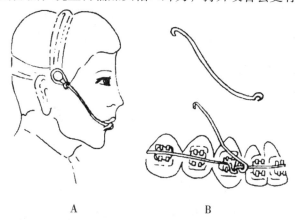

A　　　　　　　　　　B

图 9-26　A. 头帽连接"J"形钩；B. "J"形钩与口内主弓丝连接方法

十一、其他打开咬合的方法

1. 用多个 T 形曲升高前磨牙　连续弯 4 个 T 形曲应用于后牙区，可升高后牙压低前牙，从而打开咬合。

2. 主弓＋辅弓打开咬合　用 1.2mm 不锈钢丝弯粗唇弓。在 21-12 上用 0.411mm 不锈钢丝弯辅弓，将辅弓勾挂至粗唇弓上，使上前牙逐渐压低。

3. 用固定腭侧导板压低前牙并升高后牙　对于不配合的患者，可在上颌第一磨牙的舌侧焊腭侧的平导板。下前牙咬至平导板之上，后牙咬合离开 3 ~ 4mm。由于 24h 均戴用（包括进食），效果较快。如在戴用期间再将上下前磨牙拉长，用皮圈做垂直牵引，则疗效更佳。

十二、注意事项

1. 打开咬合必须具备可靠的支抗　打开咬合必须具备可靠的支抗，否则不仅打开咬合困难，而且会引起支抗牙的移位、倾斜、旋转等不良后果导致后牙咬合关系紊乱甚至矫治失败。常见的增加后牙支抗的办法有以下几种：

（1）一般情况下，应并发使用第二磨牙，这时第一磨牙的颊面管应使用特殊类型。以免影响弓丝的插入。

（2）在腭侧使用腭弓：也可使用腭托以增强磨牙的稳固。

（3）控制压低力量的大小，注意后倾弯的角度和钢丝的尺寸，一般下切牙每个牙受力控制在20～30g4个切牙的受力应在80～120g。

（4）口内支抗不好的，也可以借助口外力，如用J钩协助打开咬合。

2. 根据病因机制选择打开咬合的方法　深覆𬌗发生的机制一般分为三种类型，即前部牙槽凸过度生长，后部牙槽凸相对正常；后部牙槽凸发育不良，前部牙槽凸相对正常；前部牙槽凸过度生长，同时并发上颌后部牙槽凸的生长不足，为混合型。在决定打开咬合应用何种方法的时候，应对患者的情况依据上述三种情况归类，然后选择适宜的办法。如为替牙期的患者，一般选用多用弓，长臂弓或平导板的方法打开咬合。遇有轻度的深覆𬌗、深覆盖，用大平缓弧度曲，或附T形曲的弓丝就能解决；对严重的深覆𬌗、深覆盖者，可选择Begg细丝弓，方丝弓的摇椅弓，也可用后倾弯加辅弓的办法。从机制上看，如为前部牙槽过长者，多选择水平曲，T形曲，桥式多用弓，口外弓等。如为后部牙槽生长不足的患者，多使用摇椅弓，固定导板，典型多用弓技术；如为混合型者，可用摇椅弓，T形曲，多用弓等。

3. 打开咬合的几条原则

（1）打开咬合的时机应在上下前牙基本排齐的情况下进行，不要一开始就打咬合。

（2）年龄方面，一般青少年较易成功，年龄小于16岁时，效果更佳。

（3）弓丝应用的顺序应从细到粗，先圆丝后方丝，循序增加，且每次复诊最好更换新的弓丝为好。

（4）对较严重的Ⅱ类1分类的患者，在打开咬合的同时，需进行Ⅱ类颌间牵引，力量控制在60～70g。

（5）打开咬合取得效果后，一般应矫枉过正，以防复发。且后期仍需制作一定的弓形，例如后倾弯，T形曲等以维持压低的效果。

（6）即使矫正完成，制作的保持器应附加平导板，以维持压低的疗效并防止复发。

（7）打开咬合的过程，是一个相对长的治疗过程，一种方法不理想时，应定期检查，必要时更换其他方法。

（8）打开咬合效果不好时，不可急于转入下一步治疗过程，以免后期难办。

第三节　口外矫治装置及临床应用

一、口外矫治装置

口外矫治装置是指一类在临床上广泛应用，而又借助头、枕、颈、额、颏部等口外结构作为支抗源，来促进或抑制颌骨的生长发育，将颌骨向远中、近中方向移动。或利用其他连接部件与口内的矫治装置相连接，控制牙齿在近远中方向、垂直方向和水平方向三维空间的移动，从而达到矫治面部畸形和牙齿错位的目的。

19世纪末期。Angle、Case等人首次提出使用口外力移动上颌前牙向远中方向，并设计了各种类型的口外装置，但因患者不合作，加上缺乏经验、病例选择不当等原因，疗效不肯定、也未被重视。到21世纪30年代口外装置再度广泛应用，并出现许多改良的设计。60年代之后，大量的实验研究和临床应用研究，使口外装置从形式上、作用机制上、矫治疗效上和应用范围上都取得了很大进展。临床效果得到了一致的肯定。因此，口外矫治装置，成为正畸矫治的重要内容而日益受到重视和完善。

任何作用力都伴随着有一个等值的反作用力。在牙齿矫治过程中，提供对抗矫治力的支抗源，可以在口内，但反作用力有时是不利于矫治的，当口内的支抗源不足时，就需要将反作用力释放和转移至口外，可用口外的头、颈、面部等部位作为强大、稳固的支抗。另外，头面部的解剖结构也为行使口外力提供了基础。上颌骨是一个不活动的骨，与周围的颧骨、额骨、颞骨、蝶骨以骨缝相连而成为一个整体。上颌骨的生长主要靠表面增生、缝间生长、窦腔扩大以及牙齿的萌出而使上颌骨的体积增大。由于有在颧额缝、颧颞缝、额上颌缝等缝隙，使口外矫形力向远中方向或近中方向移动颌骨成为可能。在生长发育阶段，可根据生长发育的状态和趋势，选择性地抑制某些部位的生长，如Ⅲ类错𬌗中早期的反𬌗患者，就可利用颏兜进行控制，防止下颌骨的过度发育。上颌前突的早期，同样可利用口外弓与口内的活动矫治器或固定矫治器连接，移动上颌骨向远小，起码可以防止其继续向前发育。如反𬌗长期得不到有效的矫治，可限制上颌骨的发育而形成上颌的发育不良，这时也可借助上颌的前方牵引促进上颌的生长发育，这对生长发育期的患者有相当好的效果，但必须实施矫形力（orthopedic force）。

除了移动颌骨之外，口外矫治装置如口外弓能有效地控制牙齿在近远中方向、垂直方向和水平方向（横向）的移动。实现上述牙齿移动取决于口外弓的方向和它的状态，也与力值大小有关。移动牙齿使用的是正畸力（orthodontic force）。当正畸力通过阻抗中心时，牙齿发生向远中方向的整体移动；当口外力的方向位于阻抗中心的上方（如高位牵引），牙齿除了近远中方向移动之外，还有向根尖的分力，牙齿可以压低；口外力的方向位于阻抗中心的下方，牙齿除远中移动之外，还有分力使牙齿伸长。同样的道理，需要牙齿横向移动（颊、舌方向）时，可调整内弓的宽度来实现，如加宽口内弓可使牙齿向颊侧移动，缩小内弓，能使牙齿向舌侧方向移动。

二、口外矫治装置的种类

口外矫治装置种类很多，形式多样。

（一）口外牵引器

面罩式前方正中牵引器

1.口外前方牵引器
- 面罩式前方正中牵引器
- 支架式前方牵引器
- 头帽颏兜支架前牵器

2.口外后方牵引器
- 简单头帽牵引器(高位牵引)
- 复合头帽牵引器(中位牵引)
- 颈带牵引器　(低位牵引)
- 头帽颏兜牵引器(远中方向)

3.头帽颏兜垂直牵引器

（二）口外弓类

口外弓类

1.根据面弓的长短可分为：
- 短面弓-外弓位于第一磨牙之前
- 中面弓-外弓位于第一磨牙处
- 长面弓-外弓位于第一磨牙处的远中

2.根据面弓的形状分为：
- 对称面弓
  - 内弓末端放置弹簧
  - 内弓末端为弓形
- 不对称面弓
  - 动力臂面弓
  - 单侧偏置面弓
  - 旋轴偏置面弓

3.根据作用机理分为：
- 作用远中方向面弓
- 扩弓面弓
- 缩弓面弓
- 磨牙旋转面弓

4.根据牵引的方向分为：
- 高位牵引面弓
- 水平牵引面弓
- 低位牵引面弓

（三）口外弓与口内矫治器装置的连接分为下列数种

（1）口外弓与活动矫治器联合。与第一磨牙箭头卡环上焊接的圆管连接或与第一前磨牙箭头卡环上焊接的圆管（扩弓用寸）连接。

（2）口外弓与第一磨牙带环的颊面管联合（磨牙的三维方向改变）。

（3）口外弓与口内固定矫治器连接，移动整个上颌骨（通过第一磨牙的颊面管，并将整个牙弓连为一整体）。

三、口外矫治装置的组成

（一）口外牵引器

1. 颈带 颈带是一种单一的颈支抗部件，仅为一条宽 2.5 ~ 3.0cm 的软质带子绕过颈后部，两端分别终止于两侧耳垂的前下方。末端的外面附有挂钩或纽扣等。制作颈带的材料可选用多层布带、皮带或软质塑料等，国外常有成品颈带出售。颈带虽然结构简单、制作方便、戴用舒适，但仅能用作低位口外牵引，并且有不够稳定、难于使口外装置产生稳定作用等缺点（图 9-27）。

2. 头帽 头帽有简单头帽与复合头帽之分。简单头帽由两条带子分别绕过头顶部和枕部，于两侧耳郭前上方连接而成，虽然制作方便、戴用舒适，但只能用做高位口外牵引，且稳定性欠佳（图 9-28）。

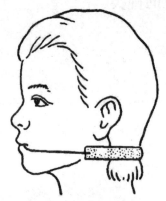

图 9-27　颈带与面弓连接

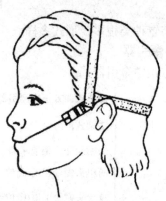

图 9-28　简单头帽

复合头帽是一种顶、枕、颈三位联合支抗部件，是在颈带和简单头帽的基础上。将顶带顺耳前向下延长与颈带联合而成。为了增加头帽的稳定性，顺着头后方的中线，用同样的带子将顶、枕、颈三条带子的中点连在一起，位于耳前方及下方的带子上附有挂钩或纽扣（图 9-29）。

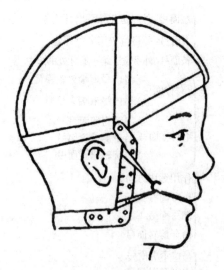

图 9-29　复合头帽

复合头帽具有良好的稳定性，在使用较大的口外牵引力或者使用不对称牵引力时，多选用这种尖帽。目前已有预成可调式复合头帽出售，使用时根据头颅大小不同稍做调整，用订书针固定即可方便使用。耳前下方的两块塑料板设置有不同高度的槽沟，根据口外牵引所需要的方向，可以将橡皮圈挂在所要求的槽沟内。

3. 颏兜　颏兜是一种较为常用的口外支抗部件。用于后方牵引寸，颏兜作为抗力部件产生矫形力，例如在头帽颏兜牵引装置中即是如此（图9-30），而用于前方牵引时，颏兜则为支抗部件。如面具式前方牵引装置（图9-31）。

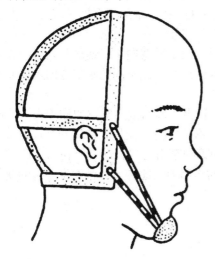

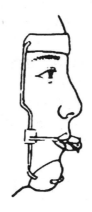

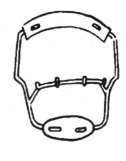

图9-30　利用头帽颏兜将下颌向远中牵引　　　　　图9-31　面具式前方牵引装置

根据不同需要，可以选用软质材料或硬质材料制作颏兜。临床上常用两层蜡片烤软后贴于患者颏部，制作颏部个别托盘，然后用弹性印模材料取颏部印模，灌注石膏模型，在石膏模型上用铅笔标出颏兜的边缘范围，涂分离剂后即可用白凝塑料涂塑形成颏兜，要求塑料的厚度为2～2.5mm。待树脂凝固后，将颏兜取下，在其上钻一些散在的透气孔，并打磨光滑。

长期以来，利用颏兜做向后方牵引被认为是纠正反𬌗、改善下颌生长方向及生长量的一种良好方法。但一些回顾性研究揭示，如果颏兜使用不当，牵引力太大，牵引时间过长、牵引方向错误，不但可以引起下颌前牙唇侧牙龈损伤，而且更为严重的是可导致颞下颌关节功能紊乱、下颌偏斜等。

4. 额垫（额兜）　额垫是用于口外前方牵引的一种额部支抗部件，可由硬质材料制成，其制作过程同硬质颏兜，然后用粗钢丝（不细于1.5mm）按照面部侧面轮廓弯制牵引支架，与颏兜连接为一体作为前方牵引装置，如面罩式前方牵引装置。额垫也可使用厚的软质材料（如硬布带）制作。下图所示的预成可调式面具中的额垫就是用软质材料做成的。使用时，对面具中的两条连接钢丝的方形曲稍做调整，即可使其适合不同个体，极为方便。

（二）口外弓

在大多数口外力牵引装置中，作用力需通过特定结构传入口内或口外特定部位，这种结构也起着与口内部件连接的作用。故称为连接部件。

1. 对称面弓　面弓的基本结构包括内弓与外弓两个部分。

（1）内弓：内弓是和牙弓形态一致的粗唇弓，常用0.9～1.2mm的硬不锈钢丝弯制。根据不同的需要，内弓可以有多种形式。常用者为推磨牙向远中或作用于全牙列的内弓。这类内弓插入磨牙颊面管内，并在颊面管近中处形成阻挡曲等。面弓如只用于加强支抗或推磨牙向远中，则在作用状态时内弓不应与前牙有接触，若用于控制牙弓向前生长，则内弓可与前牙有接触。目前已有预成对称面弓出售，根据内弓大小不同可分为7个型号（图9-32）。

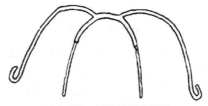

图9-32　面弓的基本结构

（2）外弓：外弓是由口内伸向口外的一种连接臂；由直径1.5mm以上的硬不锈钢丝弯制（常用行车车条代替）。弯制时，先于钢丝的中心段弯成与内弓的前牙段弧形一致的形态，在两侧侧切牙远中部将钢丝垂直弯向前方，在距前一个弯曲1cm处再将钢丝弯向两侧，形成与口角及面颊部形态相一致的弧形臂。两臂的末端各弯制成与面颊平行或垂直的圈环。将外弓中部的弧形段与内弓相应的部位焊接在一起即可形成完整的面弓，焊接时应将内外弓的重合部位完全焊合，以增加面弓的刚性。临床上根据不同的作用目的，可以选择不同长短的外弓，即长外弓、中外弓和短外弓，其末端分别终止于第一恒磨牙的远中、第一恒磨牙区及第一恒磨牙的近中。也可以在外弓的出口角的位置，将外弓弯向上或弯向下，使之与内弓形成向上或向下的夹角，但面弓两侧需保持对称。不同长度或不同倾斜位置的外弓，或不同的牵引方向可以使磨牙产生不同方式的移动。

2. 不对称面弓　对称面弓只适用于传递双侧对称的作用力，若要传递两侧不对称的作用力。可使用不对称面弓。不对称面弓的基本组成与对称面弓相似，主要是外弓形状发生了变化。常见的有长短臂不对称面弓、不对称焊接面弓等（图9-33，图9-34）。当两侧施加相等的牵引力量，前者可在长臂侧的内弓上产生大于对侧的远中向的作用力，后者则可在焊接侧获得较大的作用力。此外，外弓发生一定的变化也可以使内弓产生扩弓或缩弓的作用力（图9-35A，B）。

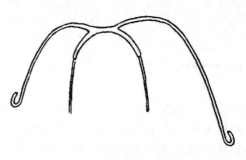

图9-33　长短臂不对称面弓

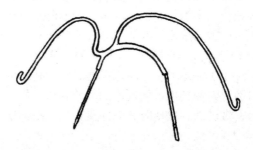

图9-34　不对称焊接面弓

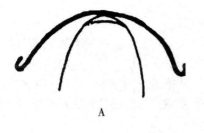
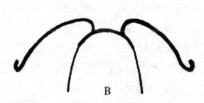

图9-35　面弓
A. 扩弓式面弓；B. 缩弓式面弓

3. 复合体面弓　普通面弓并发其他正畸附件时称为复合体面弓，常用者为并发前牙殆板或上颌前方牵引器等、复合体面弓的优点是除起到普通面弓的作用之外，尚可产生其他正畸或矫形作用（图9-36）。

4. J形钩 J形钩是常用的一种口外装置的连接部件，可用直径 1.2mm 以上的不锈钢丝弯制成英文大写字母 J状，在口内端形成钩状，口外端弯成与面颊平行的环圈，其长度根据具体情况而定。J形钩成材使用，用途广泛，与固定矫治器连接可产生多种牙齿移动。如前牙压低、舌向移动、尖牙远中移动、后牙远中移动等，也是用口外力增加支抗的重要部件。目前国外已有成品出售，标准长度为 85mm，较长者为 115mm，使用时稍做调整即可（图 9-37A、B）。

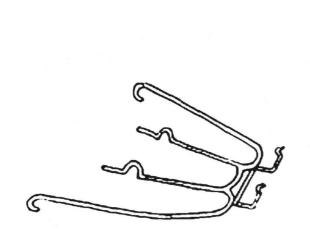

图 9-36 连接上颌前方牵引器的复合体面弓

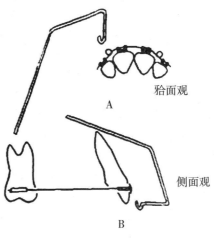

图 9-37 预成 J形
A. 𬌗面观；B. 侧面观

四、常用各种口外支抗矫治器及其作用原理

（一）后方牵引装置

是指用向后的力使牙远中移动或抑制牙槽、颌骨向前生长的口外支抗矫治装置。主要包括口外弓、J形钩等矫治器，用来矫治骨性或牙性安氏Ⅱ类错𬌗。

1. 口外弓牵引矫治器 是指以颈带或头帽作为支抗部件、口外弓作为连接部件，后牙带环及颊管作为主要口内部件的后方牵引装置。根据牵引方向，可分为下列几种类型：

（1）低位牵引（cervical headgear）：由颈带、橡皮圈、口外弓、口内固定或活动矫治器等组成，牵引力方向向下向后。

①作用原理：向下向后牵引力作用于上颌颌骨及磨牙时，其水平分力可抑制上颌向前生长、促使磨牙向后移动；其垂直分力则促进上颌向下生长、促使磨牙伸长（molarelongation）。低位牵引力作用于下颌时，可使下颌磨牙向后移动及压低移动。低位牵引对下颌骨生长型改变非常有限，但它通过对上下颌磨牙的伸长或压低，使下颌发生旋转，因而间接改变下颌生长方向。

②适应证：由于低位牵引能伸长上颌磨牙及压低下颌磨牙，所以应用范围应严格控制在下颌平面角较小的安氏Ⅱ类错𬌗或下颌平面角较大的安氏Ⅲ类错𬌗。在低角型安氏Ⅱ类错𬌗，低位牵引一方面可抑制生长发育期患者的上颌向前生长，从而协调上下颌骨间关系，另一方面作用于后牙使磨牙向后移动调整磨牙关系或增加拔牙病例的磨牙支抗，使上后牙伸长改善下颌平面角。在高角型安氏Ⅲ错𬌗，则可以推下磨牙向远中调整磨牙关系或加强磨牙支抗。

③应用要点：在抑制上颌向前生长时，牵引状态下内弓前部必须同上前牙接触，此时内弓可自由通过磨牙带环颊管，以抑制上颌前部向前生长；或在内弓近磨牙颊管近中处设置阻止装置，牵引力在抑制上颌前部的同时，也可带动上颌后部移动，从而实现上颌整体的向后移动；在推磨牙向后或增强磨牙支抗时，牵引状态下内弓与上前牙不接触，此时内弓在磨牙带环颊管近中处弯制 U 曲或焊制阻止点。另外，通过调控外弓臂长或外弓向上向下的角度，可以控制磨牙向后移动是以牙冠为主还是以牙根为主。

（2）高位牵引（high-pull headgear）：是由简单头帽、橡皮圈、口外弓及口内矫治器组成，牵引方向向上向后。

①作用原理：向上向后牵引力的水平向分力可抑制上颌骨向前生长，或推上颌磨牙向远中移动。垂直向分力可抑制上颌骨后部向上生长，或使上磨牙压低（molar intrusion）。通过调节作用力方向与后牙阻抗中心之间的关系，可以取得磨牙牙冠后移或牙根后移不同的效果。

②适应证：由于向后向上牵引力能压低上后牙，故这类牵引较适合于下颌平面角正常或较大的安氏Ⅱ类错𬌗。在生长发育期患者，可以用来抑制上颌骨向前生长，调整上颌平面的倾斜度以协调上下颌骨间关系。作用于后牙时，可以推磨牙向后调整磨牙关系，或加强拔牙病例的磨牙支抗；其上后牙压入机制还可以促进下颌逆时针向旋转（mandibular counterclockwise rotation），改善高角形患者的下颌平面角度。

③应用要点：当抑制上颌向前生长时，口内部件可选择固定或活动矫治装置。选用口内固定装置时，口外弓在牵引力作用下应与上前牙有均匀接触，此时内弓近磨牙颊管近中处可弯制阻挡曲、焊制阻止点，或在内弓末端插入开大型螺旋弹簧，从而使向后牵引力分布作用于整个上颌，抑制其向前生长。选用口内活动装置时，常与肌激动器联合使用口外弓高位牵引（headgear activator），以抑制上颌向前向下生长，同时刺激下颌骨向前生长。

当推磨牙向后或增强磨牙支抗时，内弓前部在牵引力状态下应离开上前牙，此时内弓在磨牙颊管近中处做阻止装置或放置螺旋弹簧，以使向后向上牵引力全部作用于上后牙。在向后向上总体方向下，通过对牵引力方向、外弓上下角度等的细微调整，可以控制磨牙移动的性质。当牵引力方向通过磨牙阻抗中心时，磨牙以整体向后移动为主，其压入移动趋势较大；当牵引力方向处在磨牙阻抗中心之上时，磨牙远移以牙根为主，其压入趋势也较明显；当牵引力处在阻抗中心以下时，磨牙远移以牙冠为主，其压入趋势较小。

（3）水平牵引（combination headgear）：由复合头帽、橡皮圈、口外弓及口内矫治器所组成，牵引力方向基本水平。

①作用特点：基本水平的牵引力不产生垂直向分力，所以对上颌骨只抑制其向前生长而不伴有垂直向的抑制或刺激生长作用；对后牙只促进其向后移动而不伴有伸长或压低作用。

②适应证：由于牵引力无垂直向分力，故适用于下颌平面角较正常或不存在下颌平面旋转生长的安氏Ⅱ类错𬌗。可作用于上颌骨抑制其向前生长，或作用于后牙促使其向后移动、加强磨牙支抗。

③应用要点：水平牵引抑制上颌生长或推磨牙向后的临床要点与低、高位牵引基本相同，由于其力的方向单一，在临床上更容易控制。值得注意的是在总体水平方向上，通过对外弓上下位置的改变，水平牵引力可被调控穿过磨牙阻抗中心的不同位置，从而取得磨牙牙冠或牙根的向后移动。不对称口外弓也较适用于水平向后方牵引，如需要单侧移动磨牙向远中，可加长该侧外弓，或将外弓不对称地焊在移动侧的侧切牙区或尖牙区，该侧磨牙可受到更大的力量。

2. J形钩牵引矫治器　是指以颈带或头帽作为支抗部件、J形钩作为连接部件的后方牵引装置。

①作用机制：J形钩牵引装置的施力点主要在牙弓的前部，用来远中移动尖牙、前磨牙或内收切牙。通过阻挡曲或螺旋弹簧的传递，牵引力也可作用于磨牙，用以加强磨牙支抗。根据支抗部件的不同，J形钩牵引力的方向也可有几种选择：当用颈带时，牵引力方向向后向下；当用简单头帽时，牵引力方向向后向上；当用复合头帽时，牵引力方向基本水平向后。要注意在用颈带或简单头帽作为支抗部件时，J形钩牵引力有垂直向分力存在，因而可使切牙区或个别牵引牙内收或远中移动的同时，产生伸长或压低的效应。

②适应证：在切牙内收、压低或尖牙、前磨牙远中移动时，磨牙支抗需要得到最大程度保护的各类错𬌗。但根据牵引力方向，J形钩牵引也有其特定的使用范围。低位J形钩牵引适用于覆𬌗较浅或有开𬌗倾向的错𬌗；高位J形钩牵引适用于上颌平面顺时针旋转（maxillary clockwise rotation）或深覆𬌗病例；水平J形钩牵引则适用于下颌平面角较正常的错𬌗。

③应用要点：在远中移动尖牙或前磨牙时，将J形钩直接挂于移动牙近中的主弓丝上或托槽的牵引钩上；在内收切牙时，J形钩挂于侧切牙远中的主弓丝牵引钩上，此时主弓丝在磨牙带环颊管近中端不加阻挡装置，以便弓丝向远中滑动而带动切牙内收；在加强磨牙支抗时，J形钩挂于主弓丝牵引钩上，此时弓丝在磨牙颊管近中处制作阻挡装置或插入螺旋弹簧，以向磨牙施加向后的力量。

（二）前方牵引装置（reverse headgear）

是以额垫、颏兜作为复合支抗部件、面具牵引支架作为连接部件、活动或固定矫治器作为口内部件的口外支抗矫治装置，其牵引力向前微向下，用于刺激上颌骨生长。

（1）作用原理：上颌骨生长主要靠骨缝的骨沉积和表面骨的生长两种方式。进行上颌骨前方牵引，使其 4 个骨缝得以扩展，从而有新骨沉积，同时对上颌骨尤其前部的骨膜牵张，也促进了上颌骨的向前生长。口外上颌前方牵引矫治器是以额和颏两处为抗基部位，因此在促进上颌及上牙弓向前生长的同时，也可使下颌骨向下、向后呈顺时针方向旋转（mandibular clockwise rotation），还有抑制下颌向前生长的作用，这对上颌发育不足伴有下颌发育过度的低角型安氏Ⅲ类错𬌗是有利的（图 9-38）。100 多年前该矫治器已应用于临床，其后许多正畸学者通过临床实践和动物实验认为前方牵引能促进上颌骨生长而使其向前移位，因而该方法得到正畸界的充分重视和广泛应用，甚至生长发育快速期已过的患者也在应用。它不仅可促进上颌的发育而且在年龄较大的患者，可协助固定矫治器前移上牙弓。

（2）适应证：此装置可应用于各种原因所致的面中部后缩，包括上颌向前发育不足或下颌发育过度的安氏Ⅲ类骨性错𬌗，以及唇腭裂术后上颌发育不足等。由于上颌前方牵引的作用目标是上颌骨生长型及生长量的改良，所以必须在生长发育期使用。一般认为，前方牵引促进上颌骨生长的较佳年龄在 8～11 岁。对于恒牙早期病例，该装置作用较有限。对于恒牙期病例，该牵引装置对上颌骨几乎没有矫形作用。

（3）应用要点：在临床具体应用时，应注意下列几个方面：①支架调节：面具支架与额垫、颏兜及其他部件均以螺旋关节连接，应作适当调节以适合患者面形；②口内部件设计：口内可做上颌活动矫治器，⎿⏌、6|6 为箭头卡环，⎿⏌ 两牙做一长箭头卡环，两箭头处各套橡皮圈与口外面具上的牵引钩牵引，两侧后牙做平𬌗垫，但需在𬌗面磨有沟槽并雕刻出牙外形，待反𬌗解除后，逐渐磨低𬌗垫，直至上下后牙有𬌗接触时，将𬌗垫全部磨去。亦可做固定矫治装置，比如 6|6 制作带环，在腭侧面用硬质不锈钢丝弯制与牙列紧贴的腭弓，在 3|3 远中处焊接牵引钩。牵引钩也可向磨牙区靠拢；③施力点与牵引方向：对下颌平面角较小、反覆𬌗较深的安氏Ⅲ类错𬌗，施力点放在上颌磨牙部，向前向下方向牵引，可在刺激上颌向前生长的同时刺激上颌后部垂直高度的增加，从而使下颌向后向下旋转，有利于解除反𬌗；对于下颌平面角较大且反覆𬌗较浅的Ⅲ类错𬌗，施力点宜放置在上颌牙弓前部，在向前向下牵引力作用下，上颌骨前部向前向下生长得到促进，从而在纠正Ⅲ类关系的同时在垂直向改善覆𬌗关系。对于下颌平面角正常的Ⅲ类错𬌗，施力点放置于上颌前部，牵引力方向较为水平为宜。

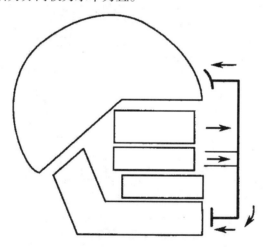

图 9-38　口外前方牵引作用原理

（三）垂直牵引装置（extraoral vertical pull）

是指应用垂直向牵引力来抑制牙、牙槽及颌骨垂直向生长方向及生长量的口外支抗类矫治装置。根据作用力点与装置结构，分为下列两种：

（1）口外弓垂直牵引装置：由头帽、口外弓、口内矫治器和橡皮圈组成。其头帽是由一环绕额、枕部的带子，用正十字的头顶带连接而成。口外弓与口内的连结可以通过磨牙带环或上颌𬌗垫式活动矫治器。

①作用原理：垂直向上的牵引力通过压低上后牙从而抑制上颌骨后段垂直向生长，并间接促进下颌向前向上的旋转生长。

②适应证：适用于处于生长发育期的下颌平面角较大并有前牙开𬌗或开𬌗倾向的安氏Ⅱ类错𬌗。对于低角型深覆𬌗病例，由于垂直向牵引力会加剧下颌向上向前旋转生长，故不能应用此装置。

③应用要点：该矫治器主要是控制上颌的垂直向生长，压低上后牙，促进下颌向上向前旋转。要求口外弓有足够的刚性，内外弓焊接好，与口内活动矫治器相连接时将内弓末端埋入基托或插入卡环上的圆管内；与带环颊面管相连时则要求带环强度好；必须使口外弓和口内矫治器稳定、牢固。内外弓臂的长度根据压低的牙位而定；如同时压低前磨牙和磨牙时，外弓臂应终止于后牙段的中点偏远中的位置；如果单独压低上颌磨牙则内弓插于磨牙颊面管内，外弓臂止于面颊部相当口内的磨牙处。

（2）颏帽垂直牵引装置：可由头顶帽和颏兜用垂直弹力带连接而成；也可用绕过头顶和颏下的环形弹力带直接形成（图9-39）。

①作用原理：由于向上的垂直牵引力以头顶部作为抗基，直接作用于下颌颏部，从而抑制下颌骨垂直向的生长，控制下颌向下向后旋转的生长型。另外，垂直向上的牵引力经殆接触传递到上颌，在一定程度上抑制上颌的垂直向生长及压低上颌牙。

②适应证：适用于下颌平面角较大或有开殆倾向的安氏Ⅱ类错殆。对于下颌垂直向生长大于水平向生长的长面型病例尤为适合。由于该装置也是对颌骨生长型进行改良，故需在生长发育期进行矫治。

③应用要点：为使颏部所受到的垂直向上牵引力分布范围更大，可增加环形弹力带和颏兜的面积。由于颏部所受的力可直接传递到颞下颌关节，所以应选择合适的力值，以免对关节造成损伤。为了使牵引力更有效地传递到上颌牙及上颌骨，可利用殆垫式上颌活动矫治器来增加颌间距离，达到最大垂直牵引力的目的。

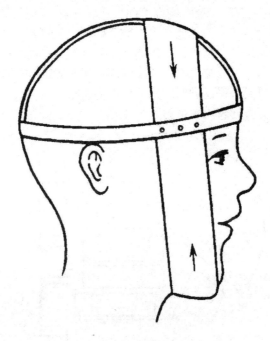

图9-39　垂直颏帽牵引

（四）头帽颏兜牵引矫治器（chin-cup appliances）

是由头帽、颏兜和弹力带组成的作用于下颌的纯口外力矫治装置，牵引力方向向后向上。头帽可以是简单或复合头帽，临床上常用后者。

（1）作用原理：头帽颏兜的作用机制有两个方面。一是迫使下颌位置改变（mandib-ular displacement）：由于下颌是一个以颞下颌关节为转动轴的骨性运动器官，向后向上的牵引力迫使下颌长期向后向上退缩，这种新的下颌位置通过较长期的固定可以被保持下来，这种位置改变特别适合于功能性下颌前伸的矫治。二是抑制下颌生长（inhibition of mandibular growth）：有研究发现当向上向后牵引力传递到颞下颌关节后，其髁状突由于受到压力而产生软骨吸收性改建，从而抑制下颌向下向前生长。这种机制适合于下颌骨发育过度引起的骨性反殆的矫治。但是，头帽颏兜对下颌骨的生长抑制学说在正畸界仍是一个有争议的课题。有的学者认为此种口外力仅作用于髁突而并未对升支和体部产生直接作用，因此使用与否，对下颌长度的改变并无明显效果。另有学者从动物实验研究中证实颏兜能抑制下颌生长，至于在临床上作用不明显是由后牙的粭接触而消耗了作用于髁突的力。但众多学者的观点认为，颏兜仅能改变下颌的生长方向，对面下高度短的低角形Ⅲ类病例，通过头帽颏兜使下颌向后、向下旋转，而使下颌生长型变得有利；但下颌骨的生长量是很难改变的。尽管如此，它仍是抑制下颌生长的一种常用手段。

（2）适应证：适用于生长发育期的骨性或功能性Ⅲ类错粭，具体是：①安氏Ⅲ类错粭伴有下颌轻度发育过度患者，且下颌可后退至前牙对刃粭或接近对刃，前下面高度短的低角短面型，无明显颞下颌关节症状，下前牙位置正常或唇向的患者；②作为对下颌发育过度的前牙反粭纠正后的保持手段；③成人骨性下颌前突患者，在外科正畸后也可用此矫治器保持。该矫治器禁忌用于下颌前突反粭伴有下切牙过度舌倾及下前牙过度拥挤的患者；而且对那些严重的下颌发育过度者，即使年龄较小，也应等待成年后作正颌外科手术，因为头帽颏兜并不能起多大作用。

（3）应用要点：头帽颏兜的总体牵引方向是向后向上。在临床实际应用时，还须根据反粭的具体情况作牵引力方向的调整。对于下颌平面较大或伴有开粭倾向的Ⅲ类骨性反粭，牵引力方向应通过颞下颌关节前上方，以促进下颌的逆时针方向旋转（图9-40A）。此时可选用简单头帽做支抗部件，并用单根弹力带连于头帽与颏兜之间；对于下颌平面角较小，或下颌为水平向生长型的Ⅲ类骨性错粭，牵引力方向应通过颞下颌关节或在关节下方，以使下颌发生顺时针方向旋转（图9-40B）；对于有较深反覆粭，下颌骨明显向前向上旋转的Ⅲ类骨性错粭，牵引力方向可再下移至下颌升支的下1/3处，以使下颌有更大程度的顺时针旋转生长刺激。对于后面两种情况，都应选用复合头帽作为支抗部件。为了能有效控制牵引方向，可用两根弹力带从颏兜分别连向头帽的不同位置，以取得所需要的合力方向。

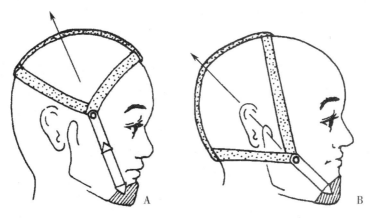

图9-40　头帽颏兜牵引方向对下颌生长方向的影响

A. 牵引方向在髁突上方，促进下颌逆时针旋转生长；

B. 牵引方向通过髁突或在其下方，促进下颌顺时针旋转生长

五、口外矫治装置的适应证和禁忌证

由于口外牵引装置种类复杂，所产生的矫治效果有很大差别，加上口外力既可用于颌骨的矫形作用又能对牙齿产生移动效果。故选择适当的口外力或者正确的口外弓的形式是非常重要的，否则将产生不利的作用。

口外装置的应用，多倾向于在早期生长发育阶段进行，特别是对处于生长高峰期者更具有良好的疗效。在选择适应证时，取决于对下颌水平生长量的预测，此生长的预测与患者的年龄及SN-MP角（前颅底平面-下颌平面）有关。如果病例SN-MP ≤ 25°（低角型患者），可选用颈带牵引；SN-MP为37°～41°时则采用联合牵引；当SN-MP >42°时（高角患者），下颌平面角较大，采用高位牵引进行治疗。替牙期及恒牙早期的上颌发育不良，可应用正中前方牵引器进行矫形治疗。由于是矫形力，每侧的力值应在800～1 000g。

相反，如果上颌生长发育过度，轻度上颌前突。在替牙期或恒牙早期，可应用口外弓技术，与门山的固定矫治器连接，固定矫治器应将口内所有的牙齿连接成为一整体；此外还可以做人基板。包盖全上颌的牙齿，在第一磨牙上设计箭头卡，在箭头卡环上焊颊面管，与口外弓相连接，同时另一端用颈带相连接。

在下颌的口外装置中，头帽颏兜最为常用，替牙期的Ⅲ类咬合或下颌前突的患者，可用头帽颏把牵引

下颌向远中方向。此可以单独使用，也可以与其他矫治方法合用，作为辅助的装置应用，由于使用的目的不同，头帽颏兜有两种不同类型的形式：Ⅰ型用于下颌发育过度的前牙反𬌗，起抑制下颌生长的作用。牵引的方向通过髁突，牵引力为每侧800g左右，使用的时间也较长，多在半年以上，Ⅱ型用于向下向后旋转下颌，使下颌的生长方向变得更为有利，多用于功能性前牙反𬌗的病例。此型牵引使用的牵引力为每侧400g左右，牵引力的方向在髁状突的下方。

口外力除了用于矫形颌骨的畸形外，另外一个重要的适应证是移动磨牙，改变上下牙列的咬𬌗关系，通常用于由于上颌牙弓前移造成的Ⅱ类咬合关系（下颌位置基本正常）；再者用于牙列拥挤但又不乐意拔牙：通过磨牙远中移动后能开辟空隙供前牙排齐者。除了上述平移磨牙向远中方向外，还可以根据患者的牙列、基骨关系，将第一磨牙压低或伸长，这就要适当调整口外弓的方向来实现。此外当牙弓需要扩大时。最好用扩弓面弓；需要牙弓缩窄时，用缩弓面弓。若患者的磨牙关系为Ⅱ类亚类，一侧为中性，一侧为远中，如欲移动D类咬合侧磨牙，则一般有几种方式来实现。移动侧的口外弓可以适当延长；另外也可焊偏置口外弓；此外也可以在移动侧的内弓上放置螺旋弹簧，非移动侧不放。

六、口外力的力值

口外力的类型包括口外正畸力与口外矫形力两大类。

一般将口外正畸力定义为专门向远中移动上颌第一磨牙的力；而口外矫形力不是移动个别牙齿，而是移动整个牙弓，甚至是上或下颌骨。一般Ⅱ类牵引力能抑制上颌向前生长而允许下颌发挥其向前生长的潜力，使其持续生长；Ⅱ类牵引力呈相反作用，具有抑制下颌向前向下的生长而促进上颌向前发育的作用。

Baldini，Goodman等认为：作为矫形力而言，患者一般可接受上颌每侧800g～1 100g的力值，而下颌每侧可接受1 200g～1 700g的力值。

矫形力常用于：①上颌颈牵引或高位牵引治疗Ⅱ类生长型患者。②水平和高位联合牵引、颏兜用于Ⅱ类生长型患者；⑥有生长潜力的Ⅱ类骨性开𬌗，使用高位牵引或垂直牵引及颏兜。一般口外正畸力的力值范围为340g～450g，用于移动个别牙向远中方向，开始先用轻力进行，逐渐增加力值直至达到400g。

第四节　正畸种植体支抗技术

一、发展历史

正确设计和合理使用正畸支抗是决定矫治成功的关键因素之一。传统的支抗设计如腭杆、舌弓、头帽口外弓等，因存在不易控制、舒适性较差或依赖患者合作等不足，不能提供绝对的支抗，一定程度上影响了矫治效果，延长了治疗的时间。长期以来，国内外学者一直在寻求一种稳定可靠、美观舒适的支抗控制方式。有学者在颌骨上植入种植体作为抗基，改变原来以牙齿作为抗基的情况，让矫治力的反作用力施于颌骨上，完全避免牙齿移位的想法，即"种植体支抗"。

早在1945年，Gainsforth和Higley就用动物实验率先探索，以活合金（钴铬钼合金）螺钉种植体作为支抗进行正畸治疗，开创了种植体支抗的先河。1964年，Branemark等认识到金属钛钉可以和骨组织直接结合，而不引起排斥反应。经过长达5年的研究，进一步证实了钛种植体用于骨性正畸支抗的可行性。Linkow于1969年最早报道钛合金修复种植体用于正畸临床并获得了成功。此后，Roberts等于1989年成功地将牙种植体作为绝对支抗用于正畸临床治疗。临床应用型种植体支抗的真正发展是在1990年以后，纵观上述历史，种植体支抗有以下发展趋势。

1. 正畸种植体支抗已由牙种植体支抗逐渐向微型正畸专用系统过渡　大量的基础与临床研究表明，微型种植支抗系统可以为大多数正畸患者提供足够的支抗保证，植入和取出手术简单，植入部位灵活。

2. 由"助攻型"种植体支抗向"自攻型"种植体支抗发展　随着临床应用日益广泛，以往的种植体难以同时满足微型化、程序简单化的临床要求。钛合金材料学的发展促进了攻型微型种植体支抗系统的产生，即在植入种植体前不需要预先使用种植机来预成植入孔。这极大地简化了临床手术，使正畸医师可以独立完成操作，正畸治疗摆脱了对昂贵、复杂的手术系统的依赖，同时更有效地避免了手术对牙周膜、牙体及神经的损伤。自攻型微型种植体支抗系统因其突出的经济性、实用性及安全性，成为国内目前最常用的一类支抗种植体，以韩国的 MIA（microimplant anchorag）和 OSAS（osseodyne skeletal anchorage system）系统为代表。其直径多为 1.12 ~ 2.10mm，长度为 4.10 ~ 14.10mm 不等，多呈锥形，植入骨内的部分带有自攻螺纹。

二、分类及特点

1. 根据种植体的材料

（1）生物相容性材料：不被生物机体排斥，在种植体周围有机体产生的纤维组织层包绕。属于此类材料的有钴铬合金、活合金（钴铬钼合金）等金属。

（2）生物惰性材料：允许骨在其表面沉积，两者形成接触性整合。属于此类的有生物活性炭种植体、生物玻璃种植体、钛与钛合金。

（3）生物活性材料：不但可与骨形成紧密接触，还可与骨组织进行分子交换嵌合成化学性的结合。Glatzmaier 开发了一种可生物降解的正畸支抗种植体系（BIOS）。

2. 根据植入区域　根据植入区域不同，种植体支抗可分为腭侧种植体、颊侧种植体、磨牙后区种植体、牙－牙槽间隔种植体。

3. 根据种植体的形状及其与骨的位置关系

（1）板块状支抗种植体：其代表为 Block 和 Hoffman 1995 年设计的 Onplant 种植体。Sugawara 等 1998 设计和开发出"骨性支抗系统"（Skeletal Anchorage System，SAS），又称为"微型支抗钛板"（Super mini anchor plate，SMAP），也属于板块状支抗种植体。

（2）钉状支抗种植体：尺寸较大，直径多在 3 ~ 4mm 的普通钉状支抗种植体和尺寸较小，直径在 1.2 ~ 2.7mm 不等的微螺钉支抗种植体。

4. 根据植入后开始加载的时间

（1）二期负载种植体：传统的修复种植学理论认为，在良好的初始稳定性的基础上，种植体必须要有一定时间的"无负载愈合期"，以期达到骨整合。关于骨整合所需要的无负载愈合期的时间，人类需要 4 ~ 6 个月，上颌骨组织多为松质骨，一般需要 6 个月；下颌骨组织较为致密，一般为 3 个月。经过"无负载愈合"后，种植体方可负载。在这个理论指导下，正畸学界早期使用的支抗种植体多为二期负载支抗种植体，包括 Onplant、普通钉状支抗种植体以及 Orthoanchor 微螺钉等，都要求骨结合。

（2）即刻负载：这一观点的基础是 Brunski 的"微动度"理论。微动度是指界面上种植体相对于骨的微小移动。当微动度在 $100\mu m$ 以内时种植体仍然能够与骨组织发生整合；只有当微动度 $>100\mu m$ 时，才会使充当骨生长框架的结缔组织网络受到破坏，阻碍骨组织的长入导致种植体的纤维愈合。根据这个理论，正畸微螺钉支抗种植体大多可以即刻加载。

5. 根据植入方式

（1）"助攻型"微螺钉支抗种植体：植入前需要先钻开骨皮质（indentation），然后用骨钻形成通道以引导植入（pilot drilling），最后将螺钉自身顺通道拧入（self-tapping）。普通钉状支抗种植体都采用此种植入方式。早期的微螺钉支抗种植体，植入时多需要骨钻引导，也属于此种"助攻型"。

（2）"自攻型"微螺钉支抗种植体：由于材料、制作工艺的发展和临床需要，新近发展的微钛钉种植体自身可以直接攻入皮质骨，不需要骨钻引导，甚至不需要钻开骨皮质，称为"自攻型"或"钻型"（self-drilling）。此种植入方式，微钛钉种植体植入后不需要骨性结合，其支抗能力来自种植体与骨的机械铆合，可以即刻加载，具有明显优势。

三、临床应用

（一）适应证和禁忌证

1. 主要适应证　①需要最大支抗甚至是绝对支抗的临床病例；②严重的牙槽高度失调；③严重的中线偏斜；④正颌外科术前辅助治疗；⑤骨性畸形矫形辅助治疗；⑥露龈笑需要绝对压低上前牙时；⑦因牙周病、牙缺失、牙齿位置不适缺少足够数量支抗牙。

2. 相对禁忌证　①存在未萌恒牙者，手术有可能损伤恒牙胚；②全身性或颌骨局部骨代谢疾病；③手术部位局部炎症；④女性妊娠期、哺乳期。

（二）微型种植体常见的失败原因分析

1. 感染　感染的发生一般与手术的无菌条件、患者自身局部或全身炎症的控制、口腔卫生的保持有关。

2. 手术操作不当导致种植体植入孔预备不良　由于术者经验或者术前准备不足，助攻型植入孔与种植钉型号不匹配，导致种植体与骨组织间的机械结合不够紧密；此外，植入孔预备时产热过多，致界面组织损伤也是一个重要因素。而攻型种植体往往由于术者过于频繁地改变植入方向，导致种植体与骨组织间的机械结合不紧密。

3. 手术位置选择　有报道显示，相对于接近黏膜转折部，附着龈更适于种植体植入，成功率更高。

（三）关于支抗种植体的稳定性

早期报道微螺钉植入后松动，失败率为 12.5% ~ 25%。随着植入技术的改进与提高，近年微螺钉的植入失败率降至 7% ~ 11%。一般来说，与其稳定性相关的因素有以下几点。

1. 种植体的设计　螺纹状种植体由于与骨的接触面积最大，机械稳定性最好；刃状螺纹比矩状螺纹的应力值小，更适合做种植体用。改变螺纹间距、螺钉的顶角，界面的应力分布可发生变化。螺钉的直径，特别是颈部的直径对种植体周围的应力分布影响最大，一般认为，随螺钉（颈部）的直径增大，骨界面的应力降低、抗剪切力增加，因而较粗的螺钉稳定性较好。此外，螺钉植入骨内部分的长度、穿出黏膜外部分的设计等，对种植体的稳定性也都产生影响。

2. 患者骨骼的生理条件与植入部位　不同个体的颌骨密度、骨量不一样，低角病例颌骨骨质密度比高角病例大，骨量也较多；同一个体颌骨不同部位骨密度、骨量、血供也不一样；种植钉周围的软组织厚度与活动度也会对种植体的稳定性产生影响，角化的附着龈比非角化的游离龈有利于种植体的稳定。

3. 植入手术与医师的操作技术　无论二期加载还是即刻加载，种植体的初始稳定性都是至关重要的。种植体的初始稳定性取决于手术操作，而手术操作中最常见的两个错误是术中种植体移动和骨接触面过热。从这两点来看，自攻型微螺钉以手动方式植入，对维护种植体的初始稳定性可以起到良好作用。

4. 患者口腔卫生状况　北京大学口腔医学院的研究显示，加力期发生松动的种植钉周围组织大多存在中度和重度炎症。一般术后 1 ~ 2 周要每日含漱 0.12% 氯己定制剂，并要指导患者进行正确的口腔卫生维护。

5. 合适的牵引力　微螺钉支抗种植体所承受的牵引力在 100 ~ 200g 为宜。

微信扫码
◆临床科研
◆医学前沿
◆临床资讯
◆临床笔记

第十章
成人正畸治疗

正畸治疗的对象过去主要是发育期中的儿童和青少年患者,尽管早期的正畸学者如 Kingsley（1880 年）、Case（1921 年）等也曾分别报道过有关成年人治疗的个别病例,但对成人正畸的重视和迅速拓展是在 20 世纪 70 年代以后。其原因,一方面是近 30 年中,基础研究对牙移动、骨塑建及骨重建的认识更深入,矫治技术更科学精细,矫治材料不断更新发展。另一方面,得益于社会经济的高速增长、人们对生活质量要求提高,以及成年人面对社交压力,在经济条件改善和生活稳定后有条件去弥补过去未能治疗的遗憾。同时,也存在着口腔专业内竞争的因素,由于正畸技术的普及和简化,越来越多的普通牙医参与正畸治疗,促使了正畸专科医师向难度更大、技术要求更高的成年人、唇腭裂患者矫治等领域开拓。据统计,现今成人正畸患者已占门诊患者近 1/4 的比例,且还有逐渐上升的趋势。此外,成人正畸治疗,涉及多学科的交叉,也与相关学科,特别是口腔修复学、牙周病学、正颌外科学等的快速发展和进步密切相关。据 Musich 对 1 370 名成人正畸就诊者的调查（1986 年）,所检查的成人中仅 5% 不需正畸治疗,需单纯正畸治疗者约占 25.5%,而需双学科或多学科联合正畸治疗者约占 69.5%。成人正畸、成人正畸 – 正颌以及相关学科的联合治疗已成为每个正畸专科医师必须面对的重要临床课题。

第一节　概述

一、成人正畸的基本概念

社会对成年的定义,通常系指从 18 岁开始,约与智齿（第三磨牙）的正常萌出同期。这意味着成人正畸将涉及从青年、壮年到老年的很长一段年龄范围调查显示,约 90% 的成人就诊者的年龄在 19 ～ 49 岁之间,甚至有超过 80 岁高龄者。可以设想,其生理、心理和社会差异应是相当大的。但年龄并不能代表口腔及牙周健康的状态,一个 20 岁的年轻人与一个 60 岁高龄的老人相比,如果前者有严重广泛型侵袭性牙周炎,而后者牙周仍健康。相比之下,后者应更具有正畸条件。因此,一般而言,从正畸治疗学的角度,可根据口腔条件的生理差异及病理情况将成年人主要分为:①牙周及牙列基本健康完整的成年患者;②已有牙周病、失牙的非健康完整牙列的成年患者。通常,前者年龄一般较轻,口腔条件较好,要求较高,正畸治疗的目的主要是全面改善牙面美观,重视心理的满足,强调牙颌面最佳的形态和功能效果（甚至不惜手术矫形）。后者年龄一般偏大,鉴于自身的条件,要求较低,正畸的目的主要是为适当改善前牙美观、维持牙列健康、控制牙周病、关节病及配合修复治疗的需要等。就审美而言,后者更偏重对局部（前牙区）美观的改善、更重视功能的恢复和维护,也可是应其他专科的要求而进行的正畸治疗。为此,针对成年人中不同的治疗对象、不同的矫治要求以及方法的差异,从临床的角度考虑,可以将成人正畸治疗分类为:综合性正畸矫治（牙列基本健康,全面的矫治）和辅助性矫治（非健康牙列,局限性矫治）两个层次,以便区别对待,利于正确地进行矫治设计。

成年正畸患者,畸形基本定形,应该说具有诊断明确、配合主动、口腔卫生保健自觉等有利因素。但随着治疗认识的日渐深入,人们越来越认识到成年人由于受社会职业、心理素质、体质状况,口颌形态等因素的影响,其治疗目的、要求及矫治方法等方面都不同于生长发育期中的青少年儿童,其治疗的范围和限度也大有差别,对医师的专业技术要求更高、更精、风险更大、医疗纠纷更多。严格而言,成年人的常规正畸治疗必须由受过专科训练的正畸专业医师诊治和指导，而非普通牙医所能承担。

二、成人治疗的心理适应证

对成人正畸治疗，首先，谨慎地选择适应证和禁忌证非常重要，特别是心理适应证的选择是保障治疗成功、避免纠纷和失误的重要环节。尽管成年人对治疗的态度主动、合作，但治疗心态却较儿童更为复杂。对亲友的言语评论，对治疗中微小变化的关注更细腻、更敏感，更用心。可表现为：①治前：求治心切、期望过高；②治中：急于求成、多虑担心；③治后：疑惑失望、恼怒偏激。其治疗结果对患者心理健康和社会行为的影响也更突出，有的还将其他因素引起的社会挫折迁怪于此，并导致医疗纠纷。特别是近年来，随着医疗法案的实施，医患自我保护意识的增强，在进行成人正畸治疗前，更应强调正畸医师必须要充分了解其治疗心态，充分注意治疗前的心理观察和进行详尽的解释工作。对于成年患者，决不能贸然开始矫治，也不要轻易承诺。以下所拟的正畸适应证选择和从心理的角度所列成人禁忌证可供临床参考。

1. 适应证的选择

（1）全身健康：对成人正畸患者不应仅审视牙颌畸形表现，应全面考虑全身疾病如糖尿病、肝炎、内分泌障碍等。

（2）局部健康：常规洁牙，牙周病患者应在炎症控制（一般需3个月）后，达静止期后才能开始矫治；TMD患者如在就诊时有明显相关症状或体征，应与关节科专家会商通过𬌗板及其他治疗，使相关症状或体征消失或减轻，尤其是局部的疼痛症状消失后，再经过面弓转移，𬌗架分析患者的咬合问题，及其与TMD的关系，以及对正畸治疗的影响等，最后制订综合的治疗计划。尤其应注意完善动态检查及保存好资料记录。

（3）心理健康：对于成年人应特别强调和高度重视。

2. 心理禁忌证　初诊时有以下心理问题的成年患者，建议不予正畸治疗：

（1）期望值过高：畸形轻微，预期疗效对比不明显，达不到患者期望效果者。

（2）过分自我挑剔：畸形不严重，却极力夸大，四处托人，反复挑选、纠缠医师者。

（3）准备不足：对治疗缺乏心理上、时间上、经济上的准备，对治疗方法毫无认识者。

（4）偏执：将生活中的逆境和挫折归咎于口颌部容貌缺陷，但据医师分析其缺陷并不很严重，而此种可能性不大者。

（5）有多次治疗及美容史，对先前的治疗效果过分挑剔不满意者。

（6）有精神障碍、心态不正常或精神病史者。

3. 相对禁忌证　即指暂不能实施治疗，在治疗前需经过必要的交流、沟通、解释、说明、使就诊者获得正确的治疗认识，并对治疗及预后过程做好应有的心理准备后，方可能开始治疗的症例。属于这类患者的情况有以下几种。

（1）患者治疗目的模糊不清，或没有明确的目的要求，仅希望医师做得越漂亮越好。

（2）口颌面有其他较严重缺陷，但患者自身尚对此缺乏认识。

（3）对治疗中可能出现的反应及恢复过程和康复时间缺乏心理准备。

（4）本人及亲友对治疗效果缺乏正确理解和认识。

（5）预期效果与患者有一定差距，不能达到患者提出的要求。

三、成人治疗的其他特殊考虑

在成人正畸中，应在临床中特别提出并给予注意还有以下几方面的问题：

1. 尊重主诉　正畸治疗是涉及颜面审美的治疗，由医师说了算的成分较低。特别是成年人，由于社会环境和地位的不同、文化层次高低及个人素质的差异，表现出的审美观念、治疗动机和治疗目标千差万别。一般而言，成人的主诉比较强调：①中切牙外观的改善（龅牙、龇齿、中线不正等）；②功能的恢复（主要是前、后牙区咬合接触、咀嚼力的恢复）；③唇齿关系的美观（开唇露齿、微笑露龈等）。有些要求鉴于患者自身的条件难以达到，而有些严重的畸形又未被患者察觉和理解，因此，充分了解患者的主诉，耐心听取并详细解释疑患者所提出的过高或不可能达到的要求，列出几种设计方案，说明利弊，并与其充分讨论和协商达成共识。交流和理解一，知情同意，是治疗合作成功的首要保证。

2. 个性化目标 对于成人正畸更应强调"个性化目标"。牙的矫治对颜面的改善是有限度的，特别是成年人，决不能"千人一面"地按"标准化""理想化"目标制订矫治计划，而应根据患者各的条件去修饰、改善、突出其"个体的亮点"。特别是对于年纪较大、有牙槽退缩、牙列已磨耗代偿而稳定的患者，治疗中应强调以下三不：①不刻意追求Ⅰ类咬合关系；②不随意改变后牙弓形；③不轻易破坏原稳定的咬合代偿。

3. 矫治的美观要求

（1）矫治器选择：应尽量考虑满足审美的要求，减少矫治器对外观的影响。可选择较小的托槽、与牙色相近的陶瓷托槽、透明树脂托槽、塑料托槽、舌侧托槽，以及无托槽透明塑胶矫治器（如 Invisalign）等。

（2）矫治方法选择：应尽量采用隐性、掩饰方法（如后牙片段弓、舌弓、舌侧矫治器、活动矫治器结合等）减小矫治器暴露对其社交的影响。

（3）修复学处置：牙缺隙大影响美观者可设计暂时性义齿掩饰、对前牙形态异常者（畸形牙、过小牙、异位牙），应注意修复牙冠形态美观并尽力改善其唇齿关系。

（4）牙周的处置：应特别强调术前洁牙，治疗中应避免和及时处置龈缘炎、随时观察和避免牙周组织的退缩吸收。对有牙周组织丧失及根面暴露的牙，特别是前牙区，在主动正畸治疗结束后，有条件的应做骨组织诱导再生及膜龈成形手术以复原完整的龈缘弧线。

4. 更重视功能 牙列的正常功能是维系健康的根本保证，随着年龄的增大，牙齿的作用更为突出。日本学者倡导并提出的：力求在80岁时保存20颗牙的健康概念，是一个可循的参考标准。为此，在成人正畸治疗中，应：①尽可能保留和修复功能牙；②力求咬合平衡，避免咬合创伤，促进牙周健康；③防止过度扩弓等超限矫治，保障牙列稳定；④应有利于正中关系（centric relation，CR）与最大牙尖交错位（maximum intercuspation，MI）的协调以及确保下颌在作前伸或侧方𬌗功能运动时后牙或非工作侧无𬌗干扰。

5. 轻力和间断力原则 成年人的牙槽骨多有增龄性吸收退缩，临床牙冠增长，牙周膜的面积相对于青少年减小，故更应选择轻力。在成人治疗开始时使用轻力，可激活牙周组织的细胞活性，有利于组织改建，若开始时的轻力不足以引起牙移动，再适当逐渐增加力值，以求获得与个体最适的力；过大的力、过度的扩展、往复移动牙齿等可造成牙根吸收、附着龈丧失、牙槽裂及穿孔等，应注意避免。此外，成人的矫治最好采用间断力或延长复诊时间，从而给牙周组织提供充足的细胞反应和组织改建时间，防止牙槽骨的进一步吸收。

6. 影响成人矫治的因素 成年人矫治并没有严格的年龄和畸形程度的限制。是否必要和必需治疗，应主要根据"三个因素"：①社会因素：即应根据患者的社会职业、经济能力、时间等条件因素；②健康因素：根据患者的全身健康、心理健康、口腔情况、牙周病损、畸形程度等状况；③医疗条件因素：根据正畸医师对正畸技术的熟练程度及诊疗环境条件因素而定。患者的年龄、畸形复杂表现并不是主要的考虑，作为正畸医师，努力提高身的专业技能及诊疗水平，改善诊疗环境才更为重要。另外，关于正畸治疗对女性患者月经及怀孕的影响，据四川大学华西口腔医学院的系列实验研究和调查，影响并不明显。但实验提示在怀孕及分娩期前后3个月内，正畸施力可导致异常波动，故建议孕期前、后3个月中应暂停正畸加力，并建议正畸治疗最好避开怀孕期。

7. 疗程和保持 由于成年人能主动配合治疗，对反应敏感，能注意保持口腔清洁卫生，疗程常比预期缩短。但相对而言，由于成人的适应性改建能力不如青少年，骨组织的代谢慢，牙移动慢，口周肌的改建适应时间更长，因此与青少年相比，疗程和保持时间相对较长。对于有较严重牙周炎的患者的术后保持，还需考虑设计专门的保持器，如牙周夹板式保持器，在进食时也需戴用。对一些失牙患者应设计修复体保持。对个别超限矫治的患者，如下尖牙区扩弓的患者甚至需要终身戴用保持器。

四、成人正畸的步骤

强调多学科的联合处置，基本步骤为：

第一步：全面、系统、正确的检查分析和诊断。

第二步：龋齿、牙周病、关节病等的会诊治疗。

第三步：常规正畸治疗。

第四步：牙位稳定、牙周手术、牙修复等。

第五步：保持。

在实施治疗中，应特别注意以下问题：

1. 正畸治疗前

（1）排除非正畸适应证，如糖尿病、内分泌失调、心理问题禁忌者、精神病、传染病等。

（2）检查是否存在不同阶段的牙周疾病并评估风险因素。

（3）检查、诊断并治疗存在的 TMD 症状和体征，并评估对正畸治疗的影响或通过正畸治疗改善关节问题的可能性及可行性。

（4）确定治疗方法：配合外科手术、牙代偿掩饰基骨的不调、仅做小范围牙移动。

（5）确定出与其他专科医师协作治疗日程。

2. 正畸治疗中

（1）应与牙周医师协作，控制并密切追踪正畸治疗时牙周病的变化。决不能想当然地认为通过 1 ~ 2 次洁牙就能控制牙周病。

（2）应密切注意牙移动中及移动后是否有 TMD 症状或体征出现或加重。

（3）记录力的大小及方向对牙移动是否适宜，是否造成牙反复移动、松动。

（4）密切观察有无个别牙早接触、咬合创伤，及时调整。

3. 正畸治疗后

（1）牙周再评价及牙周手术（切龈术、牙槽骨手术、膜龈手术等）辅助治疗。

（2）及时地修复镶牙以恢复牙弓的完整性及美观和功能。

（3）调𬌗及切牙边缘嵴调磨，使最后的𬌗位无咬合创伤及不良咬合诱导。

（4）个性化的保持装置，如固定式、夹板式、活动式等。

第二节　成人正畸治疗中牙周问题的处置

牙周病是成年人口腔多发病，发病率高，国内有资料统计约为 73%。我国一些地区甚至高达 90% 以上。2005 年全国口腔流行病学调查结果显示：成年人大多都存在不同程度的牙周病损，中年组牙龈出血（77.3%）和牙石（97.3%）最严重，41.0% 的中年人群有牙周袋并随年龄增加而增加。由于牙颌畸形是牙周病重要影响因素之一，因此，成年正畸错𬌗患者中的牙周病发病率应更严重。

但遗憾的是，临床中，正畸医师的专业视角更多是集中于牙列的形态美观和排列，而对牙周状态的观察和对牙周问题的及时处置常被放在次要地位甚至被忽视，除非有牙龈红肿、牙松动、牙周组织明显丧失后才给予重视，从而影响矫治的效果及稳定。

此外，随着近年来参与正畸治疗的普通牙医日趋增多，技术水平、设备条件相差很大，不正确的治疗造成牙松动、牙根暴露、牙丧失的医疗纠纷也越来越多。其中主要是成年正畸患者，而且牙周病因素者占有较大比例。因此，在成人正畸中了解有关治疗前必须进行的牙周病常规检查、风险因素及牙周病错𬌗患者的治疗适应证问题十分必要。

一、正畸治疗前牙周的检查

正畸中牙周病症状可以出现在治疗前、治疗中及治疗后。临床上主要表现为：①牙龈炎症；②牙周袋形成；③牙松动；④牙槽骨吸收：可呈水平及垂直（角形、凹形）吸收。常规检查方法包括：

1. 口腔状态评估

（1）口腔卫生状况：①菌斑指数（PLI）；②口腔卫生指数（OHI）：包括软垢指数（DI）、牙石指数（CI）。

（2）牙龈组织：牙龈指数（GI）、牙龈出血指数（SBI）。

（3）牙周袋探测：颊舌两侧，近、中、远三点，共六点。

（4）牙槽骨吸收：可通过：①X 线牙片；②全口牙位曲面体层 X 线片；③锥束 CT（cone beam CT，CBC）全面分析根周牙槽骨组织情况。

影像特征为：受压侧近颈部牙周膜间隙增宽；硬板消失；牙槽骨垂直吸收、水平吸收。

（5）咬合创伤的检查：CR 位早接触（CR–MI 不调）、前伸𬌗或侧方𬌗时后牙或非工作侧咬合干扰。

2. 治疗风险评估现代牙周病学观点认为，牙周病成人牙周炎病理过程特点是短时间的活跃期和长时间的静止期交替出现，静止期可持续数天或数年。剩余牙周袋的深浅不再作为牙周治疗后效果的评价标准。一般认为，4 ~ 5mm 深的牙周袋是可接受的，定期牙周治疗后牙周炎是可控制的。因此，正畸前的牙周病治疗目标就从减少牙周袋深度转向控制牙周炎的活跃，使其转入静止期。静止期牙周炎病损停止，其复发时也是间歇性的（非持续性）。

牙周病不是正畸的禁忌证，但对罹患有牙周病的成人患者正畸治疗前提是：必须在牙周病静止期，牙周炎症得到控制的条件下才能进行。因此，必须与牙周病专科医师配合治疗。临床上牙周病治疗常采用的方法为菌斑控制、龈下洁治及根面平整等。近期对于深牙周袋的非手术治疗的最新研究得出以下结论。

（1）用控制菌斑及龈下洁刮治的方法能有效治疗牙周深袋。

（2）通过严格控制龈上菌斑可防止成人因龈上细菌的再侵入而形成的复发性牙周炎。

（3）龈下洁刮治术 4 ~ 6 个月后牙周病损才完全恢复。

根据以上研究结果，对于中、重度的牙周炎患者，正畸治疗一般应在牙周治疗 3 ~ 6 个月后进行风险评估，再酌情进行正畸治疗。

以下所列牙周严重损害表现的高危因素及正畸禁忌证可供参考：

①高危因素：a. 探诊牙龈出血、刷牙出血；b. 牙松动、牙周袋深；c. 牙根暴露或薄而脆的牙龈组织；d. 有不良正畸治疗史的牙周患者；e. 其他疾病性因素。

②禁忌证：a. 牙周治疗后，病损尚未得到控制；b. 牙周破坏累及根尖 1/3 或根分叉暴露；c. Ⅲ度松动牙；d. 其他进行性疾病因素未能控制。

3. 牙周病患者正畸治疗适应证的选择

（1）牙槽骨应至少保留根长的 1/2。

（2）经牙周治疗，炎症达静止期。

（3）牙移动后受力可集中于支持基骨上。

（4）有益于去除咬合创伤，改善咬合力的分布。

（5）有益于牙周洁和修复。

二、正畸治疗对牙周病的作用

牙颌畸形矫治对牙周病病程进展的影响可归纳为正反两个方面，即治疗作用和不良反应。成人正畸治疗中应充分发挥其治疗作用，尽量减小其不良反应。

1. 治疗作用　主要为：①将拥挤错乱的牙齿排列整齐后，有利于生理自洁，利于菌斑的控制并增强食物对牙龈的按摩作用；②牙列矫治、弓形协调后，改善受力环境，使牙齿的受力能正常传递至牙周，避免𬌗力的不平衡，促进了咬合的稳定，有利于牙周健康的维护；③深覆𬌗、反𬌗等矫治后，去除了咬合干扰和创伤，同时，恢复了正常的咀嚼功能刺激，可促进创伤牙周组织恢复改建；④随上前牙前突及扇形移位的矫治和间隙的关闭，不仅有益于改善美观，而且可阻断或改善吐舌、吮唇、舔齿等异常功能代偿，防止其对牙周的进一步损伤；⑤后牙向近中倾斜常形成深的骨下袋（infrabony pocket），通过正畸竖直后牙，有利于消除其近中深袋。

2. 不良反应　主要表现为：①矫治器的不良刺激：矫治器戴入后，特别是托槽及弓丝等装置对牙龈组织的刺激，及对口腔的清洁的不良影响，常造成菌斑的堆积及牙周组织创伤，可加重牙周组织炎症；②非生理性牙移动：成年人牙齿的𬌗向及近中移动属正常生理移动，矫治中对过长牙齿的压入移动、扭转牙齿的过度矫治、切牙的过度唇、舌向倾斜、过度的扩弓等对于牙周组织的受力是非生理性的，有可能造成牙周组织的破坏及损伤，加重牙周病的程度；③非正确的用力：对牙周组织的损害是最危险的，可造成附着龈丧失（attached gingival loss），牙槽骨裂（dehiscences）、牙槽骨穿孔（fenestrations）、牙松动甚至脱落。因此，正确的施力大小和施力方向，是牙周病患者正畸矫治的关键。

三、牙周病患者正畸治疗的特点

1. 矫治器的选择　多选择较小而易清洁的固定装置及设计简单的矫治方法，以利于菌斑的控制。临床中可先采用易清洁的活动矫治器，如较薄的前牙平面𬌗板，可先用于解除咬合干扰、调整观察颌位变化及加强支抗等；为减小对牙周组织的刺激，托槽黏结时应注意适度远离牙龈，去除溢出的黏结剂，而对非移动的、松动的牙齿可暂缓粘托槽；带环不可深入龈下，并尽量少用，可选用黏结型颊面管直接黏结在磨牙上；后牙结扎采用金属结扎丝而少用橡胶圈结扎以减少菌斑堆积；牵引时尽量少用弹性橡胶链等容易吸附菌斑的材料。

2. 拔牙问题　不强调对称拔牙。除牙周问题外，成人口腔多有龋齿、失牙，牙周损害部位也常非对称，因此，决不能像恒牙列初期那样无顾忌地采用对称拔除四颗前磨牙。对牙周病正畸患者，应当首先考虑拔除牙周及牙体损害严重的患牙，应尽量少拔牙，并尽量保存有功能的牙。对于无法保留牙的拔除，如果选择后期修复，只要牙周治疗得当，可推迟拔牙时间，以避免拔牙后牙槽骨吸收变窄。但正畸治疗的支抗设计及牙移动不应涉及这些牙齿。

3. 力的大小和方向　对有牙周支持组织减少的患牙，正畸施力的性质、大小和方向应特别小心注意。对牙周组织的牵张力，特别是施以柔和而大小适宜的牵张力，可促进及诱导牙周组织的增生。而过大的压力、过度的扩展、反复移动牙齿等可造成牙根及牙槽骨的吸收。对于目前有人提出采用压入方法解决水平吸收、恢复牙槽高度的方法，使用中应慎之又慎，避免由于感染及非正常压入力，导致牙根吸收加重，牙周袋加深，及加速牙周组织的丧失。

4. 联合治疗　特别应与牙周科配合，对治前、中、后的牙周情况进行治疗和定期监护，很多时候需多学科（牙牙髓、修复、牙槽外科、种植）配合治疗。

四、牙周病患者正畸治疗的方法

1. 𬌗的调整　大多数牙周病正畸患者的特征表现有：前牙扇形间隙、唇倾（Ⅱ类2分类为上切牙舌倾）、深覆𬌗（下切牙过长，咬伤腭黏膜）及后牙近中倾斜移动（近中漂移），并存在不同程度的咬合干扰以及紧咬牙、夜磨牙习惯。故在控制炎症治疗的同时，应进行𬌗的调整。临床上，常用前牙区薄的𬌗平面板（松弛𬌗板），使牙齿脱离咬合锁结，以利于牙齿在避开咬合创伤的作用下排平，以及恢复生理性的垂直高度（仅适用于确实有垂直高度丧失的患者）。同时也可以缓解患者可能存在的咀嚼肌疼痛、痉挛等症状，消除咀嚼肌的记忆效应，有利于下颌 CR 位置的寻找和确认。在主动矫治结束后，应根据需要调𬌗，以保证患者在 CR 位或从 CR 位开始做各项功能运动时，无咬合干扰及𬌗创伤。此外，对牙周损害或重叠错位的前牙区可先不粘托槽，在稳定𬌗板配合下先用固定矫治器竖直排齐相对健康的后牙、调整后牙咬合，然后再拔牙及内收排齐前牙。

2. 关闭或集中切牙间隙　关闭或集中前牙间隙有利于改善牙周受力环境和切导的重建。但出于轻力的考虑及成人社交等原因，不宜采用口外弓装置关闭前牙间隙或加强后牙支抗，而多选择掩饰性好的腭杠及骨种植支抗，如微种植钉等（但应无骨质疏松症）。并且在关闭间隙前必须通过 X 线牙片确诊被移动切牙有无严重根尖吸收及牙槽骨吸收，牙槽骨是否薄而脆，是否能承受矫治力。上切牙的内收移动宜采用弹性线拴扎或橡皮圈牵引等轻力滑动法，移动速度应慢（不超过每个月 1mm）。下切牙间隙的关闭应注意勿使其过度舌倾（建议用方丝控制），并应尽量维持其在牙槽骨松质中移动。如需要集中间隙修复，则应与修复科医师会诊后决定，应以小范围移动牙为原则；缺牙间隙关闭后，龈萎缩出现三角形间隙者，可通过片切牙齿接触点、牙轴调整及修复等尽力改善之。

3. 局部弓技术　局部弓技术在牙周患者的正畸牙移动中应用较多，主要用于：①因美观考虑需先牵引尖牙（为拥挤创伤的前牙释压），或需先竖直后牙及排齐后牙的患者。采用后牙段的局部弓可减少矫治器对美观的影响，并可配合前牙𬌗平面板，调整后牙垂直高度同时可作咬合诊断；②对不需要改变后牙咬合，仅要求排齐前牙、解除咬合创伤的患者，则多采用前牙段的局部弓，常用于前牙重叠拥挤、反𬌗、有咬合创伤，但后牙关系代偿稳定、咬合关系好的患者；③用于打开前牙咬合。多采用前、后局部弓加辅弓的方法，即将多个后牙用局部弓连在一起形成抗基（可加磨牙腭杠连接），以提供足够的支抗，将打开咬合的辅弓在侧切牙及尖牙间与前牙局部弓结扎，使压入力通过前牙弓阻力中心，以避免压入时造成后牙升高及前牙唇倾。如有条件，也可考虑微种植钉支抗牵引前牙局部弓的方法打开咬合。

4. 随形弓的应用 牙周病患者采用整体弓丝矫治时，弓丝的设计和应用必须灵活，应尽量避免盲目地用镍钛成品弓全面排齐牙列。对有严重病损不需移动的患牙可不粘托槽，通过细不锈钢弓丝的水平弯曲，轻接触患牙，以控制其位置；对一些不需移动的支抗牙，例如仅需前牙排齐，不需变动后牙区咬合关系者，可将后牙区弓丝的形态沿着唇颊面，随牙弓形态的弯曲调整（随形弓），使其放入后牙托槽沟后不对其产生移动力。同理，也可通过将后牙托槽沟粘成一线以减小及避免弓丝放入后对后牙的受力移动。

5. 减小冠根比 对于前牙深覆𬌗，下前牙临床牙冠伸长且牙槽骨吸收的患者，决不能贸然按常规强行压低下切牙打开咬合。由于牙周支持组织减少，阻力中心向根尖方向移动，相对轻微的力就可能产生较大的牙移动及唇向倾斜。并且这类牙周患者多伴有创伤咬合，常加重牙周组织丧失，故治疗时应首先考虑磨减牙冠高度，减小冠根比，以及将托槽高度向龈方做适当调整，使矫治力更靠近阻力中心。冠根比的改善可使治疗后咬合力对牙周组织的创伤减小，利于牙槽骨的轻力改建，并有利于咀嚼功能的恢复。

6. 治疗中牙龈炎的处置 一些异物反应敏感的年轻患者、治疗前未做牙周洁治有龈下结石的患者、不注意口腔清洁卫生的患者，以及矫治器脱落、带环下沉等未及时复诊的患者，在正畸矫治中常可出现牙龈炎。程度、表现和症状各不相同。严重者龈缘增生红肿，覆盖至托槽，甚至感染。对此应充分注意。常用的措施有以下方面。

（1）控制炎症：可先洁治清洗、卫生教育。

（2）暂时拆除矫治器：可暂取下弓丝（严重者可一并去除托槽）停止加力，并做洁治抗感染处置。

（3）切龈术：请牙周医师会诊，洁治，炎症消除后有牙龈增生者应做切龈术，术后 1 ~ 4 周再重上矫治器治疗。

7. 成人牙周病损与正畸牙移动 正畸牙移动对牙周组织的影响取决于其是否有利于牙周组织的健康，牙周损害的类型及程度。所谓正畸治疗能够恢复受损牙周组织，是指在牙矫治移动时，牙周组织（包括牙周膜、牙槽骨及牙周软组织）会随牙齿的移动而移动，在良好的牙周健康条件下，可能发生牙槽骨的改建增生。在这个意义上，正畸治疗能改善牙周组织健康。例如：竖直创伤倾斜牙后，牙槽嵴随牙齿移动而改建，其形态得到明显改善，牙周组织健康恢复；牵张个别牙后，牙槽骨改建伸长，骨下袋深度降低；甚至，在骨缺损区移动牙齿能促进缺损区牙槽骨的部分骨量恢复。但是正畸治疗对牙周组织的这种恢复作用并不适用于所有的牙周病损，非生理性的正畸力同样也能加剧牙周组织的破坏。

（1）骨下袋与牙移动：骨下袋是指深入牙槽骨的垂直性骨吸收，它是由破坏性的牙周病造成。成人正畸治疗时倾斜或压入性牙移动，有可能会把菌斑带入牙槽嵴并形成骨下袋。有动物研究发现，在正畸整体牙移动进入骨下袋之前去除龈下炎症就不会造成牙周膜附着的丧失，而且垂直性的牙槽骨吸收可恢复，但牙周膜附着不会恢复。这说明，无炎症但牙周膜缺失的正畸牙移动不会造成牙周膜的进一步吸收，但一旦骨下袋有活跃的牙周炎症，牙移动会造成进一步的牙周损害。

（2）牙槽骨吸收与牙移动：成人患者由于发育异常或长期牙缺失，可出现局部牙槽骨吸收，高度降低、宽度变窄。在牙槽嵴吸收变薄处进行正畸牙移动不是禁忌，但也不是没有治疗风险。两牙间相互移动关闭间隙后，常出现牙龈的凹陷或堆积。颊舌向的移动则可能造成颊舌侧牙槽骨裂穿孔，后者用常规的 X 线检查常不能发现。动物实验研究表明，在吸收变低变窄的牙槽骨处移动牙，重要的是保持轻力，避免组织透明样变，牙移动要在骨松质中进行。如确需在严重萎缩牙槽嵴部位移动牙齿，正畸牙移动前则需外科植骨手术恢复牙槽嵴形态。

（3）伸长牙齿与牙周改建：动物及临床研究均证实，正畸伸长个别牙能促进牙周附着冠向增生，减小骨下袋深度。伸长的牙冠常需后续的牙体截短和牙髓治疗。此外，动物研究还发现，在切牙伸长时，游离龈伸长了牙移动的 90% 的距离，附着龈伸长了 80%，而黏膜牙龈界位置保持不变。这说明，将拟拔除的前牙伸长能改善前牙区牙龈的高度和位置，能促进今后修复治疗的牙龈美观。因此对于临床上无法保留的牙齿，可以尝试在修复或植牙前做正畸伸长，牙周附着及牙槽骨能随牙齿的伸长而升高，修复骨及牙周缺损，从而在拔牙后得到良好的牙槽牙龈外观，使修复治疗效果更好。

（4）压入牙齿与牙周改建：附着龈被认为是保证牙龈健康的重要结构。缺乏黏膜下层，固有层直接贴附于牙槽骨上，富含胶原纤维，表面角化程度高，对局部刺激具有较强的抵抗力。传统观念认为：大于等于 2mm 的角化龈冠根向宽度，即相当于 1mm 的附着龈宽度，可很大程度减小正畸过程中牙龈退缩的风险。Wennstrom 动物实验结果显示：是否容易发生菌斑引起的牙龈退缩，其关键因素是附着龈的颊舌向厚度，而不是冠根向宽度。Baker 等的研究为 Wennstrom 的结论提供了解释，他们发现：在薄的牙龈组织中，炎症侵袭可贯穿整个牙龈厚度，从而导致牙龈的快速退缩，在厚的牙龈组织中，炎症被局限在龈沟内而未侵及整个牙龈厚度，所以仅表现为龈袋的形成而不是牙龈退缩。因此，现代观念认为宽度与厚度是构成附着龈组织量的两个维度，临床检查中仅单独考虑其中之一是不明智的。足够的宽度与厚度也是维持牙龈健康的重要条件。

关于压入移动是否能造成牙周附着的增生改建尚存争议。组织学研究发现在炎症已控制的情况下，轻力压入移动可产生新的牙周附着。动物实验发现结合翻瓣手术，轻的压入力可引发新生牙骨质及牙周膜。临床上，牙周病造成的伸长前牙，在压入后牙槽骨高度及牙周健康都有明显的改善（尽管改善的程度不尽相同）。但是如前所述，牙齿的压入移动若将龈上菌斑带入牙槽嵴下，就会造成牙槽骨的垂直性吸收，形成骨下袋。所以，压入移动对牙齿的洁治、刮治要求特别高。

正畸压入移动的另一个目的是改善个别前牙的龈缘高度：前牙伸长的患者其龈缘往往与相邻牙的龈缘高度不同，影响前牙区美观。Levent 临床研究发现，在牙周健康的条件下伸长下颌前牙：游离龈缘与膜龈联合向冠方移动的距离分别为牙齿伸长距离的 80% 和 52.5%，龈沟变浅，附着龈宽度与临床牙冠高度显著增加，未发现附着丧失。因此，用轻的间断力压入伸长的牙后，可平整龈缘高度，改善前牙区牙龈外观，然后再通过修复治疗恢复牙冠的高度不调。

（5）引导牙周再生术（guided tissue regeneration，GTR）与牙移动：现代引导牙周再生手术的发展为成人牙周缺损区的正畸牙移动提供了可能：比如牙周治疗利用滤过膜技术（barrier membranes）防止上皮细胞及龈结缔组织在清洁的牙根表面附着，以及用釉基质蛋白（emdogain）促进牙周膜纤维增生等技术，均可得到牙周膜的恢复，这使牙移动有了牙周组织基础，正畸治疗可在原本不能的牙周条件下进行。这是牙周病学与成人正畸治疗合作发展的一个新契机：动物研究发现，牙周组织的这种诱导再生主要发生在牙根间区域。有限的临床应用报道提示了其广阔的应用前景。

（6）牙槽骨吸收累及根分叉的磨牙竖直：正畸牙移动不能促进根分叉处破坏的牙槽骨的再生。反之，竖直磨牙时，磨牙的伸出移动造成根分叉吸收加重，牙周炎症未控制时更为明显。为了治疗的需要，有时也有把下颌磨牙劈成两半进行保留或移动，这种治疗的要求更高。所以，正畸竖直有根分叉吸收的磨牙是较困难的，更需要靠良好的治疗前及治疗中的牙周健康控制。

五、牙周整形手术及牙龈牙体美学考虑

1. 牙周整形手术　成人正畸治疗中的牙周整形手术治疗（periodontal plastic surgery），旨在预防、矫治由于组织外形、发育异常、外伤及牙周疾病造成的牙龈、牙槽黏膜（或牙槽骨）形态缺损的牙周手术。与正畸治疗有关的牙周整形手术主要有以下方面：

（1）附着龈扩大术：用于修复及预防唇侧牙龈退缩。造成唇侧牙龈退缩的原因很多，包括：菌斑、牙齿唇向错位、机械损伤（错误方式刷牙）、创伤𬌗、系带或肌肉附着过低、龈黏膜窄及唇肌异常肌力等。正畸治疗对于唇侧错位造成的龈退缩有预防的治疗作用。一般正畸患者，只要正畸牙移动维持在牙槽突的范围内，龈黏膜的破坏一般不会太严重，即使龈黏膜较窄。不过，临床也有 5% 的正畸病例形成龈黏膜组织破坏。有病理研究表明，临床唇侧牙龈退缩与牙槽骨裂相关。因此，为防止正畸牙移动造成牙槽骨裂以及相应的牙龈退缩，临床可在正畸治疗前以及治疗后，在游离龈狭窄处做附着龈扩大术增加及修补游离龈，预防牙龈退缩及改善美观。手术包括两个带蒂瓣：游离龈瓣及龈黏膜瓣的根向移植，手术能有效维持异位牙的游离龈宽度。

（2）牙周膜纤维切除术（fiberotomy）：主要是指嵴上纤维环切术（CSF），防止旋转牙的复发。有时在牙周整形手术中同牙龈切除术、系带切开（除）术一起应用，减少复发。

（3）改良的系带切除术（frenectomy）：常规的系带切除术主要用于唇系带过低过宽阻碍中切牙间隙的关闭及正畸间隙关闭后防止复发而进行的软组织切除，但是系带被切除可能会累及牙间龈乳突甚至腭侧的软组织。为避免系带切除术带来的龈乳突缺失，手术改良为将系带与牙龈及骨膜切断后，将其上移后缝合。系带切开术由于保留了牙间龈组织，预防了正畸治疗后牙间龈乳突的缺失。

（4）牙龈塌陷（gingival invagination）或龈裂（gingival cleft）的牙周去除手术：成人正畸患者的牙龈塌

陷是由于关闭拔牙间隙时，牙周组织（包括牙槽骨）改建未能适应牙齿的移动造成的。临床牙龈塌陷从浅的牙龈折叠到深的累及牙槽骨的横跨唇舌面的牙龈裂都有可能出现。一般认为，牙龈塌陷多因为关闭间隙时牙龈的堆积造成，随时间的推移，牙龈的塌陷可自动恢复。但临床也发现大多数的牙龈塌陷在正畸结束后维持超过 5 年。正畸医师往往担心牙龈的堆积会造成拔牙间隙的复发，但临床研究发现两者并没有必然的联系。即便如此，出于正畸疗效的稳定或美观的需求，牙周手术去处牙龈塌陷有时也是必要的。牙龈塌陷手术方法：切除堆积在唇舌侧过多的龈组织及牙间龈乳突，重建牙间龈组织外形。手术同时可促进正畸后的稳定。严重的牙龈塌陷可累及牙槽骨，造成从唇面到腭侧的龈裂，这种医源性的牙周缺损不仅影响正畸的美观和稳定，更严重影响了患者的健康。这时仅靠单纯的牙龈塌陷牙周去除术是不够的，还需牙周组织诱导再生术（GTR）及植骨配合。

2. 牙龈牙体美学的考虑　成人正畸患者常伴有牙体形态畸形、牙间乳头退缩、相邻牙冠高度不齐等。正畸治疗完成后，牙排列仍不够美观，为此，在成人正畸的精细调节阶段需要有牙龈牙体美学方面的矫形考虑，进行必要的个性化调整，以达到较令人满意的效果。

（1）前牙形态的调磨：对缺损、磨耗不足的牙形进行修整及切缘调磨的目的，是恢复正常的切牙形态和唇齿的协调和美观。这种调磨应根据患者正貌、充分比照，参考上下唇与牙齿关系后进行，以突出患者个性的亮点，保证患者微笑、语言时适宜的牙冠外显度。对重度的前牙切缘磨损，恢复前牙外形只能通过修复的方法进行。

（2）切牙三角形间隙的处置：正畸排齐前牙后，前牙牙冠间龈乳突的完整对于前牙的美观相当重要，前牙龈乳突缺失、牙龈退缩使上前牙间龈方会出现黑色三角形间隙，影响患者美观。出现"黑色三角"的原因有：①牙槽骨吸收及龈组织退缩；②牙周手术去除牙周袋后牙间龈乳突缺失；③牙形异常，切缘形态过宽，拥挤错位失去牙间正常磨耗，排齐后出现三角形邻间隙；④正畸治疗未达到良好的牙根长轴平行。

对于牙间龈乳突萎缩的成人患者，与正畸治疗的有关的措施有四：①采用龈黏膜转瓣、牙周组织诱导术（guided tissue regeneration，GTR）等恢复牙间龈组织；②牙冠近远中径调磨，调磨主要是降低邻面触点，使触点龈方移动，减小邻间隙，使吸收的龈乳突更易填满邻间隙；③牙冠长轴的倾斜调整，如前牙美学弓等；④牙龈修复术（gingival prosthesis），利用树脂、复合树脂、硅胶或烤瓷等修复体遮盖牙间乳突萎缩。通常，牙龈修复术应看作牙间乳突萎缩治疗的最后选择，而牙冠近远中径调磨是常规选择。

（3）前牙龈缘不齐（过高或过低）的修正：正畸结束后前牙龈缘不齐是另一影响正畸后治疗美观的因素，常需要在去除托槽后进行牙龈美观恢复手术。造成相邻牙牙龈高度不齐因素有：①侧切牙代替中切牙后，侧切牙龈缘高度过低；②牵引助萌的切牙或高位萌出的尖牙排齐后，其龈缘会较其他前牙的龈缘高；③个别前牙过度磨耗或折断，选择正畸排平的病例，也会出现前牙龈缘不齐；④个别伸长牙被压入后的龈缘过低。

对此，正畸治疗后可考虑：①重新排列前牙位置，如排齐排平伸长的前牙后，为平整牙龈高度进一步压入前牙直到其牙龈高度与其他邻牙平齐，然后再选择修复治疗恢复高度不齐的牙体；②侧切牙代替早失中切牙后，可压低侧切牙后，再用龈切除术（gingivectomy）切除过低侧切牙牙龈，陶瓷贴面修复使其与相邻中切牙牙龈高度一致；③有牙周病的患者牙龈吸收、牙根暴露，需做牙周手术解决牙周缺失，不属此列。

（4）露龈过多的修饰：成人正畸后龈缘过低，微笑露龈过多者。如系假性牙周袋、龈缘增生，可在正畸结束后行唇侧的龈切除术（gingivectomy）和系带切除术（frenotomy），提高龈线和系带，但仅能在有限范围内改善前牙的露龈。

六、牙周病正畸治疗后保持

与一般正畸患者的保持不同，牙周病正畸治疗后多需长期保持且不允许保持时有过多的牙移动，因此，保持器在吃饭时也必须戴用，饭后清洗再戴入。不宜采用正位器再做牙列最后精细调整移动的保持法。正畸治疗后的保持装置常设计为个体化的夹板式保持器、舌侧丝固定保持器等。对多个下切牙严重病损者，在畸形矫治后除应磨减改善冠根比外，可采用尼龙丝连续结扎树脂黏结固定法，使咬合力共同分担，同时也有利于美观。此外，正畸治疗后的修复体也可视为一种长期保持器。

第三节　成人修复前正畸治疗

除以矫治错𬌗畸形为主诉的患者外，临床中大部分成人患者是因其他口腔科室的要求而协助处置的患者，包括前述为治疗牙周、关节，以及其他如以修复、正颌、外伤、美齿等为主诉的患者。鉴于转诊者的口腔条件和要求，全面正确地诊治设计，应根据主治科室的要求会商决定，属于多学科综合矫治，而正畸仅作局限性地配合处置，属辅助性正畸治疗的范畴。其技术方法力求简单、便捷，多采用小范围牙移动方式进行局部调整。

一、修复前正畸治疗

由于一般以成年作为制作最后永久性固定修复体的前提条件，故在成人辅助性正畸治疗中，为修复而进行的正畸牙移动准备治疗是其重要内容，且多见于年龄偏大的失牙患者，主要有以下方面：

1. 开拓缺牙间隙

（1）适应证：个别切牙缺失，邻牙向缺牙隙倾斜、间隙缩小、中线偏移、影响美观者；后牙长期缺失后，邻牙倾斜，间隙缩小、对𬌗牙伸长、种植体或修复体难以设计及就位者。

（2）矫治要点：通常采用螺旋弹簧来开拓失牙间隙，但局部开拓前应先矫治邻牙拥挤、扭转，排平牙弓咬合曲线，去除移动干扰。必要时考虑减数或片切。然后再上螺簧扩拓。此时，选择的主弓丝应较硬、以防止变形，片段弓最好用方丝。螺簧推力不可太大，注意移动后必要的调𬌗以去除干扰。当间隙扩够后，还应在 X 线片下确定邻基牙牙根的平行直立、就位道顺畅后再进行修复。在前牙拓隙中，应最大限度关注切牙中线的纠正或维持。

2. 集中间隙镶牙

（1）适应证：遗传性牙量小（过小牙）、先天或后天失牙后常导致牙列间隙，临床上需将分散开的间隙集中于一处（常为原过小牙或失牙间隙位置）以便修复。当分散的牙被移动集中后，还应使其牙轴直立、牙根平行，才能达到共同分担修复牙的受力负荷。

（2）矫治要点：主要采用固定矫治器进行。先应排齐整平牙列，然后换较粗的唇弓丝，在希望集中的间隙位置用螺旋弹簧扩拓，并同时关闭不需要的其他牙隙。应注意在牙移动过程中避免咬合创伤，维护牙中线、尽力恢复上下咬合对应接触关系。当牙移动到位间隙集中后，还应注意牙轴的平行。

3. 竖直倾斜基牙

（1）适应证：常见为第一恒磨牙缺失后，第二恒磨牙近中倾斜，或同时伴有第二前磨牙远中倾斜，造成修复体戴入困难。以及因后牙的牙轴不正，修复后可致咬合受力不均。为了达到修复后桥基牙平行、𬌗力分配均衡及恢复良好的正常功能，应当在修复前矫治基牙的倾斜。

（2）矫治要点：对邻牙倾斜及牙列尚有可用间隙者，应先用弹性弓丝预排齐排平，然后换 0.45 mm 的硬不锈钢丝作主弓丝，在间隙处用开大螺簧加力，可在关闭牙弓中其他散在间隙的同时，转正倾斜基牙；对仅有第二磨牙近中倾斜的直立，常用辅弓或竖直弹簧插入待转正磨牙颊侧辅管加力的方法；对需将倾斜磨牙的根更多向近中移动者，可采用方丝 T 形曲、附水平曲的垂直关闭曲等。同时，为利于基牙竖直，一定要充分注意对颌伸长牙的处置。

4. 压入伸长的对𬌗牙

（1）适应证：后牙早期丧失后，对𬌗牙大多伸长，不但可造成创伤性咬合（traumatic occlusion），干扰下颌运动，而且给修复带来困难，可通过压低并调位伸长的对𬌗牙，为修复创造条件。

（2）矫治要点：常见为对牙早失后第一恒磨牙的伸长，使𬌗面空间缩小无法修复。若第二恒磨牙存在，可直接用弹性主弓丝或设计水平曲压低；若第一恒磨牙为游离端牙则可用设计长臂水平曲，此时，主弓丝多采用方丝，前牙区应作垂直牵引，通过逐渐加大后倾度，压低并调整伸长的磨牙；对伸长牙也可设计微种植钉支抗，用橡胶圈弹力压入；对双侧对𬌗第一恒磨牙均伸长者，还可在其舌侧设计横腭杆（transpalatal arch，TPA），利用舌的压力压低磨牙。

5. 打开前牙深覆𬌗

（1）适应证：牙–牙槽性的深覆𬌗，特别是下前牙过长、Spee 曲线过陡、上切牙内倾性深覆𬌗，应先通过正畸的方法压低前牙打开前牙过深的覆𬌗。下切牙压入是为上切牙内收及修复预留间隙，而上切牙通过压入后除改善覆𬌗并可改善前牙暴露过多后，再修复前牙列，可起到美观、稳定的效果，但成人牙齿的压入移动应十分谨慎进行。

（2）矫治要点：应根据修复要求选择是压低前牙、还是升高后牙。压低前牙的方法可采用水平曲、多用途弓（utility arch）、压低辅弓、种植体骨支抗牵引，以及 J 钩等。升高后牙的方法可采用平面𬌗板、摇椅弓、多曲弓等。

6. 调整牙齿位置

（1）适应证：扭转牙、错位牙、异位牙常影响修复设计，故在修复前多需排齐转正。当中切牙缺失考虑用侧切牙代替，或侧切牙缺失需由尖牙前移代替时，都应先进行牙位置调整，以使修复牙颈缘更协调美观。

（2）矫治要点：常用固定唇弓矫治器、固定舌弓矫治器、局部片段弓进行牙移动等，方法与常规矫治技术相同。牙移动过程中应注意保持原牙弓长度（用舌弓）、暂时义齿掩饰拔牙部位等，除留足修复间隙外，应注意支抗设计，防止中线的偏移、防止牙的倾斜、旋转，尽量将要移动修复的牙放置于最适的修复位置。同时应注意使用轻力，尽量防止因施力不当造成的牙根吸收。

上述修复前的正畸治疗，多系在小范围内对局部牙卤进行的小量移动。在成年人的矫治中，这种仅需小量牙齿移动，就能达到矫治目标的正畸治疗还比较多见，因此也称之为小范围牙移动（minor tooth movement，MTM）。由于这类正畸治疗的目的明确、治疗方法比较简单、矫治原理不很复杂，治疗对象可包括健康牙周及一些非健康牙周患者，特别具有临床实用意义。

二、小范围牙移动治疗

1. 成人 MTM 的概念　从字义上理解，小范围的牙移动治疗（mlnor tooth movement，MTM），系指牙齿移动范围及距离较小，矫治目标单一、方法较简单的一类单纯牙性畸形的正畸治疗。按字义应包括未成年儿童及青少年期诸如乳牙列及替牙列期的前牙反𬌗、切牙间隙、个别牙错位等简单牙性畸形的早期阻断性矫治等。但在此，我们主要是指局限在成年人中进行的，畸形程度相对较小，牙齿移动范围不大，以矫治成人简单牙性畸形，改善前牙局部美观、改善咬合平衡及维护牙周健康为目标的正畸治疗。其治疗内容，除包括前已述及的修复前正畸治疗外，还包括成人中个别牙错位、牙间隙等的矫治以及作为牙周病、TMD 等辅助治疗的小范围内的牙调整治疗等。成人 MTM 正畸治疗的牙移动范围较小、方法较单一、矫治设计不很复杂，临床上简易可行，因此，作为一种有效实用的矫治手段，应是从事一般口腔执业、有一定矫治经验的普通口腔科医师都应学习了解的有关正畸专业的知识和技能。

2. MTM 矫治的注意点

（1）移动牙齿的数量及范围小：MTM 的矫治对象应仅涉及一些简单、局部的牙性畸形。应以解决局部的问题，如个别前牙错位、中切牙间隙、个别牙反𬌗等为目标。因此不需要全面涉及及移动过多的牙齿，特别是不要随意全面改变牙弓形态，否则将破坏整个牙列原已建立的𬌗平衡和代偿协调关系。这一点是选择成人 MTM 与成人全面的常规综合性正畸治疗的主要差别。

（2）不需进行太复杂的设计：MTM 矫治的设计应尽量简单，主要着重于局部问题的解决即可。矫治器应简单易清洁，矫治过程不宜太长。由于成人的口腔环境、生态平衡较儿童更难恢复和适应，更易发生牙龈炎及菌斑附着，发生细菌对牙周的破坏，因此，简单局部的矫治设计和治疗过程有益于维护成人口腔卫生和保障正常口腔功能。

（3）个体最适力的应用：成年人多有不同程度的牙周炎症，此外，随年龄增大牙槽骨的增龄性萎缩吸收越严重，临床牙冠增长，加之牙周膜的反应性及改建能力已下降，因此矫治力的应用需十分小心。提倡采用较小的个体相适的微力、间断力，延长复诊时间，严密观察，定期牙周护理，以利于牙移动中组织的适应性改建和恢复，而不至于造成牙周损伤、牙松动，甚至牙丧失。

（4）需要患者积极配合：成年人社会活动多，而目前多数正畸矫治方法需在牙面黏结托槽，必然在一定程度上影响其美观和社交活动。这就需要患者能克服心理上不必要的压力，对治疗有正确的心态，切不能急于求成，甚至行加力，自行拆去矫治器，从而造成牙周损害、牙松动及治疗反复等。因此，端正治疗前的认识和让患者全面了解矫治方法和时间过程是保障矫治成功的关键。

（5）不良习惯的改正：与儿童患者一样，成年人中也存在不良习惯，有些是继发性的，如开𬌗所致的吐舌代偿、鼻炎所致的口呼吸，以及牙松动后的舔舌习惯等。有的是原发性的，如咬烟斗、剔牙等。如果未能改正这些习惯或治愈造成这些习惯的病因。在MTM治疗结束后，畸形可能复发，这一点也应充分注意。

（6）口腔卫生的维护：成人口腔组织再生及抵抗力较之儿童及青少年弱，易罹患牙龈炎等，特别是牙周炎患者，矫治器戴入后易加重牙周萎缩吸收等。故刷牙、漱洗、洁治等口腔卫生的维护应特别注意和加强。

（7）及时保持及调𬌗：MTM治疗后𬌗位的稳定和保持十分重要。如系为修复而进行的治疗，例如，压低下前牙改善深覆𬌗或集中间隙后，应及时戴上修复体。如果系个别牙扭转的改正，应及时固定保持或设计固定修复，以防止其复发。并且，正畸矫治结束后应注意调𬌗，去除早接触点，去除咬合创伤，必要时应降低临床牙冠，以维护牙齿的正常受力和履行其功能。

3. MTM的适应证　成人小范围牙移动治疗主要是局部的牙–牙槽性的改建移动，其牙移动的范围及距离均应是有限度的，因此，在治疗病例的选择上应充分掌握其适应证。

（1）改善前牙区局部美观及咬合

①个别前牙反𬌗：适于因个别前牙唇（舌）向错位所致的反𬌗，其牙弓内有足够间隙或间隙差不大者。

②中度前牙反𬌗：多数前牙反𬌗，机制为牙性、功能性，反覆𬌗深、反覆盖小、可退回至切对切关系者。

③前牙间隙：系由不良习惯、先天性缺牙、多生牙拔除等所致，其前牙间隙可通过简单牙移动关闭且不至于造成牙过度倾斜及牙周损伤者。

④前牙扭转、错位：个别前牙或多数前牙的扭转、唇向、舌向、高位、低位等，只要牙弓间隙足够，均系MTM的适应证，但如果系需拔除多个后牙进行治疗，则应属于全面的正畸治疗范围。

⑤牙–牙槽性前牙开𬌗：特别是长期不良习惯（如咬烟斗等）所致的牙性开𬌗，可以通过MTM治疗得以矫治，但应注意矫治后不良习惯的去除及保持，否则可能复发。

（2）改善牙周受力环境及缓解关节疾病

①创伤性𬌗：矫治造成牙周创伤、松动的错位牙、过长牙，恢复其正常的位置和正常的生理性牙咬合刺激，可使牙周恢复其形态和功能，这类牙的矫治无论在前牙区或后牙区，都应是MTM的指征。

②牙轴不平行：对牙轴倾斜侧牙槽骨水平吸收比较严重的牙齿，通过MTM竖直牙轴，可重新恢复其正常的生理压力，避免新的牙周损伤。否则，持续不利的侧方压力，将造成进一步的牙槽骨吸收甚至牙齿丧失。

③前牙Ⅲ度深覆𬌗：由于下前牙咬触在上前牙腭侧黏膜上，可造成上前牙根部的炎症及牙周组织的损害。对此，应通过竖直后牙或压低下前牙打开咬合，从而阻断其不利的牙周刺激和创伤。对有牙周吸收、有间隙、牙冠过长的下切牙，应尽可能关闭间隙、固定并磨减降低临床牙冠。

④𬌗因素所致关节疼痛：配合关节科医师制作𬌗板、用简单矫治器去除咬合干扰。

（3）修复前正畸治疗。

（4）其他：如外伤所致牙/牙槽移位的唇弓固定、牵引复位；因牙齿扭转、拥挤、错位等造成牙间隙，导致食物嵌塞、牙周乳头炎、牙龈炎的情况，也是MTM的适应证。

4. MTM常用矫治方法

（1）活动矫治器治疗：该装置在小范围牙移动治疗中应用较多。如后牙𬌗垫式矫治器、舌簧式、弓簧式活动矫治器等。由于采用黏膜及牙齿共同作为支抗，有利于个别牙的调整移动，而且装置设计简单，易清洁，复诊操作调节容易。最适于前牙反𬌗、个别牙扭转、错位的改正等矫治，但不适于牙位、牙轴的精细调整。因为，其移动牙齿的方式主要是牙冠的倾斜移动。

（2）固定矫治器的应用

①固定舌弓或腭托：在磨牙带环腭侧焊舌弓或Nance腭托，在舌弓或腭托上附置弓簧、舌簧、牵引钩等可进行牙齿的唇（颊）向及近远中移动。适于牙齿错位、扭转、倾斜等的改正。该装置因固定在舌侧，比较隐蔽，不妨碍美观。但调节施力及对口腔卫生的维护较困难是其缺点。

②局部弓：属于唇侧弓技术之一。在需要矫治牙的局部牙弓的牙面上黏结托槽并设计局部弓丝，利用弓丝的弯曲及附设的弹簧附件、牵引力移动牙齿。适于局部间隙的关闭、扭转、基牙的竖直改正等。片段弓多采用方丝，以便进行力的调整和牙移动方向的控制。

③局部牵引：利用橡胶圈、弹力线、结扎钢丝等加力移动牙齿。应首先在牙面黏结托槽或在唇面设计活动钩等，然后再轻力牵挂或结扎加力。多适用于关闭前牙间隙。但应注意：在关闭前牙间隙时，决不能直接将橡胶圈套入切牙邻间加力，这将导致橡胶圈滑入牙根部而致牙齿脱落。

④简单多托槽固定矫治器：如 2×4，2×6 技术等。可以运用轻力首先矫治错位牙，阻断不良咬合干扰。最适用于前牙的竖直、前牙反𬌗的改正、牙位的微小调整，以及咬合的打开等。

（3）功能性矫治器治疗

①前牙平面𬌗板：适用于下切牙过长的深覆𬌗的治疗。通过前牙平面𬌗板压低并抑制下前牙生长，同时也有让后牙伸长的作用。但应注意，由于成年人关节及牙周的适应范围已不如青少年，平面设计不宜太厚，打开的高度不宜太大，特别是对于有牙周病的前牙，使用前牙平面𬌗板更应十分慎重和小心。

②斜面导板：常用的为下颌斜面导板。适用于牙周健康无疾患的个别前牙及牙，牙槽性前牙反𬌗，反覆盖小、反覆𬌗较深的病例。矫治中应注意斜面角度的调整并注意设计中应包括较多的下切牙甚至后牙增加𬌗垫以利于固位、支抗和减小创伤。

3）舌挡：适用于有吐舌、吐物习惯成人患者的矫治后保持及功能训练。

（4）其他

①邻面去釉（stripping）：在某些牙扭转、拥挤的情况，可以通过少量的邻面去釉获得间隙。对于后期要进行修复的牙齿，可以根据情况进行较多量的片切以便于后期的牙面形态修复。但片切的多少应与修复科医师会诊后再定。

②正位器（positioner）：一般用做常规全面正畸治疗的矫治后期，进行牙齿的小范围最后调整及保持用。在 MTM 治疗中，对一些个别的错位轻微的牙齿也可采用该装置进行矫治。

③透明塑胶矫治器（clear plastic）：利用压膜式透明塑胶保持器的塑料基板作为基托固位，通过黏结附件、局部剖断、牵引，进行牙移动。适用于关闭中切牙间隙及个别牙错位的微小牙移动矫治。

④无托槽隐形矫治器（Invisalign）：其形态及作用原理类似正位器，系一种计算机辅助设计和制作的透明塑胶活动矫治装置，不使用托槽和弓丝，通过一系列装置，不断地小范围牙移动，达到矫治错𬌗畸形的目的，适于成人患者，特别是对托槽矫治器有心理负担或特殊职业患者尤其适用。

第四节　成人颞下颌关节功能紊乱病患者的正畸治疗

颞下颌关节紊乱病（temporomandibular disorders，TMD）是口颌系统多发病，发病率约为 20%40%。多见于青壮年时期，女性明显多于男性。牙颌畸形并不是 TMD 的唯一致病因素，但与儿童相比，由于成年人代偿能力的下降，精神及环境压力更大、对异常因素更为敏感，特别是成年女性，表现出的自觉症状及心理症状也更为严重和突出。因此，了解成人正畸中有关 TMD 的矫治适应证、诊治原则、常用方法和注意问题十分重要。

按照现代𬌗学的观点，TMD 主要是以咀嚼肌、颞下颌关节、咬合三者的生理失调及病理改变为诱因的综合征。可由全身系统性疾病、精神心理因素、局部神经肌肉因素、关节因素、咬合因素以及创伤、长期不良姿势等引起，病因至今未完全阐明。目前，临床治疗也多以保守疗法为主。治疗措施主要包括：肌功能、颞下颌关节，以及𬌗的综合处置。而正畸治疗作为辅助治疗该病的重要手段之一，目的是通过矫治颌骨关系、排齐牙列、去除咬合运动干扰及早接触，建立适当的前牙引导。因此仅是一种通过矫治错𬌗，从而去除或排除错𬌗致病因素的诊断性、辅助治疗。由于𬌗因素不是 TMD 的唯一致病因素，只有产生𬌗干扰，导致咀嚼肌功能失衡的错𬌗才是 TMD 的致病因素。因此，只有充分理解咬合、咀嚼肌、颞下颌关系三者间的生理性功能平衡关系，对患者的 TMD 症状、体征进行全面、细致的检查、评估，认识到正畸矫治在 TMD 治疗手段中的非特异性，才能对患者进行正确的诊断和治疗，并正确评价和向患者解释正畸治疗的效果。

一、适应证

并不是所有患有 TMD 的成人牙颌畸形患者都适于正畸治疗和通过正畸而治愈。目前，正畸治疗主要适用于以下患者。

（1）有明显致病性殆因素，如明显 CR-MI 不调（CR-MI disharmony）、后牙锁殆、严重深覆殆、异常磨耗，以及牙缺失后对殆牙伸长、邻牙倾斜等成人 TMD 患者。

（2）肌功能异常，如不良吞咽、长期偏侧咀嚼、口呼吸及面颌肌疾患导致颌位异常、运动异常、功能失调的成人错殆畸形患者。

（3）除了正处于急性退行性关节病变（acute degenerative joint disease，ADJD）的患者外，其余阶段的 TMD 患者都可尝试通过正畸治疗来消除致病性殆因素，观察 TMD 症状和体征的转归。

（4）因颌骨发育畸形、髁突不对称发育、外伤、粘连等导致错殆及出现关节损伤，并影响颜面形貌对称美观的颌骨及关节病问题，则需通过正畸外科联合治疗做全面的处置。

二、诊断及治疗原则

成人正畸患者中，表现出 TMD 的常见典型症状有三：①疼痛（关节、咀嚼肌及肌筋膜区疼痛及触压痛）；②下颌运动异常（张口受限、绞锁、开闭口运动偏斜、摆动）；③关节杂音及弹响。此外，也可伴有失眠、眼症、耳症等。临床上根据病史、症状、动态检查、咬合关系的殆架转移及分析、并结合 X 线片（许勒位、体层摄影）及 CT、超声多普勒、磁共振等辅助检查，诊断一般不难。

由于殆因素是比较公认的主要致病因素之一，因此，正畸治疗的目的，应是消除可能导致上述症状的病因，即消除殆的异常，从而改善、缓解和消除 TMD 的症状及体征。对于成人 TMD 患者，常规正畸治疗的四原则包括：

1. 无痛原则　常规正畸治疗前一定要先明确患者关节区疼痛症状或体征的来源，尽量消除患者的疼痛症状及体征。关节区自发疼痛（症状）或咀嚼肌扣诊疼痛（体征）可能来于咀嚼肌疼痛、关节囊内病变或其他因素导致的疼痛。正畸治疗前必须要通过诊断性松弛殆殆板治疗，并配合正确的临床检查手法来明确患者疼痛的来源，进而通过恰当的保守治疗尽量消除患者的疼痛。如在正畸治疗过程中，患者又重新出现疼痛，应暂时停止加力或牵引，重复前述步骤消除患者疼痛后方可重新开始治疗。无痛原则应贯穿患者的整个治疗过程并严格遵守。

2. CR 位建殆原则　在详细分析各种检查结果，特别是殆架分析结果的基础上，通过制订正确的综合性治疗计划，去除 CR 位殆干扰，建立稳定、均匀的 CR 位咬合接触关系，恢复 CR-MI 协调一致。

3. 前牙引导原则　适当的前牙引导（antenor guidance），包括前伸引导和侧向引导，对恢复或建立协调的咀嚼肌功能及 TMJ 的长期健康、稳定至关重要。因此，要将建立正确的前牙引导与恢复前牙的美观相结合。在排齐前牙时，一定要结合患者的唇齿关系、发音、下颌功能运动范围来定位患者上下前牙的最终位置及形态（包括前后向、垂直向位置、倾斜角度、上前牙舌侧及下前牙切缘形态），必要时应结合调殆、修复等治疗来恢复适当的前牙引导及前牙美观。当治疗结束时，下颌在切牙的前伸引导下做前伸运动时，后牙无殆干扰；在 T 作侧尖牙或尖牙及切牙的侧向引导下做侧方运动时，非工作侧后牙无殆干扰（如尖牙牙根或牙周情况不好，T 作侧后牙也可以参与侧方引导）。

4. 综合治疗原则　对于成人 TMD 患者，正畸治疗一般来说只能达到部分治疗目标。其余的部分则需要与关节、牙周、牙体牙髓、修复等专业医师密切配合方能使患者最后达到健康、稳定、美观的治疗效果。

三、正畸矫治程序

总的来说，应采取先对症、后治本，"逐步升级"的治疗模式。首先应采用可逆性治疗手段，即保守性的对症治疗（如心理安抚、理疗、咬合板等）来消除患者的关节疼痛、张口受限等症状，然后再采用不可逆的治疗手段（如调殆、正畸、修复、关节及正颌手术等）。

1. 急性期对症治疗　若患者表现有肌肉痉挛、张口受限、关节疼痛等急性发作期症状，应先做热敷、理疗、氯乙烷喷雾等对症治疗，消除或减轻患者的急性期关节症状。

2. 殆板治疗　也是一种可逆性治疗方法，正畸治疗中常用的有松弛殆板、稳定殆板及软弹性胎板。

（1）松弛殆板（relaxating splint）：戴于上颌，类似 Hawley 式保持器，仅前牙区形成殆平面板。平面板与下前牙呈均匀点状接触，后牙区离开约 2mm 间隙。其主要作用为使后牙脱离咬合接触，消除咀嚼肌的程序记忆效应，从而缓解肌肉的痉挛、疼痛，因此又称为前牙去程式化殆板（antenordeprogramming splint）。适于张口受限、关节区发痛或咀嚼肌扣诊疼痛的患者。一般佩戴时间不宜超过 1 ~ 2 周，以防后牙伸长，加重殆干扰。

（2）稳定殆板（stabilization splint）：稳定殆板必须经过精确手法定位患者 CR 位，并利用面弓转移颌位关系至半可调殆架上制作。可设计于上颌或下颌，覆盖全牙弓殆面。咬合板厚度在第二磨牙中央窝处约为 2mm，一般不超过息止殆间隙。咬合面应平滑，无尖窝嵌合。CR 位时应与对颌前牙切缘、后牙 T 作尖呈均匀点状接触（根据患者牙齿的排列情况允许个别错位前牙或后牙与咬合面无接触），以便于下颌调整位置。殆板的前部应形成适当的前牙引导斜面(不超过 45°)，使患者在开始前伸运动时后牙立即脱离咬合，开始侧方运动时双侧后牙均立即脱离咬合。可以吃饭时戴用，但不强求。稳定殆板的主要作用是：消除患者的咬合肌功能失调，将患者的下颌稳定于 CR 位并有利于早期移位的关节盘能够复位，最终以稳定的 CR 位作为建殆的基础，制订详细的正畸或综合治疗计划，因此适用于绝大多数 TMD 患者。与松弛殆板不同，稳定殆板可以长期戴用，部分患者的 CR 位（常见于髁突吸收、可复性盘前移位等患者）可能会因为关节囊内结构的重建或恢复而出现微小的变化，导致在殆板上出现小的局部干扰，这时就需要定期调磨殆板以适应患者的 CR 位调整。稳定殆板也被用于治疗完成后继续稳定患者下颌于 CR 位。

（3）软弹性殆板（soft resilient splint）：多戴于上颌，类似目前的压膜式透明保持器。用专门的软弹性材料在加硬模型上通过空气压缩机压制而成，可以缓冲咬合力，有益于紧咬牙、夜磨牙的牙体及牙周保护。

3. 正畸矫治 关于 TMD 成人患者的错殆矫治，其矫治器的选择、矫治程序和方法并无特殊，与前述成年人的常规治疗相同。正畸矫治中应注意或容易出现的问题有以下方面：

（1）矫治器：建议优先选择简单正畸装置矫治。开始阶段可用活动矫治器附殆板治疗，待症状缓解后再用固定矫治器做全面调整。应强调的是，由于成人髁突生长已停滞，不宜再应用矫形力控制下颌生长及寄期望于关节的适应性改建。例如对于成年人下颌不足的治疗，不宜再采用功能性矫治器前导的方法，因即使下颌前导暂时到位，也不可能在此位置稳定，可出现复发性下颌后移，最终形成双重咬合，这种不稳定的殆位极易引发及加重 TMD。

（2）出现殆干扰：在矫治中，可因牙倾斜移动出现早接触及咬合干扰，造成牙周创伤、牙松动。这种矫治中的医源性殆因素异常如果属牙移动中暂时性的，可暂停施力，观察不做处置，或通过正畸手段调整，如采用附加殆垫避开障碍。仅对有明显磨耗不足、过度伸长的非功能牙尖等，才可用调磨缓冲去阻等方法去除。

（3）后牙区错殆味矫治：成人矫治往往注重前牙美观而忽视后牙矫治。而磨牙错位、后牙反殆、锁殆等病理性因素如果不尽早矫治去除，常常是导致颞下颌关节病发展及加重的病因。因此，矫治中优先处置后牙锁殆、磨牙过长等，去除咬合运动干扰，常是治疗计划的首选方案。

（4）未建立适当的前牙引导：成人 TMD 患者的正畸治疗应特别注意检查下颌在功能运动（前伸及侧方运动）过程中有无殆干扰。例如上切牙虽然排列整齐并未建立良好的前伸引导，导致前伸运动时后牙早接触；或虽已恢复尖牙中性关系，但由于患者尖牙过度磨耗，导致侧向运动过程中缺乏良好的侧方引导，工作侧或非工作侧后牙仍存在殆干扰。未建立适当的前牙引导将导致患者的咀嚼肌在下颌功能运动过程中始终处于功能失调的状态，从而引起患者 TMD 症状和体征的持续存在并可能加重。因而应尽早通过矫治，并结合调磨及修复手段，恢复牙体正常形态和良好的前伸及侧向引导。

（5）施力不当：不适当的颌间牵引力设计，不适当的牵引方向，如重力、Ⅲ类牵引等，可能导致关节受压，加剧疼痛。此外，局部牙施力不当，导致个别牙升高或倾斜，造成咬合干扰、殆创伤，可诱发关节疼痛等症状。但只要及时发现并改正，一般短期内可恢复正常。

4. 调殆治疗 成年错殆患者矫治前由于失牙、长期咬合适应性代偿，常出现重度牙磨耗，牙过长、髁位不正等。当正畸排齐牙列后可出现上下颌牙对合不均匀，出现新的早接触及咬合干扰，从而加重 TMD 症状和病损。因此，调殆处置是成人 TMD 患者正畸后期治疗中应考虑的重要内容，但应用时必须十分谨慎：

（1）治疗前提：调殆治疗前一定要首先确立目的：是否必须？早接触是否对牙周造成创伤？咬合干扰是否可再通过正畸调整解决？调磨后是否能增进其功能和稳定？同时，调殆前一定要先与患者充分讨论，如果不能取得患者配合或患者有心理障碍者，不宜进行调殆治疗。

（2）调殆时机：多应选择在主动矫治完成后进行。不应在治疗中为方便牙移动而过早轻易改变牙的尖、窝、面形态。因为治疗中的咬合关系是暂时的，并不代表最后的殆位。此外，在肌功能异常时，咬合往往出现假象，肌肉症状消除，才能回复咬合的真实状态。而且，由于牙周组织具有弹性，因此部分存在早接触的牙位在初次调𬌗后又会由于牙周组织的反弹（rebounding）而导致再次出现早接触，此时就需要再次调𬌗。一般成人患者需要经过 2 ~ 3 次调𬌗，方能消除所有的 CR 位及功能运动过程中的早接触。需要指出的是，对于部分前牙过度磨耗的患者，必须通过修复治疗重建良好的前牙引导方有可能消除早接触，对于这类患者切不可过度调𬌗，导致牙体组织过多丧失。

（3）其他：异位牙的改形（如尖牙代替侧切牙的改形）、磨减影响下颌运动的上切牙舌侧过厚的边缘嵴、修圆刀刃样的牙尖、适当恢复已磨耗平的咬合面生理外形等。并最后打磨抛光。

5. 修复处置　对于失牙、过度磨耗、牙形态异常、先天性多数牙缺失等可能影响咬合稳定的错𬌗患者，应在正畸治疗前与修复科会诊，确立修复单位、间隙集中部位、调𬌗及咬合打开程度和要求。以便在正畸治疗结束后，尽快完成修复治疗，以利建立适当的前牙引导。

6. 手术治疗　对于因先天或后天原因导致的严重骨𬌗面发育畸形，以及对因创伤、长期受力不均造成关节窝、关节盘、髁突结构破坏的关节病，如骨性下颌前突、骨性开𬌗、小下颌、偏颌等畸形以及关节盘病变穿孔、不可复盘移位、髁突骨质破坏、粘连等，仅通过保守治疗或单纯正畸掩饰治疗是很难达到满意疗效的，应结合关节盘或髁突手术，以及正颌外科手术治疗。此时的成人正畸作为术前术后的辅助治疗，主要是去除咬合干扰、去除牙代偿、协调上下牙弓形态，术前通过模型外科预制手术定位𬌗板，并在术后做精细的咬合调整。

7. 心理辅导治疗　心理因素特别是语言刺激，常是促发加重 TMD 症状的重要诱因，临床上一些因耳颞区疼痛、张闭口异常（关节源性症状）转诊正畸的患者开始并不主要关注错𬌗畸形问题，且多有焦虑、烦躁、甚至偏激情绪，常有多处求医史。由于对该病的病因、损害、预后等认识不足，产生过分关注、担忧和多虑。患者对医师的言语解释、处置态度及方式十分在意。另一方面，对因正畸主诉而检查发现有 TMD 症状者，由于患者对医师的检查发现、暗示等十分敏感，故医师的语言表述一定要注意不应加重患者的心理负担，更不能做出正畸就能治愈关节问题的承诺保证。这常是导致医源诱因及医疗纠纷的重要原因。鉴于个体素质、工作压力、情绪紧张、应激和生活事件等精神心理因素是 TMD 的重要诱因，因此，一开始在治疗中就注重观察，语言疏解，暗示诱导，同时辅以一些可逆性的对症安抚治疗，如理疗、𬌗板等（也可达到安慰剂效应），临床上，这种减轻患者的思想压力松解，转移注意力的方法，有时可起到"事半功倍"之效。

微信扫码
◆临床科研
◆医学前沿
◆临床资讯
◆临床笔记

参考文献

[1] 中华口腔医学会. 临床技术操作规范口腔医学分册（2017修订版）. 北京：人民卫生出版社，2017.

[2] 陈永进. 口腔全科医师临床操作手册. 北京：人民卫生出版社，2012.

[3] 楚德国，实用口腔疾病诊疗图谱. 北京：人民军医出版社，2014.

[4] 中华口腔医学会. 临床诊疗指南口腔医学分册. 北京：人民卫生出版社，2016.

[5] 陈慧. 现代临床口腔病诊疗学. 北京：科学技术文献出版社，2012.

[6] 李巧影，陈晶，刘攀. 口腔科疾病临床诊疗技术. 北京：中国医药科技出版社，2017.

[7] 陈扬熙. 口腔正畸学. 北京：人民卫生出版社，2012.

[8] 张志愿，俞光岩. 口腔科学. 北京：人民卫生出版社，2013.

[9] 宿玉成. 口腔种植学（第2版）. 北京：人民卫生出版社，2016.

[10] 林野. 口腔种植学. 北京：北京大学医学出版社，2014.

[11] 姬爱平. 口腔急诊常见疾病诊疗手册. 北京：北京大学医学出版社，2013.

[12] 赵吉宏. 口腔颌面外科门诊手术操作规范与技巧. 北京：北京大学医学出版社有限公司，2015.

[13] 凌均棨. 口腔内科学高级教程. 北京：人民军医出版社，2015.

[14] 胡开进. 口腔外科门诊手术操作规范. 北京：人民卫生出版社，2013.

[15] 范珍明，张心民. 口腔颌面外科学第2版. 北京：科学出版社，2014.

[16] 胡砚平，万前程. 口腔颌面外科学. 北京：人民卫生出版社，2015.

[17] 郑家伟. 口腔颌面外科学精要. 上海：上海科学技术出版社，2014.

[18] 俞光岩，王慧明. 口腔医学口腔颌面外科分册. 北京：人民卫生出版社，2015.

[19] 姬爱平. 口腔急诊常见疾病诊疗手册. 北京：北京大学医学出版社有限公司，2013.

[20] 冯希平. 中国龋病防治指南. 北京：人民卫生出版社，2016.

[21] 王立霞. 牙周炎采用综合临床治疗的疗效观察. 临床合理用药杂志，2015，8(6)：116.

[22] 赵佛容，李秀娥，邓立梅. 口腔科护理手册（第2版）. 北京：科学出版社，2015.

[23] 麻健丰，郑宝玉. 牙周病与口腔种植临床诊治要点. 北京：人民卫生出版社，2015.

[24] 白丁，赵志河. 口腔正畸策略、控制与技巧. 北京：人民卫生出版社，2015.

[25] 俞立英，朱亚琴，邹德荣. 口腔医学. 上海：复旦大学出版社，2014.

[26] 陈吉华，辛海涛. 口腔修复学基础. 西安：第四军医大学出版社，2014.

[27] 朱智敏. 口腔修复临床实用新技术. 北京：人民卫生出版社，2014.

[28] 倪志红. 口腔颌面部常见疾病诊断与治疗. 郑州：郑州大学出版社，2013.

[29] 文玲英，吴礼安. 实用儿童口腔医学. 北京：人民军医出版社，2016.

[30] 董艳丽. 实用临床口腔诊疗及护理. 上海：上海交通大学出版社，2014.